AF356332

ANATOMIE

RAISONNÉE

DU

CORPS HUMAIN,

OÙ L'ON DONNE

LA MANIERE DE LE DISSEQUER,

& où l'on explique les fonctions de l'Economie
animale par les seules loix de la circulation,
conformément aux Instituts de Médecine.

Par M. DEIDIER, Conseiller, Médecin du Roy, ancien
Professeur de la Faculté de Montpellier, Chevalier de l'Or-
dre de Saint-Michel, de la Societé Royale de Londres, &
Médecin Réal des Galeres de France à Marseille.

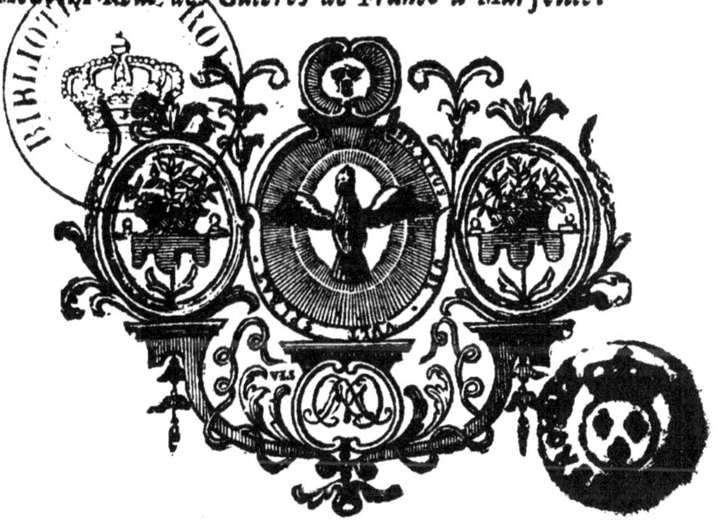

A PARIS,

Chez D'HOURY, seul Imprimeur-Libraire de Monseigneur
le Duc d'Orleans, ruë de la vieille Bouclerie.

M. DCC. XLII.

Avec Approbation & Privilege du Roy.

ANATOMIE

RAISONNE'E

DU CORPS HUMAIN,

Où l'on donne la maniere de le dissequer, & où l'on explique les fonctions de l'œconomie animale par
les seules loix de la circulation.

COURS D'OSTEOLOGIE.

De la nature des Os & de leur nourriture.

CHAPITRE PREMIER.

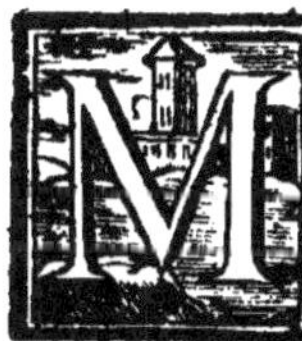

ME proposant dans cette Anatomie, de décrire les parties principales du Corps humain, & d'en expli-quer les usages, j'ai crû devoir commencer par le Squelette, ou l'assemblage de nos os, qui à raison de leur fermeté, sont l'appui & le fondement de tou-tes les autres parties, & sans lesquels notre ma-

I.
Pourquoi
on commen-
ce par le
Squelette.

A

chine ne feroit pas capable de grands mouvemens , & ne fçauroit fe garantir des injures ex-
terieures, aufquelles la rencontre des corps durs
nous expofe fans ceffe dans nos differens befoins.

Le Squelette humain fe prend pour l'affemblage de tous les os qui entrent naturellement
dans la compofition de l'homme. On le divife
en trois parties ; fçavoir, en tête , en tronc ,
& en extrêmités : la tête comprend les os du
crane & de la face , dont les premiers fervent
à contenir le cerveau , & les autres compofent
les parties inférieures des orbites , tout le nez
& les deux machoires. Le tronc eft compofé de
l'épine , c'eft-à-dire , de cet affemblage de vertebres qui fe prend depuis le deffous de la tête
jufqu'au coxis , des côtes qui s'attachant d'un
côté aux vertebres du dos , vont fe terminer
à un cartilage , par le moyen duquel les fept
premiers cartilages de chaque côté s'attachent
aux trois os du fternum pour former la cavité
de la poitrine. Les extrémités du Squelette fe
divifent en fupérieures & en inférieures : les
fupérieures renferment les clavicules , les omoplattes , les bras, l'avant-bras , & la main ; le
bras eft compofé d'un feul os qu'on appelle humerus ; l'avant-bras eft formé par deux , dont
celui qui forme le coude , s'appelle le cubitus ,
& l'autre le rayon. Dans la main , on confidere
un affemblage irrégulier de huit petits os qui
conftituent le carpe ou le poignet ; les quatre
qui fuivent font les os du métacarpe , & les autres qui forment les cinq doigts fe nomment
phalanges. Quant aux extrémités inférieures ,
les os qui forment intérieurement la grande ca-

vité des îles & qui s'attachent par derriere à une portion de l'épine qu'on appelle l'os sacré ; ces os, dis-je, n'ayant aucun nom qui leur soit commun, sont appellés innominés ; ils se peuvent ranger parmi les os des extrémités inférieures, entant que par chacune de leurs cavités antérieures, ils reçoivent la tête de l'os de la cuisse, comme la cavité de l'omoplatte, reçoit la tête de l'humerus. L'os de la cuisse est nommé fémur. La jambe est composée de deux os dont le plus gros s'appelle tibia, & le plus petit péroné. Le pied fait à peu près la même division que la main, c'est-à-dire qu'il est composé du tarse, du métatarse & des phalanges. On trouve de plus quelques petits os au milieu & au dedans des articulations des phalanges, qu'on nomme sesamoïdes : on en trouve d'autres quelquefois au milieu de la jonction des os du crane qui portent le nom de Wormiens. Il y a un autre os à la base de la langue qui se nomme hyoïde ; on connoît assez les dents pour qu'il ne soit pas nécessaire de dire qu'elles sont naturellement attachées dans les alvéoles de l'une & de l'autre machoire. Voilà en général le nom & la situation de la plûpart des os qui composent le Squelette, que j'ai crû devoir nommer en gros pour qu'on puisse se les représenter dans les exemples que je serai obligé d'en apporter, en parlant de la nature des os & de leurs articulations.

Les os sont, comme toutes les autres parties du corps humain, tracés dans l'œuf, avant même que la semence du mâle soit portée aux ovaires. L'esprit séminal dont nous parle-

I I I.
De la for-
mation des
os.

A ij

rons dans la fuite eft incapable de produire de nouvelles parties, il ne fert qu'à faire croître celles qui font déja produites. Ainfi nous ne pouvons être du fentiment des Anciens qui prétendoient que les os étoient formés de la partie la plus groffiere de la femence, le gros de cette liqueur prolifique ne fçauroit fe mêler avec le fang de la mere, il n'y a proprement que la partie la plus fpiritueufe qui concourt à la génération.

I V.
De leur dureté & de leur moëlle.

Tous les os n'étoient au commencement qu'un amas de fibres molaffes & flexibles, compofées d'arteres, de veines, de nerfs & de vaiffeaux lymphatiques; ils n'acquierent qu'à la longue cette dureté qui leur eft naturelle dans les adultes. Pour s'en bien convaincre, il faut comparer enfemble le Squelette d'un fœtus avec celui des adultes. L'endroit du crane qu'on nomme ordinairement la fontenelle, eft fimplement membraneux dans le fœtus; fi l'on examine cette membrane à travers le microfcope, on y découvre une infinité de vaiffeaux fanguins & quantité d'autres blanchâtres, dont les uns conftituent les nerfs, comme le prouve inconteftablement la fenfibilité de cette partie, dans les enfans nouveaux nés; mais les autres de ces vaiffeaux blanchâtres doivent être lymphatiques, puifqu'étant ouverts, il en coule une humeur limpide & claire qui fe convertit facilement en gelée; toutes les extrémités des os du fœtus ou des cartilages font devenuës offeufes dans l'adulte. Si l'on examine les alvéoles de l'un & de l'autre Squelette, dans le petit on trouve les alvéoles remplies de dents molaffes & prefqu'uniquement membaneufes ; dans le grand au contraire on trouve ces mêmes dents extrêmement dures & caffantes. L'artere aorte offeufe à fon commencement, que j'ai fouvent trouvé dans les cadavres des vieillards, & plufieurs autres obfervations de cette nature, ne nous permettent pas de douter que les os ne foient compofés de fibres qui dès leur commencement, c'eft-à-dire dans le fœtus étoient fléxibles & molaffes, & qui dans les adultes deviennent fermes & roides. Elles acquierent cette dureté par le feul accroiffement & la mutuelle preffion de leurs petits vaiffeaux. Comme la compreffion naturelle des petits vaiffeaux qui forme la dureté des os, ne fçauroit être partout égale, & que l'extérieur des os eft toujours beaucoup plus preffé que l'intérieur ; il arrive fouvent que dans le milieu des os, plufieurs vaiffeaux fanguins lymphatiques & graiffeux confervent leur foupleffe naturelle en tout ou en partie, ce qui conftitue la moëlle qu'on remarque principalement dans les os les plus gros, tels que font le fémur, le tibia, l'humérus & le cubitus, auffi-bien que dans les médiocres, mais en moindre quantité, comme dans les corps des vertebres, dans l'intérieur des côtes, des clavicules & de la machoire inférieure.

Les humeurs circulent beaucoup plus lentement dans les fibres offeufes que dans les charnuës, parce qu'elles y font plus comprimées, & que leurs vaiffeaux ne fçauroient fe contracter affez pour faire couler les humeurs auffi vîte que dans les chairs. Quelques-uns ont crû que les humeurs ne circuloient pas du tout

V.
Les os fe nourriff·nt ils comme les chairs ?

dans les os ; ils croyent que leur nourriture fe fait comme celle des pierres, par la feule application extérieure du fuc nourricier que l'on fuppofe s'extravafer dans les cellules ofleufes ; extravafation purement hypothétique que je ne fçaurois admettre. Je penfe que les os fe forment & fe nourriffent, par la fimple circulation des humeurs, de même que les chairs. Nous voyons tous les jours en pratique, s'élever de tous les points des os coupés, une infinité de vaiffeaux, de même que des playes des chairs ; or puifque celles-ci fe nourriffent par l'introduction des humeurs, pourquoi ne voudroit-on pas auffi que les os qui ne font qu'un pur amas de vaiffeaux, ne fe nourriffent de même ?

V I.
De l'infen-fibilité des os.

Si la principale fubftance des os n'eft pas naturellement fenfible, ce n'eft pas par le manque des nerfs, c'eft uniquement parce que ces nerfs fe trouvent fi fort attachés & contigus aux autres vaiffeaux qui conftituent les fibres offeufes, que leurs fibriles ne peuvent pas être fecouées, d'un mouvement propre par les objets extérieurs, depuis la partie jufqu'au cerveau ; ce qui eft abfolument néceffaire pour toute forte de fenfation, comme nous ferons voir en fon lieu. Les os deviennent fenfibles toutes les fois que leur propre fubftance fe ramollit, comme il paroît par deux obfervations citées dans le Journal des Sçavans de Paris, qui rapportent deux cas dans lefquels les os étoient devenus fi molaffes, que les malades fe plaignoient d'une douleur très-vive toutes les fois qu'on leur preffoit les os ; or que ceux-ci fuffent devenus molasses dans la maladie , on s'en assura par l'ouverture des cadavres dans lesquels on observa que les os cedoient aussi facilement au scalpel que la propre substance des muscles ; toute la surface extérieure des os , à la reserve des dents & du dedans des articulations , est couverte d'une membrane extrêmement sensible qu'on nomme perioste , à raison de laquelle toutes les caries superficielles des os sont douloureuses , mais la sensibilité qui survient dans l'intérieur des os ramollis , dépend des nerfs répandus dans leur propre substance , toutes les fois que ceux-ci se trouveront relâchés , comme il paroît par les deux observations que nous venons de citer. Les exostoses qui surviennent aux vérolés accompagnées de cruelles douleurs , & l'agassement des dents se doivent expliquer de la même maniere.

CHAPITRE II.

De l'union des Os.

ON distingue trois parties dans la plûpart des os, leurs corps, leurs éminences & leurs cavités. Le corps de l'os se prend toujours pour la partie principale la plus dure , qui en occupe ordinairement le milieu comme dans l'humérus , le cubitus , le rayon & le fémur , ou qui se trouve la plus large, comme aux omoplattes & aux vertebres. Tout ce qui s'éleve au-dessus de la superficie du corps de l'os , soit pour faciliter les articulations , soit pour

I.
Du corps , de l'os & de ses éminences.

l'infertion des mufcles, fe nomme en général éminence, & en particulier apophife ou épiphife. On entend par apophife cette efpece d'éminence qui paroît continuë au corps de l'os, & épiphife celle qui y paroît comme ajoutée; ainfi dans le fémur du grand Squelette, on voit en haut & en bas, des éminences dont celles qui fervent à articuler cet os par en bas avec le tibia, & par en haut avec les os innominés, fe nomment épiphifes, parce qu'elles paroiffent ajoutées au corps de l'os, & que dans le petit Squelette où elles ne font pas offifiées, elles ne paroiffent pas continuës, quoiqu'elles le foient en effet. Les autres deux éminences de cet os qu'on appelle le grand & le petit trocanter, & qui fervent à l'infertion des mufcles de la cuiffe, paroiffent dans l'un & l'autre Squelette, toujours continuës au corps de l'os, & retiennent le nom général d'apophife.

§ I.
Des apophifes & de leurs différences.

La différence des éminences des os en épiphifes & apophifes, eft de fi peu de conféquence, & me paroît fi mal établie que je voudrois qu'on appellât toutes fortes d'éminence des os, apophifes. Les apophifes fe prennent de l'aveu de tous les Anatomiftes pour les éminences qui font continuës au corps de l'os, & toutes les parties de chaque os font néceffairement continuës les unes aux autres, ainfi rien n'empêche que nous ne puiffions regarder toutes les éminences des os, comme véritables apophifes, dont les unes font rondes à leurs extrémités fituées au-deffus d'une efpèce de col, & s'appellent tête, comme à la partie fupérieure du fémur & de l'humérus; les au-

tres, quoique rondes, sont plus basses & n'ont
point de col comme à la partie inférieure du
même fémur, aussi bien que de l'humérus &
on les appelle condiles ; d'autres se trouvent
plates & pointuës, pour lors on les nomme
coronez ou coronoïdes, comme l'apophise
de la machoire inférieure qui sert à attacher le
tendon du muscle crotaphite. Il se trouve d'autres apophises ausquelles on a donné différens
noms à raison de leurs figures, telles que sont
les apophises stiloïdes qui ressemblent à un
stilet, les ptérigoïdes qui ont quelque ressemblance aux aîles d'une Chauve-Souris, les co-
racoïdes de l'omoplate qui sont un peu recourbées, comme le bec d'un Corbeau ; celles qui
sont à la partie inférieure du temporal sont
dites mastoïdes, parce qu'on prétend qu'elles
ont quelque ressemblance aux mamellons, &
ainsi des autres, que nous examinerons en parlant de chaque os en particulier.

Parmi les cavités qu'on observe aux os, les
unes servent aux articulations, les autres à
laisser passer les tendons ou les vaisseaux. Les
premieres sont ou grandes & profondes, comme
celle de l'os Ischium qui sert à articuler la tête
du fémur & on les nomme cotiloïdes, ou
elles sont simplement superficielles, sans grande
profondeur, comme celle de l'extrémité de
l'omoplate qui sert à articuler la tête de l'humérus, & elles sont appellées glenoïdes. Les
cavités superficielles des os qui laissent passer
quelques tendons sont dites sinuosités, comme
est celle qui se trouve au-dessus de la tête de
l'humérus & à sa partie antérieure, elle sert à

I I I.
Des cavi-
tés des sinus
& des trous
qu'on obser-
ve aux os.

laiſſer paſſer le tendon du biceps. On appelle ſimplement Sinus toutes les cavités qui ayant un fonds large , ont une iſſuë étroite, comme au dedans de l'os coronal & dans l'intérieur de la ſelle du Turc ; enfin toutes les cavités qui percent les os d'outre en outre , pour laiſſer paſſer quelques nerfs ou quelque vaiſſeau ſanguin, retiennent le nom de trou. Si ce trou ne perce pas tout-à-fait , comme il arrive au-deſſous du Criſtagalli du coronal, on l'appelle borgne.

I V.
Des arti-
culations de
genoux , à
charniere , à
engrenure &
à joints re-
couverts,

Les articulations des os ne ſont autre choſe que la diverſe maniere dont ils ſont unis enſemble ; les nouveaux Anatomiſtes ſe ſont aviſés de leur donner des nouveaux noms. Ils appellent en premier lieu , l'articulation de genou , celles où les os articulez s'emboëtent l'un dans l'autre de maniere que l'inférieur ſe puiſſe mouvoir en tout ſens, parce qu'ayant une tête ronde , il s'emboëte ou dans une cavité, ou cotiloïde comme celle de l'Iſchium, ou glénoïde comme celle de l'omoplate. Ils veulent en ſecond lieu que l'on appelle charniere , cette eſpece d'articulation où les os articulés ſe reçoivent mutuellement , de maniere que les cavités de l'un, répondent aux éminences de l'autre, tous les deux ayant par-conſéquent à leurs extrémités des éminences & des cavités , dont on peut voir un exemple dans la jonction de la partie inférieure du fémur avec la partie ſupérieure du tibia. La troiſiéme eſpece d'articulation eſt dite engrenure ; elle ſe fait lorſque les extrémités des deux os joints, s'emboëtent par des petites dentelures inégales, comme il arrive aux os du crane & de la face. Quelques-uns ajoutent à ces articulations une quatriéme, qu'ils appellent à joints recouverts, lorfqu'une pièce d'os large & plate en couvre une autre, comme la partie fupérieure des os temporaux qui s'unit avec l'inférieure des pariétaux.

Ces nouveaux noms font affez bien imaginez, & beaucoup plus faciles à retenir que ceux que les Anciens nous ont donnés ; je m'en fervirois volontiers fi je n'avois autre vûë que celle d'apprendre le Squelette, par fimple curiofité ; je me propofe d'ailleurs de l'apprendre de maniere qu'on puiffe entendre les Auteurs lorfqu'ils parlent des diflocations ; il faut de toute néceffité fe fervir des mêmes noms qu'ils ont employés pour défigner les différentes efpèces d'articulations. Voici l'ordre que j'ai coutume d'obferver ; je confidere d'abord l'articulation des os à trois égards, ou par rapport à leur mouvement, ou par rapport aux extrémités des os qui s'uniffent, ou par rapport au milieu qui les unit. Par rapport au mouvement que les os font après leur union, ou ce mouvement eft fenfible, ou il eft caché ou ils n'en ont point du tout ; fi les os unis ont un mouvement fenfible, leur articulation s'appelle diartrofe, telle eft l'articulation de l'humérus avec l'omoplate ; fi leur mouvement eft caché, on nomme cette articulation finartrofe, telle eft l'articulation des os du carpe & du tarfe entr'eux ; fi étant unis ils n'ont point de mouvement, l'articulation eft appellée fimphife, telle eft l'articulation des os de la tête. Celle-ci fe divife en deux efpeces, en parfaite & imparfaite ; la parfaite eſt celle qui ne laiſſe aucune trace , telle eſt la machoire inférieure de l'a-dulte , qui dans le fœtus eſt ſéparée en deux os ; l'imparfaite eſt celle qui laiſſe quelque veſ-ſtige , elle ſe diviſe en trois eſpeces ; ou les os s'uniſſent par des engrenures , & cette union ſe nomme ſuture , telle eſt l'union des os du crane , ou les os s'uniſſant laiſſent une ligne & on l'appelle harmonie , telle eſt l'union de l'os du nez ; ou enfin les os s'uniſſent en intro-duiſant leur pointe dans une cavité comme une cheville dans un trou , & on la nomme gom-phoſe , c'eſt de cette union que les dents s'uniſ-ſent avec les alvéoles.

V I.
Des arti-culations par rapport aux extrémités unies.

L'articulation , conſiderée par rapport aux extremitez des os qui s'uniſſent, eſt de deux ſortes , ou une groſſe tête entre dans une ca-vité , comme la tête du fémur dans la cavité cotiloïde de l'Iſchium , & elle s'appelle énar-troſe ; ou une petite tête entre dans une ca-vité ſuperficielle, comme la tête de l'humé-rus dans la cavité glénoïde de l'omoplate, & on l'appelle arthrodie, ou deux os s'uniſſent en ſe recevant mutuellement, & leur union s'appelle ginglime, telle eſt l'articulation de l'humérus avec le cubitus ; cette derniere ſe diviſe en trois eſpèces ; ou les os ſont reçus & reçoivent dans la même extrêmité , com-me l'humérus avec le cubitus , & c'eſt la pre-miere eſpece de ginglime; ou bien un os reçoit dans une de ſes extremitez , & eſt reçu par l'autre dans l'os qu'il reçoit, comme le radius & le cubitus , & c'eſt un ginglime de la ſe-çonde eſpèce ; lorſqu'un os en reçoit un autre qui eſt reçû dans un troiſiéme os , comme les vertebres ſe reçoivent entr'elles , c'eſt la derniere eſpèce de ginglime.

L'articulation , conſiderée par rapport au milieu qui unit les os , ſe diviſe en trois eſpeces , en ſiſarcoſe , en ſinévroſe , & en ſincondroſe , ſi les os ſont unis par des chairs , comme le derriere de l'omoplatte avec les côtes , on appelle cette articulation ſiſarcoſe ; ſi les os ſont unis par des nerfs , des tendons , des membranes , ou des ligamens , comme le fémur avec les os des îles , on l'appelle ſinévroſe , ſi les os ſont unis par un cartilage comme les os pubis entr'eux , & le ſternum avec les côtes , on l'appelle ſincondroſe. Ce ſont les principales articulations que les Anciens ont établies , & qui peuvent ſe trouver pluſieurs enſemble entre deux os , par exemple , l'humérus eſt articulé avec l'omoplatte eû égard au mouvement par diartroſe , eû égard aux extrémitez par artrodie , & eû égard au milieu par ſinevroſe , & ainſi de pluſieurs autres articulations , comme nous verrons dans la ſuite.

V I I.
Des articulations par rapport à leur milieu.

CHAPITRE III.
Des Os du Crane.

ON entend en Oſtéologie par le crane , cet aſſemblage de huit os de la tête qui laiſſent la cavité où le grand & le petit cerveau ſont naturellement contenus. Parmi les huit , on en compte ſix propres , & deux com-

I.
Dénombrement & ſituation des os du crane.

muns, les fix propres font, en devant l'os coronal ou le frontal, en derriere l'occipital,
aux parties latérales & fupérieures les deux
pariétaux, aux parties auffi latérales mais inférieures, les deux temporaux ; les autres deux
os qu'on appelle communs, au crane & à la face,
ne fçauroient fe bien voir qu'après avoir enlevé la partie fupérieure du crane qu'on nomme vulgairement la calotte ; pour lors on découvre l'étmoïde & le fphœnoïde. Le premier
eft un petit os enchaffé entre les deux extré-
mitez intérieures du coronal, criblé d'une
infinité de petits trous par lefquels paffent les
nerfs olfactoires, c'eft pour cela qu'on l'appelle cribleux. Le fecond des communs appellé fphœnoïde, vient immédiatement après,
il conftitue la plus grande partie de la bafe du
crane, où il eft enchaffé par differentes productions, entre tous les autres os du crane &
de la face ; c'eft pourquoi laplûpart des Auteurs
l'ont encore nommé os bafilaire, cuneïforme
ou multiforme, tous les os du crane font unis
fortement fans aucun mouvement par cette
efpèce de fimphife que nous avons appellée
future ou engrenure.

II.
Des futu-
res vrayes &
fauffes.

Les futures fe divifent ordinairement en
vrayes, fauffes, & communes. Les vrayes font
celles qui joignent les principaux os du crane
entr'eux, & dans lefquelles l'engrenure eft très
manifefte ; il y en a trois, la coronale, qui
joint l'os du même nom avec la partie anterieure
des pariétaux, la lambdoïde qui joint l'occipital avec la partie pofterieure des mêmes pariétaux, auffi bien que des temporaux, & la

ſagittale qui prenant depuis la lambdoïde juſqu'à la coronale, & deſcendant quelquefois
juſqu'à la racine du nez, ſert à affermir les
deux pariétaux enſemble. Les ſutures ſquam-
meuſes, fauſſes, ou batardes ſont deux en
nombre, une de chaque côté du crane, par
le moyen deſquelles, la partie ſuperieure des os
temporaux eſt jointe à l'inférieure des pariétaux ; c'eſt cette eſpèce d'articulation que quelques-uns appellent à joints recouverts, ou bien
à onglet. Je voudrois la nommer comme les
autres trois ſutures, vraye, puiſqu'elle ſert à
articuler enſemble deux des principaux os du
crane par une véritable engrenure très-appa-
rente à la partie poſterieure & inférieure des
os temporaux ; on pourroit pour les diſtinguer
des autres, les appeller ſutures temporales.

III.
Des ſutures
communes.

Les ſutures communes ſont celles par le
moyen deſquelles les os du crane ſont joints
aux os de la face. On en compte trois principales, ſçavoir, la tranſverſale, l'étmoïdale,
& la ſphœnoïdale. La premiere, ſe prend
depuis un angle externe d'un œil, juſqu'à l'angle externe de l'autre, elle traverſe toute la
face ; la partie externe & inférieure du coronal eſt unie par cette ſuture avec les os du
nez & de la machoire ſupérieure. La ſeconde
des ſutures communes qu'on appelle étmoïdale, ſe remarque à l'entour de l'os de même
nom, qu'elle unit avec la partie interne du
coronal. La ſuture ſphœnoïdale environnant
tout l'os ſphœnoïde, s'articule avec preſque
tous les os du crane & de la face. Outre ces trois
ſutures communes, d'autres en ajoutent une

quatriéme , qu'ils nomment zigomatique ; c'eſt cette petite qu'on voit entre l'apophiſe de l'os petreux , & de l'os de la pomette.

I V.
Uſage commun des ſutures.

Toutes ces ſutures ſervent uniquement pour l'union des os de la face & de la tête , plûtôt que pour faciliter la ſortie de l'inſenſible tranſpiration , comme le prétendent quelques Anatomiſtes ; ſi cela étoit , tous les viellards devroient être naturellement plus ſujets à des maux de tête , que les enfans & les jeunes gens , puiſqu'ils ont toujours les ſutures plus reſſerées. L'inſenſible tranſpiration retenuë , eſt une cauſe aſſez ordinaire de la douleur de tête , mais les ſutures n'y ont aucune part. Dans le fœtus, les extrémités des os ſont encore ſi tendres , que tous ces os prêtent facilement lorſqu'ils ſont preſſés , & cédent à l'impulſion des objets exterieurs ; c'eſt pour cela que la tête du fœtus , toute groſſe qu'elle eſt dans le neuviéme mois , ſort aiſément du ventre de ſa mere , ſans qu'il ſoit néceſſaire que les os pubis ſe ſéparent , comme nous verrons en ſon lieu. Ce que je dis des os de la tête du fœtus , pour faciliter ſa ſortie , ſe doit entendre de tous les os du corps du fœtus qui ont leurs extré-mitez cartilagineuſes. Les os du crane des viel-lards ont une union très étroite , à peine en peut-on diſtinguer les ſutures , aulieu que dans le crane des jeunes gens , toutes les ſutures ſont aſſez diſtinctes & aſſez larges ; on peut dé-monter tous les os de la tête , les uns après les autres , ſans en caſſer aucun , ce qui ſeroit du tout impoſſible dans la tête des viellards.

V.
Uſages particuliers des ſutures.

Les autres uſages qu'on attribue aux ſutu-res ,

res, font ceux de fufpendre la dure mere, de laiffer paffer les vaiffeaux fanguins, ou les fibres de la dure mere au péricrane, d'empêcher que la fracture d'un os ne fe tranfmette à l'autre. J'ay fouvent trouvé la dure mere fortement attachée tout le long du finus longitudinal, au dedans & au milieu des pariétaux qui répond à la future fagittale, je ne l'ai trouvé qu'une fois totalement adherente à toute la calotte du crane, & j'ai ouvert d'autres cranes où ces adhérences ne fe trouvoient pas; ainfi les premiers ufages des futures ne fçauroient être fi confidérables que quelques uns le prétendent, je me contenteray de faire remarquer que les futures empêchent fouvent que les fractures du crane ne s'étendent pas fi loin que la violence des coups reçûs à la tête le pourroit faire foupçonner. Nous voyons tous les jours des enfans recevoir à la tête des coups confidérables fuivis de très-petites fractures, au lieu que des perfonnes avancées en âge ont des grandes fractures pour des moindres coups. Ce qu'on ne fçauroit raifonnablement déduire que de la molleffe des os, & du relachement des futures des enfans où l'impreffion des objets extérieurs eft beaucoup plus émouffée, & ne peut aller fi loin que dans les viellards, dont les os font plus durs & les futures plus refferrées, c'eft auffi pour cela que (le refte étant égal) les enfans gueriffent plûtôt & plus facilement des fractures du crane & de l'opération du trépan, parce que les humeurs circulent avec plus de facilité dans les jeunes os tendres, que dans les vieux, ce qui ne contribue pas peu à l'avancement du calus.   B

Avant d'éxaminer chaque os du crane en particulier, il faut remarquer que la plûpart de.
ces os, principalement ceux qui occupent le
deſſus de la tête, où nous avons coutume de
faire appliquer le trépan, ſont compoſez de
deux lames oſſeuſes, dont l'extérieure eſt beaucoup plus polie que l'intérieure, parce que
cette derniere, lorſqu'elle étoit encore aſſez
tendre, a été plus fortement comprimée par
le battement des artéres conſidérables qui rampent ſur toute la ſurface externe de la dure mere ; c'eſt pourquoi l'on voit dans tout l'intérieur du crane, une infinité de traces dont nous
parlerons dans la ſuite. Les deux tables ſont ſé-
parées par l'intermede de pluſieurs cellules ou
ſpongioſitées faites par des petites lames ou fibres oſſeuſes, c'eſt ce qu'on appelle diploë. La
plûpart des Anatomiſtes croyent que le diploë
ſert à rabattre la force des coups reçus à la
tête, pour qu'ils ne puiſſent pas paſſer d'une
table à l'autre ; mais cela n'eſt pas toujours vray,
puiſque nous voyons ſouvent arriver des fractures plus conſidérables dans les cranes les plus
durs qui ont beaucoup de diploë.

L'os coronal eſt le grand os demi circulatoire,
qui conſtituant la partie antérieure du crane &
tout le front, eſt articulé en haut par ſa propre
ſuture avec les extremités antérieures des deux
pariétaux, en bas & en devant par la ſuture
tranſverſale avec l'os zigomatique, les os maxillaires & le nez. On y remarque ſix apophiſes, quatre foſſes, cinq trous & deux ſinus.
Ces ſix apophiſes ſont une interne, c'eſt cette
crête qui partage l'intérieur en deux, & en

cinq externes, une moyenne qui avance dans le nez, & qu'on peut nommer apophife nazale, & quatre laterales, les apophifes fe trouvent au bas du front le long de la future tranfverfale ; il y en a deux extérieures, une à chaque petit angle de l'œil dont elles compofent une partie ; les deux autres apophifes de l'os coronal que nous appellons internes pour les diftinguer des autres externes, font à côté des os quarrez du nez, & s'articulent avec l'os de la machoire fupérieure, les unes & les autres peuvent être appellées apophifes orbitaires. Les foffes font auffi deux externes, qui conftituent la partie fupérieure des deux orbites & deux internes, fur lefquelles les deux lobes antérieurs du cerveau font naturellement appuyez ; c'eft pour cela qu'on voit en cet endroit plufieurs petites fiffures tracées par le battement des artéres qui rampent fur la dure mere. On compte pour un des trous du coronal le petit cul de fac qu'on remarque intérieurement au-devant du criftagalli, c'eft là où s'attache la racine intérieure du finus droit de la dure mere, on appelle cette petite cavité trou borgne du coronal ; il y a deux trous appellés fupercilieres placés au-deffous des fourcils, par lefquels paffe une portion de la cinquiéme paire, laquelle venant du dedans de l'orbite, va fe répandre aux mufcles frontaux. On trouve quelquefois deux échancrures aulieu de ces deux trous, & elles fervent au même ufage. Les deux derniers trous font les orbitaires internes, qui laiffent rentrer dans le crane une fibre de la branche ophtalmique qui paffant enfuite par un trou de l'os cri-

bleux, va ſe perdre dans la membrane des narines.

V I I I.
Des Sinus
frontaux.

Les Sinus frontaux qui manquent dans les
enfans ſont ſituez au dedans de la partie inférieure & antérieure du coronal qui conſtitue
le front, on n'en compte ordinairement que
deux, mais on en voit ſouvent trois diſtingués
l'un de l'autre par une petite lame oſſeuſe qui en
forme les parois; ils aboutiſſent tous par un
trou de chaque côté au dedans des narines à qui
ils fourniſſent une portion de la morve ſéparée
par la membrane pituitaire, les ſinus frontaux
ſervent à rendre la voix plus forte & plus creuſe
en faiſant réfléchir l'air, comme font les cru-
ches qu'on met au-deſſus des voutes pour les
rendre raiſonnantes. Les animaux dont la voix
eſt raiſonnante, comme le bœuf & l'aſne ont les
ſinus frontaux fort conſidérables. Quoique le
coronal dans la pluſpart des adultes ne ſoit
compoſé que d'une ſeule pièce, dans tous les
fœtus il eſt ſéparé en deux par une continuité
de la ſuture ſagittale qui s'étend juſqu'aux os
du nez, c'eſt ce qui reſte quelquefois pendant
toute la vie de l'homme ſans aucune incommodité.

I X.
De l'Os
occipital.

L'os occipital conſtitue la partie poſtérieure
du crane, ſa figure approche aſſez d'un lozan-
ge; il eſt uni en deſſus & à côté par la ſuture
lambdoïde avec la partie poſtérieure des deux
pariétaux & des deux temporaux, en deſſous
avec l'os ſphœnoïde par une groſſe apophiſe que
l'on pourroit appeller à cet égard Sphœnoïdale.
On y remarque encore deux autres apophiſes,
appellées condiloïdes par le moyen deſquelles

toute la tête est soutenuë & articulée avec mouvement, à la premiere vertebre du col. Il y a
dans la partie interne de l'os occipital quatre
fosses, sçavoir, deux supérieures, sur lesquelles
s'appuyent les lobes postérieurs du cerveau, &
deux inférieures qni soutiennent les deux lobes
du cervelet. Au milieu des deux fosses supérieures, on voit une fissure ou goutiere tracée par
la partie postérieure du sinus longitudinal, &
entre ces quatre fosses, on remarque deux autres fissures ou goutieres laterales continuées
avec la premiere,& formées par l'empreinte des
deux sinus lateraux de la dure mere qui vont
par le troisiéme trou déchiré, décharger leur
sang dans les jugulaires.

L'os occipital a cinq trous propres & deux
communs, le premier & le plus grand de tous,
est l'impair par lequel passe la moëlle de l'épine,
les deux qui viennent ensuite un à chaque côté
du grand trou, & en dessus des apophises condiloïdes, servent à laisser passer la neuviéme
paire, ou nerfs linguals, ou bien le *gustatorium secundum.* Le quatriéme & le cinquiéme
des trous propres à l'occipital, sont les deux
plus petits, qu'on voit en derriere des apophises condiloïdes, destinez à laisser passer les
veines vertebrales, c'est pour cela qu'on les appelle trous vertebraux, os cervicaux. Les trous
communs à l'occipital & aux apophises pierreuses des os temporaux, sont ceux qu'on appelle
les troisiémes trous déchirés par où passent les
jugulaires internes, & la huitiéme paire des
nerfs du cerveau avec l'accessoire de Willis.

Les parietaux sont deux os de figure appro-

X.
Des trous
de l'Os oc-
cipital.

X I.
Des deux
Os pariétaux
& des deux
temporaux.

B iij

chante d'un quarré irrégulier , situés aux parties
supérieures & laterales du crane dont ils constituent les deux parois. Ils sont unis entr'eux par
la suture sagittale, en devant avec l'os coronal
par la suture du même nom , en derriere avec
l'os occipital & avec la partie inférieure des os
temporaux par la suture lambdoïde , en bas
avec la partie supérieure des os temporaux par
la suture squammeuse , ils s'unissent au dessous
du zigoma à l'os sphœnoïde par une portion de
la suture sphœnoïdale. Il n'y a plus rien à considerer dans ces deux os qui ne soit commun
aux autres os du crane ; cependant on a coutume de faire remarquer la surface extérieure
polie & l'intérieure renduë inégale par les impressions des arteres de la dure-mere , l'on prétend que ces impressions forment quelque chose d'approchant à la feuille de figuier. On trouve souvent aux deux pariétaux un petit trou de
chaque côté de la suture sagittale, par où passent
des veines qui vont aboutir dans le sinus longitudinal du cerveau.

Les temporaux sont les deux os situés aux
parties latérales & inférieures du crane dont
la partie supérieure qu'on appelle écailleuse
ou squammeuse, approche de la figure circulaire, & l'inférieure qu'on nomme pierreuse ou rocher est tout-à-fait irréguliere. Ces
os sont unis en haut à la partie inférieure des
pariétaux par la suture squammeuse, en devant à une portion de l'os sphœnoïde & à l'os
du zigoma par les deux sutures du même nom ,
c'est-à-dire par la sphœnoïdale & la zigomatique , ils sont unis en derriere & en dessous

avec l’os occipital par la suture lambdoïde. La partie pierreuse des os temporaux concourt en devant à former le second trou déchiré avec les parois de l’os sphœnoïde & de l’apophise sphœnoïdale de l’os occipital ; cette même roche concourt en derriere avec l’os occipital à former le troisiéme trou déchiré.

L’os temporal a des éminences ou apophises internes & externes, parmi les internes on compte celle qu’on appelle la roche de l’oreille, dans l’interieur de laquelle sont contenues les cavités & les petits osselets de l’organe de l’ouïe dont nous parlerons en son lieu. Les apophises externes sont trois, sçavoir, une grosse, ronde & basse qu’on appelle mastoïde, parce qu’elle ressemble au mamelon d’une vache ; une petite & pointuë qui a du rapport à un stilet & qui se joint à l’os hyoïde par un ligament, se nomme apophise stiloïde ; l’autre apophise par laquelle l’os temporal est articulé avec l’os de la pomette, s’appelle zigomatique ou temporale. Derriere la racine de cette derniere apophise on voit une cavité appellée glenoïde, ou petite fosse extérieure des os temporaux, dans laquelle s’emboëte & s’articule l’apophise de la machoire inférieure, cette fosse est dite extérieure pour la distinguer des deux autres, qu’on voit au dedans du même os en dessus & en dessous de la roche, tracées par la partie inférieure & latérale des lobes antérieurs du cerveau.

Chaque os temporal a des trous propres dont les uns sont internes & les autres externes. Parmi les internes on en trouve toujours un grand appellé auditif interne, par lequel passent les

B iiij

X I I.
Des apo-
phises de
l’Os tempo-
ral.

X I I I.
Des trous
de l’Os tem-
poral.

deux branches de la septiéme paire des nerfs du cerveau , sçavoir la molle & la dure & dont la premiere se répand dans les cavités intérieures de la roche & qui est proprement l'organe immédiat de l'ouïe. On trouve quelquefois à côté de ce grand trou un autre petit trou qu'on appelle carotique qui va dans les cavités de la roche: lorsque le deuxiéme trou manque cette portion de l'artere carotide accompagne la septiéme paire , & passe par le même trou , c'est-à-dire par l'auditif interne. Parmi les trous externes de l'os temporal , on en compte quatre principaux , sçavoir, le premier qui est le plus grand appellé auditif externe, par lequel passe immédiatement l'air extérieur pour aller frapper le tympan. Le second trou externe de l'os temporal est situé en derriere de l'apophise stiloïde, du côté de l'apophise mastoïde. Par ce trou sort une portion de la septiéme paire , qui va se distribuer dans l'oreille externe, Le troisiéme trou est appellé oblique ou grand carotique parce qu'il sert à laisser passer le tronc de l'artere carotide interne qui va obliquement par le même trou de la roche pour entrer dans le crane, par une ouverture commune au second trou déchiré. Le quatriéme trou se trouve au devant de la roche & de la cavité glenoïde , il perce jusqu'à la cavité du tympan & on l'appelle trou de communication de l'oreille à la bouche ou au nez , c'est à la faveur de ce trou que quelques personnes peuvent faire sortir la fumée du tabac par les oreilles.

XIV.
Des trois cavités & des osselets de l'oreille interne,

Au dedans de l'apophise pierreuse de l'os temporal , il y a trois cavités qui sont le tam-

bour , le labyrinthe & la coquille. Dans la premiere de ces cavités font contenus les trois petits offelets qui fervent à l'organe de l'ouïe &
qu'on nomme le marteau, l'enclume & l'étrier;
le premier eft d'un côté (c'eft-à-dire par la
partie pointuë, qu'on appelle fon manche) fortement attaché au dedans de la membrane externe du tambour qu'on nomme le tympan ; de
l'autre côté, c'eft à-dire , par fa bafe il eft articulé par ginglime de la premiere efpece avec
la tête de l'enclume. La longue apophife de ce
dernier s'articule avec le corps de l'étrier, lequel fe trouve appliqué fur la fenêtre ovale dont
il remplit la cavité. Lorfque l'air extérieur
fecoué par le froiffement des corps raifonnants ,
vient à pouffer la membrane du tympan en dedans, le manche du marteau eft néceffairement relevé & par-conféquent fon corps abaiffé
auffi bien que le corps de l'enclume , fur lequel il appuie ; le corps de l'enclume étant abbaiffé , la longue apophife par laquelle cet os
eft articulé avec l'étrier , fe releve & oblige
l'étrier à pouffer en dedans la membrane de la
fenêtre ovale , & par cette fecouffe l'air implanté fe trouvant preffé , fecoue le nerf de la
feptiéme paire qui tapiffe le dedans de cet organe , en quoi confifte le véritable fentiment
de l'ouïe comme nous dirons en expliquant
les fenfations. Je ne me propofe ici que de faire
connoître les os & leurs principaux ufages. On
affure que les trois petits os de l'oreille interne
n'ont point de périofte & qu'ils font auffi gros
dans le fœtus que dans l'homme adulte , mais
c'eft une erreur. M. Ruifch eft le premier qui

ait détrompé le public au fujet du périofte, &
en effet on peut l'obferver aifément dans le fœtus auffi bien que les ramifications des vaiffeaux
fanguins qui y font ; quant à la grandeur de ces
os , dans le fœtus elle paffe la proportion qu'il
devroit y avoir , ce femble , entr'eux & le refte
du corps , mais abfolumenr parlant ils font plus
petits que dans la fuite. Ces os de l'oreille ont
des petits trous par où paffent les vaiffeaux fanguins, ainfi il n'y a pas lieu de douter qu'ils ne
fe nourriffent comme les autres os du corps ;
s'ils s'offifient plûtôt dans le fœtus que la plûpart des autres , c'eft qu'ils font moins expofez au mouvement tandis que le fœtus eft encore dans le ventre de fa mere , ou parce qu'ils
font les plus petits de tous les os du corps humain.

X V.
De l'Os
étmoïde ou
cribleux.

L'étmoïde ou cribleux eft un os commun au
crane & à la face , dônt la forme reffemble
affez à la tête d'une carpe ; il eft fitué à la bafe
de l'os coronal entre les deux foffes internes ,
où il eft articulé par fa propre future étmoïdale avec l'os coronal , il eft joint en dedans &
en derriere avec l'os fphœnoïde par une portion de la future du même nom , il eft couvert
en devant par l'os frontal & par la portion fupérieure des os maxillaires , de maniere qu'il
occupe tout le dedans du nez & en conftitue
les lames offeufes qui fervent à foutenir la membrane pituitaire par le tiffu de laquelle fe fépare une portion de la morve , & dont les nerfs
fervent à l'organe de l'odorat comme nous l'expliquerons dans la fuite. Les animaux qui ont
l'odorat le plus fin comme les chiens de chaffe ,

ont les lames offeufes en plus grand nombre &
beaucoup plus longues que les autres, pour pouvoir foutenir une plus grande étendue de la membrane pituitaire. Outre les lames offeufes de
l'os étmoïde que l'on pourroit mettre au nombre de fes apophifes, on voit s'élever du milieu de l'intérieur de cet os une lame droite &
offeufe qui eft le vomer & qui fert à féparer
le dedans du nez en deux cavités qu'on nomme les narines. Le vomer eft une portion &
une véritable apophife de l'os étmoïde contre
le fentiment de quelques-uns qui en font un os
particulier & le rangent parmi les os de la machoire fupérieure parce qu'il eft attaché en bas
aux os du palais ; mais on ne fçauroit être de
cet avis, fi l'on prend la peine de démonter
tous les os de la tête en les féparant les uns des
autres. Le vomer refte auffi adhérent à l'étmoïde
que fes propres lames offeufes. Quelques-uns
prétendent encore que cette portion plate &
polie de l'os étmoïde qui forme la portion
latérale & interne de l'un & de l'autre orbite,
foient deux différens os qu'ils appellent avec
Fallope, *os planum* ; cependant ce n'eft qu'une
continuité du même os étmoïde. Au dedans de
cet os on confidere auffi cette apophife interne
& pointuë qu'on appelle criftagalli, elle fert à
appuyer la faulx de la dure mere. A côté &
en derriere de cette apophife, on voit une infinité de petits trous par où paffent les nerfs olfactoires & qui ont fait donner le nom de cribleux à l'os étmoïde, fes parties latérales qui
répondent à l'orbite comprennent plufieurs finus ouverts dans les narines, ils font tapiffés par

la membrane pituitaire & féparent partie de la morve.

L'os fphœnoïde báfilaire ou cuneïforme, eft un os de figure tout à fait irreguliere commun au crane & à la face, qui occupe la bafe du crane. Il eft uni en devant avec l'os coronal, l'étmoïde, les os de la pomette, & les deux maxillaires, en derriere avec l'occipital & les apophifes pierreufes de l'os temporal, il eft uni par les deux côtez avec les temporaux & les pariétaux, & tout cela par le moyen de fa propre future que nous avons nommée fphœnoïdale. Parmi les différentes apophifes de l'os fphœnoïde, il y en a huit, à qui on donne des noms particuliers, fçavoir, les trois internes appellées clinoïdes, parce qu'en y joignant le refte de la felle Turcique, le tout repréfente les quenoüilles d'un lit ; elles laiffent entr'elles une foffe où la glande pituitaire fe trouve naturellement appuyée. Cette foffe jointe aux apophifes clinoïdes éft appellée la felle du Turc, c'eft immédiatement au-deffous de cette foffe interne, que fe trouvent creufés les deux finus fphœnoïdaux, qui fe terminent chacun par une ouverture au dedans du nez, pour y porter une portion de la morve, de même que les finus frontaux dont nous avons parlé ci-deffus. Les apophifes externes de l'os fphœnoïde font cinq, une moyenne qui s'embuëte avec le vomer & quatre laterales, deux de chaque côté, une attenant la cavité glenoïde du temporal, on l'appelle épineufe, elle eft petite & fe termine en pointe, l'autre eft cette production qui s'engrene avec l'os du palais, on l'appelle apophife

pterigoïde , parce qu'elle a quelque reſſemblance aux aîles ouvertes d'une Chauve-fou-
ris. Au dedans de chacune de ces apophiſes
pterigoïdes , on voit une cavité qu'on appelle
les foſſes extérieures de l'os ſphœnoïde , ou
plûtôt les foſſes des apophiſes ptérigoïdes.

Les trous de l'os ſphœnoïde ſont au nombre de
douze, ſix de chaque côté dont cinq ſont propres,
& le ſixiéme commun. La premiere paire des
trous ſphœnoïdaux, eſt l'optique par où paſſe le
nerf du même nom. Le ſecond eſt cette grande
fente orbitale que quelques-uns appellent premier trou déchiré par où paſſent le moteur des
yeux, le pathétique, une portion de la cinquiéme
& ſixiéme paire des nerfs du cerveau & quelques vaiſſeaux ſanguins. Le troiſiéme trou qu'on
peut appeller grand rond eſt immédiatement
au deſſous de celui-là. Il laiſſe paſſer une branche de la cinquiéme paire qui va ſe diſtribuer
aux muſcles de la lévre ſupérieure & à la peau
du palais que les Anciens croyoient former en
partie l'organe du goût ; c'eſt pour cela que
quelques autres l'appellent mal-à-propos avec les
Anciens , *guſtatorium primum*. Le quatriéme eſt
l'ovalaire ou *guſtatorium ſecundum* des Anciens ,
& *guſtatorium primum* des Modernes , par où
paſſe le troiſiéme faiſſeau de la cinquiéme paire
qui va à la langue & à la machoire inférieure.
Le cinquiéme eſt en derriere celui-ci , nous
l'appellerons petit rond pour le diſtinguer du
premier. C'eſt ici que paſſe le rameau de l'artere carotide qui rampant ſur la dure-mere a
tracé les impreſſions que l'on voit aux os pariétaux, appellés la feuille du figuier. La por-

tion de l'os ſplœnoïdal qui ſe trouve échancrée à chaque côté de la ſelle du Turc, forme avec le parois de l'os de la roche & de l'os occipital un trou commun avec ces trois os qu'on appelle communément ſecond trou déchiré, par où paſ- ſe le nerf intercoſtal & l'artere carotide in- terne après qu'elle a traverſé le trou oblique de la roche dont nous avons parlé ci-deſſus.

CHAPITRE IV.

Des Os de la Face.

I.
Des Os de
la face.

QUoi qu'on entende vulgairement par là face humaine, tout l'eſpace compris depuis le haut du front juſqu'à l'extrémité du menton, comme dans l'Oſtéologie on a rapporté l'os frontal au crane, on eſt obligé de commencer la face à l'endroit où cet os finit, c'eſt-à-dire à la future tranſverſale, & pour en faciliter la démonſtration, on diviſe les os de la face en deux, ſçavoir ceux de la machoire ſupérieure, & ceux de la machoire inférieure. La machoire ſupérieure eſt compoſée de dix os, cinq de chaque côté, ſans y comprendre les dents dont nous parlerons enſuite, non plus que le vomer que nous avons déja fait voir n'être qu'une pro- duction de l'os étmoïde. Les cinq os de la ma- choire ſupérieure ſont, l'os quarré du nez, l'os maxillaire, l'os unguis ou lacrimal, l'os de la pomette, autrement dit zigomatique, & les os quarrés du fond du palais.

La premiere paire qu'on nomme vulgairement les os quarrés du nez, parce qu'ils repréfentent un quarré long, font articulés par en
haut avec l'os frontal par une portion de la future tranfverfale, ils font unis entr'eux par leurs
côtés intérieurs, & extérieurement avec une
production de l'os maxillaire qui forme de part
& d'autre les parois des narines. Ces deux os
quarrés dont il s'agit à prefent forment la partie
fupérieure du nez, & font à leurs extrémités
inférieures découpés en deux ou trois endroits,
où les cartilages de l'extrémité du nez font naturellement attachés.

La feconde paire des os de la machoire fupérieure eft nommée maxillaire, parce que ces os
conftituent la plus grande partie de la machoire,
ils font unis avec les apophifes ptérigoïdes, avec
l'os zigomatique & avec les os du nez ; ils font
joints entr'eux par la future du palais, ils forment la partie inférieure de l'orbite & ont deux
foffes, l'une au dedans de l'orbite, & l'autre à
côté de la pomette ; ils ont deux trous qu'on
appelle maxillaires par où paffe une branche
de la cinquiéme paire. Les os maxillaires en
s'uniffant enfemble au dedans du palais près des
dents incifives forment un troifiéme trou appellé *fretum Stenonis*. On remarque encore dans
chaque os maxillaire un finus fort confidérable
au deffus des dents molaires, qui eft tapiffé d'u-
ne production de la membrane pituitaire dans
laquelle fe filtre l'humeur femblable à celle qui
vient du nez, où elle fe vuide par des trous qui
communiquent avec le finus maxillaire.

La troifiéme paire des os de la machoire fu-

I I.
Des Os
quarrés du
nez.

I I I.
Des os ma-
xillaires.

I V.
Des os un-
guis.

périeure font appellés os unguis ou lacrimaux ,
ils forment le grand canthus de l'œil par où
s'écoulent les larmes dans le nez d'où ils prennent le nom de lacrimaux. Ils font les plus petits os de la machoire fupérieure , & fort tranf-parens , d'où vient qu'on les appelle unguis ;
ils ont chacun un trou par où paffe le fuc membraneux qui eft formé par la jonction des points
lacrimaux qui déchargent les larmes dans le
nez. Ce trou leur eft commun avec l'os maxillaire.

V.
Du zigoma.

La quatriéme paire des os de la machoire
fupérieure , font ceux de la pomette , autrement dits zigomatiques , c'eft fur ces os que
paroît naturellement le rouge des jouës , ils font
fitués au bas de l'orbite , & formant un quarré
irrégulier, ils forment le petit canthus de l'œil,
ils s'uniffent en dehors avec l'os pétreux par
une apophife appellée zigomatique , & en dedans avec l'os frontal & l'os maxillaire , ils ont
une finuofité par deffous par où paffe le mufcle
crotaphite.

VI.
Des os du
fond du palais.

Les derniers os de la machoire fupérieure ,
font les os du palais ; il faut y confiderer , 1°.
un corps de figure quarrée qui forme le fond
du palais & qui a un trou pour le paffage d'une
branche de la cinquiéme paire qui va à la peau
du palais. 2°. L'allongement dont la partie poftérieure fait le complément des apophifes &
des foffes ptérigoïdes , tandis que le refte forme une grande feuille qui tapiffe les parois des
narines , couvre le défaut des finus maxillaires ,
produit en partie le cornet inférieur du nez ,
s'étend jufqu'à l'orbite antérieurement , &
poflé-

poſtérieurement monte juſqu'au haut des narines, le palais n'eſt autre choſe que la partie inférieure des os maxillaires qui ſont terminés
par les côtés de pluſieurs foſſes, où ſont placées
les dents de la machoire ſupérieure.

La machoire inférieure eſt compoſée de deux
os dans les enfans, ces deux os ſont unis par un
cartilage qui s'oſſifie dans les adultes, c'eſt ce
qu'on appelle la ſimphiſe du menton, pour lors
ce n'eſt qu'un même os, dans lequel on conſidere
deux trous intérieurs & deux externes, les premiers donnent paſſage à un nerf de la cinquiéme paire, à une artere & à une veine qui vont &
qui viennent de la racine de chaque dent de
la machoire inférieure. Les mêmes nerfs & les
vaiſſeaux ſanguins, ou plûtôt leurs continuités
ſortent par les trous externes, pour ſe répandre
au menton. Cet os de la machoire inférieure a
deux productions de chaque côté, dont l'une
eſt appellée coroné ou coronoïde elle ſert
pour l'inſertion du tendon du muſcle crotaphite, à la faveur duquel cette machoire eſt
relevée, l'autre production s'emboëte dans la
cavité glenoïde de l'os pétreux, à la faveur de
laquelle les deux os ſont articulez; cette production de la machoire inférieure ſe nomme
condile ou apophiſe condiloïde. On conſidere
enſuite à l'os de la machoire inférieure deux
angles ſitués chacun au deſſous des deux productions que nous venons de décrire. Il y a
enfin le menton, la baſe du menton, & le
creux du menton. Il y a dans cette machoire
de même que dans la ſupérieure des alveoles,
où les dents ſont attachées par gomphoſe.

VII.
De la ma-
choire infé-
rieure.

C.

On compte ordinairement quatorze dents à chaque machoire, qui font le nombre de vingt-huit, il y en a quelquefois trente ou trente-deux, en comptant les dents de fageffe, qui font des dents molaires fi fort comprimées dans leurs alveoles par leurs voifines, qu'elles ne fortent ordinairement qu'à l'âge de ving - quatre ou vingt - cinq ans, auquel âge on fuppofe que l'homme doit commencer à devenir fage. On divife les dents en trois efpèces. Celles de devant font appellées incifives, parce qu'on s'en fert à couper les alimens, il y en a quatre à chaque machoire. Les deux qui fuivent font appellées canines, parce qu'elles font longues & pointuës comme les dents des chiens. Les huit fuivantes, à fçavoir quatre de chaque côté font appellées molaires, parce qu'elles fervent dit-on, à moudre & à broyer les alimens. Ces trois efpèces de dents dont nous venons de parler, regardent leur ufage, on doit en faire autres trois efpèces par rapport à leur origine, ou plûtôt à leur fortie. Celles qui paroiffent les premieres qu'on appelle dents de lait, tombent à mefure que la véritable dent pouffe, ce qui arrive environ l'âge de fept ans. Celles-ci ne reviennent plus, & font appellées véritables dents. La troifiéme efpèce, font les dents de fageffe dont nous venons de parler ci-devant. Toutes les dents font de même que les autres parties du corps humain délinées dans l'œuf, elles ne font que s'étendre & s'accroître par l'in-flux des humeurs. Les dents de lait & les dents de fageffe produifent de grandes douleurs & d'autres fimptomes très-facheux avant que de

paroître au jour , parce qu'à mesure qu'elles sortent , elles déchirent la peau très-sensible qui
couvre les alveoles ; quand une fois cette déchirure est faite & le chemin frayé , les véritables dents se présentent sans douleur , & ne
tombent plus , parce qu'elles ont de fortes racines. Il arrive quelquefois même aux viellards
qu'après avoir arraché une véritable dent , il
en vient une autre à côté qui n'avoit pû pousser en dehors , parce qu'elle étoit pressée par
la premiere comme il arrive aux dents de sa-
gesse.

CHAPITRE V.

Des Os du Tronc.

ON considere premierement dans le tronc
d'un squelette, l'épine, c'est-à-dire, l'assemblage de trente vertebres, dont les sept premieres constituent le col, les douze suivantes
font du dos, cinq des lombes, & les six dernieres forment l'os sacré. La premiere vertebre du col que l'on appelle Atlas, parce qu'elle
soutient la tête, est différente des autres, en ce
qu'elle n'a point d'épine, & en ce qu'elle s'articule en devant avec l'apophise odontoïde de
la seconde vertebre, sur laquelle toute la tête
tourne comme sur un pivot. La premiere vertebre reçoit dans deux cavités plattes les apophises
coronoïdes de l'os occipital, desorte qu'elle
est articulée avec la tête, de maniere que dans
les différens mouvemens de cette partie, la

I.
Des Verte-
bres du col.

C ij

moëlle de l'épine ne sauroit être comprimée.
Cette vertebre a une apophise transverse de
chaque côté où l'on voit un trou nommé vertebral, par lequel passent l'artere & la veine
vertebrales qui passent par de pareils trous qui
sont aussi dans les apophises transverses des
autres vertebres du col. Cette artere à la sortie
de son trou vertebral, passe par une rénure qui
est dans sa partie postérieure, & ensuite en se
courbant entre dans le cerveau par le grand trou
de la moëlle allongée, après avoir produit une
petite branche pour la dure mere, elle passe par
une autre rénure exterieure,& entre par le trou
de la neuviéme paire. La seconde vertebre du
col ne differe des autres, que par son apophise
odontoïde; son épine n'est pas pointuë comme
les autres, mais elle a une rénure, les autres
cinq vertebres du col ont comme les deux premieres un grand trou au-dedans d'elles pour y
loger la moëlle de l'épine, elles ont quatre apophises obliques de chaque côté, deux en haut
& deux en bas, dont l'une reçoit & l'autre est
reçuë. Il y a encore deux apophises transversa-
sales pour y attacher les muscles. On remarque
dans les vertebres leur corps & les trous qu'elles laissent entr'elles pour la sortie des nerfs de
la moëlle. Le corps de chaque vertebre supérieure est reçû dans une cavité qui est formée par
la vertebre inférieure, de sorte que l'une entre
dans l'autre, & elles sont attachées par le moyen
d'un cartilage, qui remplissant ses cavités,
fait que l'articulation n'est pas si étroite dans le
corps vivant, qu'elle paroît dans le Squelette
où ces cartilages sont emportez; ces cartilages

font que les vertebres du col ont la liberté de
se plier en tout sens.

Les vertebres du dos font plus intimement
unies que celles du col, leurs apophifes épineufes font couchées les unes fur les autres,
leurs apophifes tranfverfes ont chacune, excepté
les deux dernieres, une cavité en devant pour
l'articulation des côtes. Ces vertebres laiffent
comme les autres des interftices entr'elles pour
la fortie des nerfs de la moëlle. Les vertebres
des lombes font au nombre de cinq, elles ont
la même ftruĉture, leurs apophifes épineufes
font plus larges & toutes droites, & leurs apophifes tranfverfales beaucoup plus longues. Il
eft certain que les principaux mouvemens de
l'épine fe paffent fur les vertebres des lombes,
qui font fans difficulté affez mobiles entr'elles ;
celles du dos le font manifeftement moins quoiqu'elles le foient cependant d'une maniere affez
fenfible.

I I.
Des Verte-
bres du dos
& des lombes.

Les fix vertebres de l'os facré font fi étroite-
tement unies enfemble dans les adultes, qu'elles ne forment qu'un feul os, on les diftingue
pourtant, & dans les enfans on peut les féparer
par une cuite. On y voit par derriere quelques
traces des apophifes épineufes, & par les côtés
quelque figure des apophifes tranfverfes. L'os
facrum a des trous internes & externes par
où paffent les rameaux des nerfs de l'extrêmité
de la moëlle qui eft dans le milieu de cet os,
comme des autres vertebres. Il ne fort tout au
plus par les trous poftérieurs que des petites fibres nerveufes, le refte des trous eft bouché ;
les nerfs fortent par les trous internes, & vont
furtout dans la cuiffe.

I I I.
De l'Os
facré.

C iij

IV.
Du Coxis.

A l'extrêmité de l'os sacré, on trouve le coxis qui est un composé de trois ou quatre petits os & de deux cartilages joints ensemble, qui font le commencement d'une petite queuë recourbée en dedans, ce qui cause de grandes douleurs dans le tems de l'accouchement des femmes qui l'ont trop recourbé, car pour lors les cartilages font obligés de se porter en dehors. On a vû des hommes dont les coxis étoient si longs & les cartilages si portés en arriere qu'il ne leur étoit pas permis de s'asseoir que sur des chaises percées, ce font ces fortes d'hommes qu'on appelle caudati, car la vétitable queuë des animaux n'est qu'un allongement du coxis.

V.
Des Côtes.

On considere en second lieu dans le tronc du Squelette les côtes qui font ordinairement au nombre de douze de chaque côté, & qui vont quelquefois jusqu'à quatorze ; on les divise en vrayes & fausses côtes ; les vrayes côtes font celles qui vont se terminer en devant jusqu'au sternum, & on appelle fausses côtes celles qui ne vont pas jusques-là, mais qui se terminent avant d'être arrivées jusqu'au sternum. Les côtes font d'une surface polie & assez dure, mais elles font spongieuses dans l'intérieur de leur tissu. A la partie interne & inférieure de chaque côte on trouve une rénure par où passe un nerf, une artere & une veine intercostale, ce qui doit obliger les Chirurgiens d'appuyer le tranchant de leur instrument sur la partie supérieure de la côte lorsqu'ils font obligés d'ouvrir la poitrine, comme il arrive dans l'empiéme. Chaque côte est articulée par ginglime de la premiere efpece avec le corps des vertebres du dos, le bout de la côte ayant deux cavités fuperficielles féparées par une crête, le bout de chaque côte à quelques-unes près, porte fur deux vertebres en même tems, & à quelque diftance de là elles ont chacune excepté les deux dernieres, une petite tuberofité qui eft reçûë dans une cavité placée au devant de l'extrémité des apophifes tranfverfes des vertebres du dos, excepté les deux dernieres, ce qui forme une feconde articulation qui eft une arthrodie.

Les côtes fe terminent en devant par un cartilage à raifon duquel elles peuvent s'élever vers la tête & s'abaifler vers le bas-ventre, comme il arrive dans l'infpiration & dans l'expiration. Les vrayes côtes au nombre de fept de chaque côté pouffent leurs cartilages jufqu'aux os du fternum, & forment la cavité de la poitrine, au lieu que les fauffes au nombre de cinq de chaque côté ont des cartilages qui ne vont ni jufqu'au fternum, ni jufqu'au cartilage xiphoïde, comme il a été remarqué ci-deffus, & laiffent un vuide par devant pour ne pas preffer le ventricule lorfqu'il fe trouve rempli d'alimens.

Le fternum qui forme la troifiéme partie du tronc eft un compofé de trois os & d'un cartilage, il eft fitué au milieu & en devant de la poitrine. Le premier de ces os commençant par le haut eft un triangle irrégulier ayant à chacun des deux angles fupérieurs un finus pour recevoir la tête des clavicules qui reçoivent à leur tour une petite production de cet

V I.
Des cartilages des côtes.

V I I.
Du Sternum.

C iiij

os triangulaire du sternum, ce qui constitue un ginglime de la premiere espece, l'angle inférieur de ce même os est uni par un cartilage au second os du sternum qui est d'une figure oblongue, qui s'élargit un peu plus dans le bas à l'endroit où il s'articule par un autre cartilage avec le troisiéme os du sternum qui se termine en pointe, & c'est à cette pointe où se trouve le cartilage xiphoïde ou ensiforme ; il arrive quelquefois que les trois os du sternum n'en font qu'un seul à côté duquel depuis le haut jusqu'en bas on observe des petites cavités dans lesquelles s'emboëtent les cartilages des vraies côtes.

V I I I.
Du cartilage xiphoïde.
Le cartilage xiphoïde ou ensiforme ainsi dit, parce qu'il est ordinairement pointu ; se trouve abbaissé quelquefois en dedans où il est si recourbé par quelqu'effort extérieur, que pressant l'estomac & le foye, il produit de grandes douleurs ; on le releve à la faveur d'une ventouse séche ou de l'emplatre de poix tirée avec force, car à mesure que les tégumens de cette partie s'élevent, le cartilage xiphoïde est obligé de s'élever aussi.

C H A P I T R E VI.

Des Os des extrémités.

I.
Des clavicules.
LEs extrémités du squélette se divisent en supérieures & inférieures. Les extrémités supérieures renferment les clavicules, les omoplates, les bras, les avant bras & les mains.

Les cavicules font ces deux os fitués au-deſſus de la poitrine qui font attachés d'un côté à la partie fupérieure du fternum par ginglime de la premiere efpece, comme il a été remarqué dans le chapitre précédent, & de l'autre côté à une apophife de l'omoplate qu'on nomme acromion & cela par le moyen d'un cartilage & d'un ligament. Les clavicules approchent de la figure d'un S. romaine, elles ont leur furface polie & l'intérieur fpongieux, elles fervent à tenir les bras écartés les uns des autres, loin du fternum pour avoir plus de liberté. C'eſt par leur fecours que les omoplates s'éloignent du fternum, & laiſſent la poitrine quarrée pour former ce qu'on appelle la gorge. Les animaux n'ont point de clavicules [excepté le finge] & c'eſt pour cela qu'ils ont la poitrine moins quarrée.

Les omoplates ainfi dites à raifon de leur figure plate, font placées au derriere du tronc partie fupérieure, répondant à la partie poſtérieure des vraies côtes. Elles tiennent en devant par leur apophife acromion aux clavicules, d'ailleurs elles ne font fixées que par le moyen des mufcles. La furface interne de l'omoplate qui regarde les côtes eſt concave & l'autre convexe, l'extrémité de l'omoplate qui regarde l'épine du dos eſt ce qu'on appelle la bafe de l'omoplate terminée par deux angles dont l'un eſt fupérieur & l'autre inférieur. La furface convexe & externe de l'omoplate a une éminence à fa partie fupérieure qui regne par-deffus en travers, on l'appelle l'épine de l'omoplate. L'efpace de cette furface au deſſus de l'épine

I I.
Des omoplates.

eſt appellé cavité fuſépineuſe , & l'eſpace de
deſſous cavité fouſépineuſe. L'extrémité de l'é-
pine de l'omoplate qui ſe joint à la clavicule
eſt ce qu'on appelle apophiſe acromion de l'o-
moplate. Au deſſous de cet acromion on trouve
une cavité qu'on nomme glenoïde qui ſert à articuler la tête de l'humérus avec l'omoplate.
Derriere & tout à l'entour de cette cavité glenoïde regne un petit enfoncement qu'on appelle col, d'où il ſort en devant une apophiſe nommée coracoïde qui ſert à tenir l'os du bras dans
ſa ſituation. L'extrémité de l'omoplate, qui ſe
prend depuis ſon col juſqu'à l'angle inférieur ,
eſt appellée côte ou lévre inférieure , & celle
qui ſe prend depuis le même col juſqu'à l'angle
ſupérieur ſe nomme côte ou lévre ſupérieure.

I I I.
De l'humé-
ſus.

    Le bras eſt compoſé d'un ſeul os qu'on nom-
me humérus dont l'extrémité ſupérieure a une
épiphiſe à la faveur de laquelle cet os eſt articulé avec la cavité glenoïde de l'omoplate. Outre
cette epiphiſe qu'on nomme tête , il y a en dehors deux petites apophiſes au milieu deſquelles on trouve une rénure par où paſſe un tendon du biceps. L'humérus ſe joint par ſa par-
rie inférieure aux os de l'avant bras ; ſçavoir ,
avec le radius extérieurement par une petite
tête ce qui fait une arthrodie & avec le cubitus interieurement par ginglime , ainſi l'humérus a une eſpèce de poulie compoſée d'une goutiere & de deux bords relevés qui ſont reçus
dans la cavité ſigmatoïde du cubitus. Il y a en
derriere & en devant de cette poulie de l'humérus une cavité pour recevoir l'olécrane dans
l'extenſion & l'apophiſe coronoïde du cubi-

tus dans la fléxion. A côté & au deſſus de l'article il y a une tubéroſité extérieurement & une autre intérieurement. On nomme la premiere condile externe, & la ſeconde condile interne.

L'avant-bras eſt compoſé de deux os, ſçavoir du cubitus & du radius qui ſont joints enſemble par un ginglime de la ſeconde eſpece, c'eſt-à-dire que le radius eſt reçû en haut par le cubitus, & le cubitus eſt reçû en bas par le radius. Le cubitus eſt ſitué dans la partie interne du côté du tronc & forme par ſa partie ſupérieure ce qu'on appelle vulgairement le coude. Le radius regarde le dehors & ſert à faire la pronation & ſupination de la main. Le cubitus, outre l'articulation qu'il a avec l'os du bras dont nous avons parlé ci-deſſus, ſe joint par en bas à l'os du poignet qui ſoutient le petit doigt; & le radius outre ſon articulation ſupérieure avec l'humérus & le cubitus, ſe joint en bas non-ſeulement avec le cubitus, mais encore avec une bonne partie des os du poignet.

La main ſe diviſe ici en carpe ou poignet, en métacarpe & en doigts. Le poignet eſt compoſé du carpe, le corps de la main du métacarpe, & les doigts des phalanges, des os ſéſamoïdes & des ongles. Le carpe eſt compoſé de huit os irréguliers unis enſemble à la faveur des ligamens, ils ont entr'eux à la vérité un mouvement ſenſible, mais aſſez petit, ils ſe meuvent tous enſemble avec la main pour faire le mouvement du poignet. Le métacarpe eſt compoſé de quatre os unis par en haut aux os

I V.
Du cubitus
& du radius.

V.
Des os de
la main.

du carpe , & par en bas aux phalanges.; ce font
eux qui conftituent la paume de la main. Ils
font longs & plus larges vers leurs extrémités
que vers leur milieu. Les phalanges font au
nombre de quinze à chaque main , à fçavoir
trois à chaque doigt. La premiere phalange
du pouce eft articulée par ginglime avec le premier os de la feconde rangée du carpe , & les
premieres des quatre derniers doigts par arthrodie avec les os du métacarpe avec mouvement en tout fens. Enfuite toutes les phalanges
font articulées enfemble par ginglime excepté
la jonction de la premiere & feconde du pouce
entr'elles. Les os féfamoïdes font des petits os
qu'on trouve fur l'articulation des phalanges
du côté de la fléxion dont ils affermiffent le
mouvement à peu près comme fait la rotule au
genou , dont nous parlerons plus bas. Les ongles qui font à l'extrémité de chaque doigt
fervent à foutenir les chairs qui environnent les
dernieres phalanges , pour qu'elles ne cedent
point dans les differens efforts que nous fommes obligés de faire avec les bouts des doigts.
Ils fervent auffi à faifir certains corps & à rendre l'appréhenfion plus forte.

V I.
Des os in-
nominés,

Par les extrémités inférieures du Squelette ,
nous entendons les os innominés, ceux de la
cuiffe , de la jambe & du pied , quoiqu'on ait
accoutumé de démontrer les os innominés avec
ceux du tronc. Nous croyons qu'il eft plus à
propos de les rapporter aux extrémités inférieures , puifqu'ils fervent à articuler les os de la
cuiffe , de même que les omoplates qu'on ran-
ge parmi les os des extrémités fupérieures par-

ce qu'elles servent à articuler les os du bras. Les
os innominés sont un assemblage de six os, trois
de chaque côté qui avec la surface interne de
l'os sacré forment la grande cavité du bassin,
ayant le coxis à la partie inférieure & mitoyen-
ne de cette cavité. Ils sont innominés lorsqu'on
les prend tous ensemble parce qu'ils n'ont aucun nom qui leur soit commun, mais ils ont
chacun un nom propre. La premiere paire de
ces os attachée par derriere aux parties supérieures & latérales de l'os sacré, s'appelle les os des
îles. La seconde paire placée à la partie postérieure & inférieure est appellée os ischium, &
la troisiéme qui s'unit par devant par un cartilage se nomme les os pubis. Tous ces os innominés sont unis dans les enfans à la faveur des
cartilages qui durcissent si fort dans la suite
du tems qu'on ne les distingue plus qu'en deux
pieces attachées par derriere à l'os sacré & par
devant au pubis. On ne laisse pas néanmoins
de leur donner les trois noms ci-dessus, à sçavoir l'iléon, l'ischium & le pubis.

On considere d'abord à l'os iléon deux surfaces dont l'une est interne & concave, & l'autre externe, & partie convexe, partie concave, l'extrémité supérieure de ces deux surfaces
qui regarde vers les côtes est ce qu'on appelle
la crête ou la côte des os des îles. Cette crête a
deux lévres, l'une est appellée interne, & l'autre externe qui répondent chacune à une de ses
surfaces. Ces lévres ne sont autre chose que la
même crête regardée par le dedans & par le dehors entant qu'elles débordent un peu de l'un
& de l'autre côté. Les deux bouts de cette crê-

V I I.
De l'os des
îles.

te font appellés angles, dont celui qui regarde en devant eft appellé fupérieur, & celui qui regarde du côté de l'os facrum eft appellé angle inférieur. On nomme l'épine antérieure des os des îles l'extrémité de cet os comprife depuis l'angle fupérieur jufqu'à l'ifchium. Cet os iléon s'étend jufqu'environ deux travers de doigts du trou de l'ifchium. Il faut encore y confiderer une partie de la cavité cotiloïde, l'échancrure antérieure par où paffent differentes parties, & la poftérieure par où le nerf fiatique poftérieur fort du baffin.

V I I I.
De l'os if-
chium.

L'os ifchium, ainfi dit à raifon de fa grande cavité dans laquelle s'emboëre la tête du fémur, s'étend en devant pour former le trou ovalaire fitué entre l'ifchium & le pubis. Cet os forme une bonne partie de la cavité cotiloïde qui reçoit le fémur. Cette cavité a un avancement tout à l'entour qu'on appelle lévre, & en deffous & en derriere de cette cavité on remarque une groffe apophife qu'on appelle tubérofité de l'ifchium qui fert en devant à former le trou ovale. Au deffus & en derriere de cette tubérofité on remarque l'épine de l'ifchium.

I X.
De l'os pu-
bis.

Les os pubis, ainfi dits parce que la peau qui les couvre eft garnie de poil dans l'âge de puberté compofant le devant du baffin & font unis enfemble par fincondrofe, c'eft-à-dire par un fort cartilage qu'on ne peut emporter qu'après une longue cuite, mais qu'on coupe aifément avec le fcapel à moins que le voifinage des deux os ne l'arrête ; ainfi nous ne fçaurions être de l'avis de ceux qui s'imaginent que les os pubis des femmes fe féparent dans l'accou-

chement, ce fentiment répugne à la raifon &
à l'experience; l'on trouve dans les femmes
mortes de couches ce ligament dans fon état
naturel; la cavité du baffin qui fe trouve un
peu plus grande dans la femme que dans l'homme, fuffit pour faciliter l'exclufion du fœtus
par la dilatation du vagin, le feul cartilage du
coxis fe recourbe quelquefois en derriere comme il a été dit ci-deffus. On ne remarque à l'os
pubis que deux parties, à fçavoir la fupérieure
qu'on nomme fa crête, & la partie inférieure
appellée épine.

La cuiffe eft compofée d'un feul os qu'on
nomme fémur, c'eft le plus long & le plus gros
de tous les os du corps humain. On remarque
d'abord à fon extrémité fupérieure une épiphife
ronde qui s'emboëte dans la cavité cotiloïde de
l'ifchium & qu'on nomme la tête du fémur.
Au deffous de cette tête on remarque un col;
au deffous du col on voit deux protubéran-
ces, dont l'une eft extérieure & beaucoup plus
groffe que l'autre, & on l'appelle grand trocanter, l'autre intérieure plus baffe & plus petite que la premiere eft appellée petit trocanter. Tout le long de la partie poftérieure du
fémur depuis les deux trocanter jufqu'en bas,
regne une éminence qu'on nomme épine du
fémur; au côté de cette épine l'os fe trouve
enfoncé de maniere que le milieu du fémur
fait une efpece de boffe en devant. La partie
inférieure de cet os eft compofée d'une autre
épiphife à la faveur de laquelle il eft articulé
avec les os de la jambe & avec la rotule. Les
deux éminences latérales de cette épiphife font

X.
Du fémur
& de la ro-
tule.

appellées condiles, dont l'une eſt externe qui regarde en dehors, & l'autre interne. Au milieu de ces deux condiles & en devant, c'eſt-à-dire au deſſous de l'articulation de ce fémur avec l'os de la jambe, on remarque un os preſque rond qu'on appelle la rotule, qui ſert pour affermir cette articulation & pour empêcher que les tendons des muſcles ne ſe froiſſent dans les differentes fléxions des genoux. Les os ſéſamoides des doigts dont nous avons parlé ci-deſſus ont le même uſage.

X I.
Du tibia &
du peroné. La jambe eſt compoſée de deux os dont le plus gros intérieur, eſt appellé tibia, le plus petit extérieur ſe nomme peroné; le tibia a ſa partie ſupérieure fort large, c'eſt à ſa faveur que cet os s'articule par ginglime de la premiere eſpece avec la partie intérieure du fémur, on remarque à cette partie ſupérieure du tibia deux cavités glénoides & une éminence au milieu pour faire ce ginglime. Au deſſous de l'article en devant il y a une éminence qui regne juſqu'au bas de cet os & qui rend les coups très-ſenſibles lorſqu'on les reçoit en cet endroit, parce que cette éminence étant tranchante les chairs s'y déchirent par deſſus, on la nomme crête ; au bas de ce tibia il y a une extrémité articulée avec l'aſtragal à la faveur d'une grande cavité. Cette extrémité forme en dedans une éminence qui conſtitue le malléole interne. Le peroné eſt le petit os de la jambe, articulé à ſes deux bouts avec le tibia par ginglime de la ſeconde eſpece, car il reçoit en haut & il eſt reçû en bas où il eſt de plus articulé avec l'aſtragal. Le condile de cet os forme la malléole externe.   Le

Le pied du Squelette se divise tout comme la main en trois parties, dont les deux premiereres qui se nomment à la main carpe & métacarpe, s'appellent aux pieds tarse & métatarse. Le tarse est composé de sept os, à sçavoir, de l'astragal, du calcaneum, du naviculaire, du cuboïde & des trois cuneïformes. Le calcaneum est ainsi dit parce qu'il compose le talon sur lequel tout le corps s'appuye lorsqu'on est droit. Les autres prennent leurs noms de leur figure, surtout le naviculaire & le cuboïde. Les trois cuneïformes sont ainsi dits, parce qu'ils sont enchassés comme des coins entre les autres os du tarse & du métatarse, les os du métatarse & les phalanges des doigts du pied sont en pareil nombre & de la même figure que ceux du métacarpe & des doigts, à cette difference près que l'os qui forme la premiere phalange du pouce à la main est mis avec raison au nombre de ceux du métatarse au pied ; ainsi le total des os du métatarse & des orteils est le même qu'à la main, mais non pas si on les prend séparément, le métatarse ayant cinq os & les orteils quatorze au lieu de quinze.

XII.
Des os du pied.

FIN DE L'OSTEOLOGIE.

ANATOMIE
RAISONNE'E,

COURS DE MYOLOGIE.

Des Muscles en général, & du mouvement musculaire.

CHAPITRE PREMIER.

I.
Du muscle
en général.

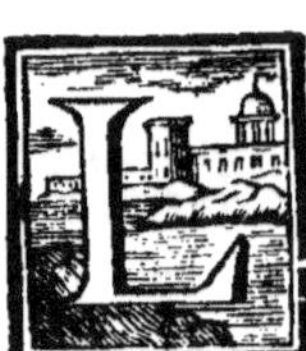E Muscle en général est défini par les Anciens l'instrument du mouvement volontaire. C'est un composé de fibres qu'on nomme charnuës aux endroits lâches où le sang est obligé de séjourner plus long-tems, ce qui les fait paroître rouges, & on les appelle tendineuses aux endroits plus resserrés où le sang séjourne moins, ce qui les rend blanchâtres ; l'amas des fibres charnuës qui occupe ordinairement le milieu du muscle, en constitue le ventre & l'amas des fibres tendineuses qui sont aux extrémités constitue les tendons par lesquels le muscle est attaché aux deux parties dont l'une est toujours plus fixe que l'autre. Le tendon attaché au point le plus fixe, s'ap-

pelle la tête, l'origine ou le principe du muſcle. Le tendon qui s'inſere au point mobile, ſe
nomme la queuë ou l'inſertion du muſcle. Ainſi
le muſcle en general comprend trois parties,
la tête, le ventre & la queuë. Il y en a qui ont
deux òu trois têtes qu'on appelle biceps ou triceps ; d'autres ont deux ventres, & ſe nomment digaſtriques. La tête, le ventre & la
queuë ne ſont pas des parties eſſentiellement
differentes, ce n'eſt que la même continuité
de fibres qu'on peut ſuivre, de bout à autre
par la diſſection & qui ſont ſeulement plus reſ-
ferrées dans leurs extrémités que dans leur milieu. C'eſt à peu près comme une fronde dont
les mêmes filets de chanvre ſont fort reſſerrés
au commencement & à la fin & laiſſent des
grands trous dans le milieu qu'on appelle vulgairement les mailles de la fronde. La differente couleur des parties du même muſcle ne
doit pas nous obliger de croire avec les Anciens qu'elles ſoient eſſentiellement differentes, puiſque ſi l'on a le ſoin de faire ſortir tout
le ſang contenu dans le muſcle en injectant de
l'eau dans ſon tiſſu, tout le corps du muſcle
blanchit également dans le milieu & dans les
extrémités.

Les fibres des muſcles, de même que toutes
les autres parties du corps humain, ne ſont
qu'un amas de vaiſſeaux de differente eſpece,
à ſçavoir, de deux vaiſſeaux ſanguins, artere
& veine, & des vaiſſeaux lymphatiques. Les
vaiſſeaux ſanguins & les lymphatiques ſuivent
dans tous les muſcles la même diſpoſition de
fibres, c'eſt-à-dire que lorſque celles-ci ſont

I I
Des fibres
muſculeuſes.

longitudinales , droites , obliques , tranfverfales , &c. les vaiffeaux le font auffi , au lieu
que les nerfs outre cette difpofition s'épanoüiffent en membrane & enveloppent chaque moindre petite fibre ; ils envoyent de côté & d'autre un nombre infini de petits filets nerveux
qui coupent les fibres mufculaires à angles
droits , & ils s'épanoüiffent en une autre grande
membrane qu'on peut appeller commune du
mufcle , parce qu'elle enveloppe généralement
toutes les fibres dont le mufcle eft compofé.
Cette ftructure du mufcle n'a rien de fuppofé ;
tous les Nouveaux en conviennent , & on peut
s'en affurer par une exacte diffection des fibres
mufculeufes. Levvenœch ayant examiné à la
faveur du microfcope la plus petite fibre muf-
culeufe poffible , a découvert un nombre infini d'autres petites fibres , dont chacune eft
recouverte de fa propre membrane , comme fi
c'étoit autant de petits mufcles ; chacune de ces
fibres mufculeufes eft parfemée de part & d'autre de petits filets blancs qui fervent à les unir
enfemble.

I I I.
Sentiment des Anciens fur le mouve-ment mufcu-laire.

Les anciens Anatomiftes vouloient que le
mouvement mufculaire dépendît d'un fimple
racourciffement des nerfs, ce qu'ils expliquoient
de deux manieres , à fçavoir par inanition &
par répletion. Les nerfs vuides d'efprit animal
fe retiroient vers leur principe & attiroient à
eux les parties mufculeufes. Lorfque ces mêmes nerfs fe rempliffoient trop d'efprits ou
d'humeurs , ils fe racourciffoient auffi & retiroient les mufcles; pour que le mouvement mufculaire pût dépendre de ces deux caufes il fau-

droit que les nerfs commençaſſent à pénetrer les muſcles toujours dans un même endroit, par exemple vers la tête ou l'origine du muſ-cle, pour que la queuë pût s'approcher de la tête comme les Anciens ſe l'imaginoient, ce qui répugne à l'expérience. Les nerfs entrent dans les muſcles indifferemment par tous les endroits ; d'ailleurs les nerfs ne ſe vuident pas, & ils ne reſtent pas plus remplis dans le mou-vement muſculaire, comme nous le prouve-rons plus bas.

Quelques Modernes ont crû que le mouve-ment muſculaire ſe faiſoit par le ſeul influx de l'eſprit animal qui venant à remplir tout d'un coup les fibres muſcules les obligeoit de ſe relever vers le centre du muſcle en rappro-chant les deux tendons ; ainſi (diſent-ils) la queuë du muſcle doit relever la partie mobile, quand même celle-ci ſeroit ſurchargée de quel-que poids étranger. Pour confirmer leur ſenti-ment, ils rapportent cette fameuſe expérience de Rome où par le moyen des cordes moüil-lées on élevoit une piramide de pierre ſur le ſommet d'une Egliſe, à meſure qu'on ſeringua de l'eau dans les cordes, elles ſe racourcirent, ſe retirerent & éleverent le poids. Ce ſenti-ment ſouffre à peu près les mêmes difficultés que le précedent, & il ſuppoſe de plus que les muſcles en ſe contractant augmentent ſelon leur largeur autant qu'ils perdent en longueur. En un mot on ſuppoſe que le muſcle ſe gonfle comme la corde, ce qui répugne à l'expérience.

Willis faiſant attention à la vîteſſe & à la force du mouvement muſculaire, ſe perſuada

I V.
Sentiment de quelques Modernes.

V.
Sentimens de M. Willis & des Willi-ſiens.

que la caufe de ce mouvement devoit être une explofion, de même, dit-il, que la poudre à canon venant à prendre feu s'éleve dans l'inftant, & entraîne avec elle toute forte de poids; ainfi la matiere explofive venant à fe mettre en jeu dans l'intérieur des fibres mufculaires, les éleve au milieu & oblige la queuë de ce même mufcle d'attirer dans l'inftant vers fon principe la partie mobile avec tous les poids qui y font attachés. Pour cet effet les Willifiens fuppofent que l'intérieur de chaque fibre muf-culeufe eft un compofé de petites vefficules qu'ils appellent locules de figure ovale où fe rendent, difent-ils, d'un côté l'efprit animal acide, & de l'autre une partie alkaline fulphu-reufe du fang. C'eft dans ces deux endroits où ces deux liqueurs hétérogenes venant à con-courir, explodent & obligent les locules ova-les d'acquerir une figure ronde, & par-là (con-tinuent-ils) ces deux tendons qui répondent aux deux bouts de l'ovale font obligés de s'appro-cher du ventre, & par conféquent la queuë releve la partie mobile avec fon poids. Ce fen-timent a paru d'autant plus vraifemblable, qu'il arrive conftamment que le mouvement mufcu-laire fe perd lorfqu'on vient à lier les arteres qui portent le fang dans le mufcle ou bien les nerfs qui y aboutiffent. Ces deux expériences fervent de démonftration dans l'efprit des Wil-lifiens pour prouver que les efprits & le fang explodent dans les locules des mufcles. Néan-moins nous ne fçaurions être de cet avis, pre-mierement parce que nous n'avons aucun li-quide dans notre corps qui foit affez dépuré

pour pouvoir fermenter auffi promptement &
auffi fort qu'il le faut pour l'explofion. Secon-
dement dans toutes les explofions les fels hétérogenes fe détruifent de maniere à ne pouvoir
jamais plus concourir enfemble, la poudre à
canon fe détruit à mefure qu'elle prend feu ; or
quelle apparence y a-t'il qu'au moindre mouvement mufculaire deux parties qu'on croit
auffi néceffaires à la vie que le font l'efprit animal & le fang fe détruifent tout-à-fait? Et comment pourroit-on fournir dans l'intervalle d'un
repas à l'autre, à tant de differens mouvemens
mufculaires où notre machine eft expofée?
D'ailleurs les Willifiens avoüent que l'explofion eft continuelle dans tous les mufcles, même dans le tems du plus grand repos, parce,
difent-ils, que l'efprit animal & le fang font
toujours portés par le fecours de la circulation
dans les locules des mufcles. Troifiémement,
cette explofion que les Willifiens fuppofent
pour élever des poids confidérables, & qu'ils
comparent à la poudre à canon, peut-elle faire
de fi grands & de fi continuels efforts dans les
fibres charnuës fans les déchirer? on a beau dire
que les fibres étant mollaffes & fouples cedent
à l'impulfion de la matiere explofive. Cette
foupleffe devroit tout au moins amortir le grand
effort de l'explofion & en empêcher l'action, de
même que les corps molaffes amortiffent l'effort de la poudre à canon. Tout l'effort qui fe
fait par le fecours de l'explofion n'eft jamais
fenfible que par rapport à la réfiftance qu'apportent à leur divifion les corps au devant defquels l'explofion fe fait. Ainfi les locules des

muſcles étant ſouples & molaſſes, s'il s'y faiſoit une exploſion au dedans, celle-ci ne ſçauroit produire aucun effet ſenſible. Quatriémement, les Williſiens avoüent de bonne foi que ce n'eſt ici qu'une ſimple ſuppoſition inventée à plaiſir, pour expliquer le mouvement muſculaire ; ils ſuppoſent pour cela des locules formées à leur gré avec des conduits particuliers dont chacun eſt muni d'une ſoupape ou valvule pour ſéparer d'un côté l'acide, & de l'autre l'alkaly qui ne ſçauroit ſe remêler avec le ſang, & qui ne ſont propres à faire exploſion que dans le premier moment de leur ſécretion, c'eſt dans leurs propres couloirs que ces ſels hétérogenes acquierent la vertu exploſive pour la perdre dans le même moment qu'ils l'ont acquiſe. En un mot cette hypothèſe paroît trop compoſée, elle ſuppoſe une ſtructure du muſcle qu'on ne ſçauroit jamais démontrer, elle a de plus les mêmes difficultés que l'opinion précedente ; car les Williſiens ſuppoſent auſſi que le muſcle en ſe contractant groſſit à proportion qu'il ſe racourcit, quoi que le mouvement muſculaire ſe perde après la ligature de l'artere de même qu'après la ligature des nerfs qui ſe diſtribuent dans le corps du muſcle. Cette expérience prouve bien que le ſang & les nerfs ſont néceſſaires au mouvement muſculaire, puiſque les fibres muſculeuſes ne ſont qu'un compoſé de ces vaiſſeaux qui ſont hors d'état de ſe mouvoir dès que les liquides ceſſent d'y couler ; mais cette expérience ne ſçauroit jamais prouver qu'il ſe faſſe une exploſion comme les Williſiens ſe l'imaginent.

Pour bien comprendre la véritable maniere dont ſe fait le mouvement muſculaire, il faut remarquer que dans la contraction du muſcle toutes les fibres ſe racourciſſent & ſe reſſerrent en tont ſens, de maniere que tout le muſcle occupe moins d'eſpace qu'il n'occupoit auparavant; par-là ils ſont capables, ou de pouſſer quelque liqueur comme les fibres muſculeuſes du cœur, des arteres, du ventricule & des boyaux, ou de retirer quelqu'os, tels que ſont les muſcles du bras & des jambes, ou bien quelqu'autre partie, telles que ſont les paupieres, le globe de l'œil & les lévres. Le muſcle n'eſt pas ſeulement l'inſtrument du mouvement volontaire, comme le croyoient les Anciens, il ſert auſſi au mouvement involontaire, & perſonne ne diſconvient aujourd'hui que tous les mouvemens des parties ſolides du corps humain ne ſe faſſent par le ſecours des fibres muſculeuſes. Le cœur eſt un véritable muſcle digaſtrique, les paupieres, la langue & les lévres ſont un compoſé de muſcles, les arteres, les veines; la trachée artere, l'œſophage, le ventricule & les boyaux ont un nombre infini de petites fibres charnuës qui ſont tout autant de véritables muſcles, à la faveur deſquels ces parties ſont capables de ſe reſſerrer & de ſe racourcir. Nous voyons par exemple dans les boyaux des fibres longitudinales qui ſervent à racourcir ce conduit tandis que les orbiculaires le reſſerrent. Le même ordre de fibres ſe trouve à l'œſophage, au ventricule, aux veines & aux arteres; or perſonne ne diſconvient que toutes ces parties ne ſe racourciſſent à meſure qu'el-

V I.
Le muſclu diminue en tout ſens lors de la contraction.

les se resserrent. Le cœur même ne sçauroit pousser le sang contenu dans ses ventricules par le secours de sa contraction, si pour lors ce muscle ne diminuoit en tout sens, comme il diminue en effet ; puisque pour lors à mesure que sa pointe s'éleve vers sa base, ses ventricules se resserrent, & tout le cœur de rouge qu'il étoit lors de sa dilatation devient pâle dans la contraction ; c'est un fait dont on peut aisément se convaincre en élevant promptément le sternum d'un chien vivant ; l'on voit le cœur de cet animal diminuer à vûë d'œil selon sa longueur & sa largeur dans chaque contraction, & il est pour lors beaucoup plus pâle, parce que c'est dans ce tems-là qu'il pousse le sang.

V I I.
Expérience de Glisson.

Ce n'est pas seulement dans les visceres que ce muscle en se contractant diminue en volume & chasse les humeurs contenues, tous les autres muscles du corps en font de même, témoin la fameuse expérience de Glisson qu'un chacun peut faire très aisément. Voici comme ce célebre Auteur rapporte cette expérience dans son Traité du ventricule & des intestins, chap. 8. ayez, dit-il, un grand vaisseau de verre long & assez grand où vous puissiez mettre & remuer aisément tout le bras, remplissez ce vaisseau d'eau commune & après y avoir mis le bras faites boucher le trou de ce vaisseau, de maniere que l'eau ne puisse point se répandre ; adaptez à l'ouverture de ce matras un entonnoir de verre dont le bout trempe dans l'eau, versez de nouvelle eau dans cet entonnoir de maniere qu'elle surmonte le niveau du grand vaisseau pour pouvoir mieux observer ce qui se passera

dans ce liquide. A mesure qu'on contracte le
le bras on voit descendre l'eau dans l'entonoir,
où elle remonte ensuite à proportion qu'on cesse
de contracter le bras & on ne sçauroit faire la
moindre contraction des doigts en serrant simplement la main qu'on ne voye descendre l'eau
qui devroit au contraire s'élever, s'il étoit vrai
que les muscles s'enflassent dans la contraction;
ou du moins cette eau devroit rester dans le même état c'est-à-dire qu'elle ne devroit ni s'élever
ni s'abbaisser dans la contraction, si pour lors le
muscle acqueroit en largeur ce qu'il perd en longueur. Mais puisque l'eau s'abbaisse constamment à mesure que les muscles se contractent,
il faut de nécessité que ceux-ci diminuent en
volume & chassent les liqueurs contenues dans
leur tissu, ce qu'il falloit prouver. De plus, par
quelle raison le sang dans la saignée du bras
couleroit-il avec plus de force lorsqu'on remue
les doigts, si les muscles en se contractant ne
chassoient les liqueurs?

Puisqu'il paroit par toutes les expériences ci-
dessus que le muscle en se contractant devient
plus petit & chasse les liqueurs contenues dans
son tissu, il est aisé de conclure que le mouvement musculaire se fait par le simple ressort des
fibres musculeuses à peu-près comme la plante
sensitive dont les feuilles se resserrent & les petites branches se retirent vers le tronc dès qu'on
les touche, par la même raison qu'une lame
d'acier recourbée & tous les corps à ressort se
remettent comme d'eux-mêmes dans leur premier état, dès que la force extérieure qui les
en avoit ôté cesse de les étendre. Les Physiciens

V I I I.
L'action
des fibres
musculaires
vient de leur
ressort.

conviennent que tout corps perfifte à demeu-
rer dans le même état , il ne fçauroit en acquérir un nouveau fans une caufe étrangere. L'on
rapporte cette caufe au reffort lorfque le corps
fe remet comme de lui-même ; ainfi le mufcle
qui n'eft qu'un compofé de fibres & d'humeurs,
ne pouvant fe mettre en contraction par l'influx
des humeurs qu'il eft obligé de chaffer , doit fe
contracter par le propre reffort de fes fibres.
Tout le monde convient aujourd'hui de ce reffort des fibres mufculeufes dans tous les gros
troncs des arteres qui ne fe refferrent pour
pouffer le fang que parce que celui-ci en les
pénétrant , les a dilatées & que cette dilatation
donne occafion aux fibres charnues de fe refferrer par le reffort de même que la lame d'acier
recourbée dont nous venons de parler. Tous
les mufcles ont la même ftructure & le même
ufage que les fibres charnues des arteres puifque le mufcle en général n'eft qu'un compofé
de fibres dont chacune eft entourée de fa propre membrane nerveufe & qui communiquent
enfemble par un nombre infini de petites fibres
nerveufes , & puifqu'elles font toutes recouvertes ces fibres mufculeufes d'une membrane commune auffi nerveufe , tous ces traits nerveux
font autant de petits refforts qui fervent à fortifier le mouvement mufculaire.

I X.
Du tiffu
des fibres à
feffort.

On obferve conftamment que l'action d'un
mufcle eft d'autant plus forte qu'il fe trouve
compofé d'un plus grand nombre de fibres dont
le tiffu eft fort refferré. Le cœur, par exemple,
eft un mufcle dont la contraction eft très forte
parce que fes fibres font fort refferrées & qu'el-

les reviennent fur elles mêmes en guile de cornet pour fe foutenir les unes les autres & fortifier leur mouvement. Pourquoi l'homme eft-il plus robufte dans la jeuneffe que dans l'enfance & la vieilleffe, fi ce n'eft que parce que pour lors les fibres mufculeufes ont plus de cette fermeté néceffaire pour le reffort. Dans l'enfance les fibres font trop molaffes, & dans l'extrême vieilleffe elles font trop dures pour pouvoir fe remettre avec force par le fecours du reffort

On doit penfer que le mouvement mufculaire fe fait lorfque les fibres mufculeufes ayant été dilatées par le fang fe refferrent par leur propres refforts de même qu'il arrive dans la contraction des arteres que nous fentons battre à reprifes. Les fibres mufculeufes fe dilatent dans l'état naturel par l'influx du fang, lequel venant à aborder en plus grande quantité & à différentes reprifes dans l'intérieur des fibres charnues oblige celles-ci à fe dilater à reprifes ; c'eft en conféquence de cette dilatation que les fibres mufculeufes fe refferrent pour fe mettre en contraction. Je dis que cet influx du fang eft la caufe de cette dilatation des fibres mufculeufes dans l'état naturel, parce qu'il arrive quelquefois que les mufcles fe meuvent après la mort de l'animal, fans qu'on puiffe foupçonner un influx du fang, par exemple, le cœur d'une anguille bat longtems après qu'il a été arraché de fon tronc pourvû qu'on ait foin d'expofer ce vifcere à un air libre & chaud parce que pour lors les parties rameufes de l'air en pénétrant le tiffu des fibres charnues du cœur, les dilatent à reprifes & leur donnent ainfi occafion de fe

refferrer par leur propre reffort. Cette dilatation & le refferrement réciproque des fibres
dun cœur arraché occafionnées par l'air extérieur fe rendent très fenfibles par l'expérience
fuivante.

X I.
Nouvelle
expérience
du cœur ar-
raché & cou-
pé.

Injectez deux ou trois onces de bon efprit
de vin dans la veine jugulaire d'un chien vivant.
Cet animal mourra fur le champs par une coagulation de fang qu'on trouve tout grumelé
dans le cœur, dans l'artere aorte & dans les
poumons. Le cœut ne bat plus tandis qu'il eft
enveloppé de fon péricarde, mais dès qu'après
avoir coupé cette membrane, vous expofez ce
vifcere à l'air, vous le vovez rebattre & fe
contracter à reprifes Il m'eft arrivé plufieurs
fois qu'ayant emporté le cœur & l'ayant coupé
en vingt ou trente piéces, chacune de ces petites piéces fe refferroit à mefure qu'on l'ex-
pofoit à l'air ; & lorfque ce mouvement étoit
perdu on n'avoit qu'à piquer ces parties du
cœur avec une épingle pour donner entrée à l'air
& dans le moment les fibres charnues fe ref-
ferroient. Cette expérience m'obligea d'abandonner le fentiment de Willis que j'avois fuivi
jufques là, parce qu'on ne fçauroit penfer qu'un
fang coagulé comme l'eft celui de cet animal
puiffe fournir à tant d'explofions qu'il faudroit
fuppofer dans chaque contraction de la moindre
fibre. C'eft cette même expérience qui me per-
fuada que la contraction des mufcles fe faifoit
par le fimple reffort des fibres mufculeufes. On
voit à l'œil par cette expérience chaque petite
fibre fe refferrer à mefure qu'on la pique, ce
qui n'arrive pas feulement au cœur, mais encore

à la plûpart des autres muſcles qui ſe remettent
eux-mêmes par leur reſſort à meſure qu'on les
expoſe à l'air , & ſurtout quand on a tué l'animal par l'injection de l'eſprit de vin , parce que
ce liquide ſpiritueux donne de la fermeté aux
fibres charnues comme il paroît par les fœtus en-
tiers ou les parties ſolides des cadavres qu'on
conſerve tous les jours dans de l'eau de vie , où
ces parties charnues deviennent beaucoup plus
fermes qu'elles n'étoient , pourvû qu'on ait ſoin
de les garantir de l'air extérieur.

Pour revenir à la cauſe naturelle de cette dilatation des fibres muſculeuſes , en conséquence de
laquelle le muſcle ſe met en contraction , on ne
ſçauroit la déduire que du ſang , puiſque c'eſt
le ſeul liquide du corps humain qui coule ſucceſſivement dans le tiſſu des parties qui ſe meuvent par contraction. Ainſi lorſqu'on veut par
exemple fléchir le pouce , il ſuffit que le ſang
coule en plus grande quantité dans le muſcle
fléchiſſeur , que dans l'extenſeur de ce pouce ,
pour lors la dilatation augmentant un peu dans
les vaiſſeaux ſanguins qui conſtituent les fibres
du muſcle fléchiſſeur , les fibres ſont un peu
dilatées , & cette dilatation les oblige de ſe
reſſerrer par leur propre reſſort , pour fléchir le
pouce qui reſteroit toujours fléchi , ſi le
ſang ne couloit enſuite dans l'extenſeur , pour
y produire le même effet. C'eſt pour cela que
dès qu'un de ces muſcles manque tout-à-fait ,
la partie eſt obligée de reſter du côté oppoſé ;
par exemple , ſi on coupe l'extenſeur , le pouce
reſte fléchi , aulieu qu'il reſte étendu , ſi le fléchiſſeur eſt coupé. Ce que je dis du pouce , ſe

XII.
De la dila-
tation des fi-
bres muſcu-
leuſes.

doit entendre de même pour toutes les autres parties du corps humain qui se meuvent sucessivement à la faveur des muscles antagonistes. Quoique le mouvement soit volontaire ou involontaire, il y a par tout la même disposition de fibres, & la même mécanique pour ce qui concerne le mouvement musculaire.

X I I I.
Pourquoi le mouvement musculaire n'est pas toujours sensible dans le même muscle.

Les vaisseaux sanguins qui constituent les fibres musculeuses, sont dilatés alternativement ; immédiatement après cette dilatation, les mêmes vaisseaux sont obligés de se resserrer, pour continuer la circulation,du sang & des humeurs, cependant le mouvement musculaire ne se fait pas toujours sentir dans le même muscle, parce que pour que le mouvement soit sensible, il faut vaincre la résistance d'un antagoniste qui lui est opposé, comme nous venons de faire voir dans le mouvement du pouce. Si l'on rencontre dans quelque partie du corps humain quelques muscles, qui n'ont pas des antagonistes apparens, comme les sphincters de l'anus & de la vessie, il y a toujours une nouvelle cause qui détermine le sang à couler en plus grande quantité dans les muscles voisins, qui tiennent lieu d'antagonistes. On ne sçauroit ; par exemple, uriner, ni aller du ventre, que le sang ne soit déterminé en plus grande quantité qu'auparavant, dans les fibres musculeuses de la vessie ou du rectum, pour forcer les excremens retenus à vaincre la résistance des sphincters. Pour ce qui est des autres mouvemens, où on ne reconnoît point d'antagoniste, comme dans l'érection du membre viril, du clitoris, & du mouvement peristaltique des
boyaux,

boyaux, il y a toujours partout une cause présente, qui détermine le sang à couler en plus
grande quantité dans les muscles qui se doivent
contracter, comme nous ferons voir dans le
cours des visceres.

Il ne suffit pas de connoître la composition
du muscle en général, & de sçavoir qu'elle est
la cause du mouvement musculaire, il faut de
plus, dans la pratique de notre profession,
sçavoir qu'elle est l'origine & l'insertion de chaque muscle en particulier, pour rendre raison
des différens mouvemens qui s'augmentent, ou
qui se diminuent en certaines maladies. Il n'est
pas moins nécessaire de sçavoir la direction des
fibres musculeuses, pour pouvoir diriger la
main du Chirurgien dans les incisions. Par
exemple, dans la paume de la main, il faut couper aussi superficiellement qu'on le peut, &
toujours en long, pour éviter de couper les
tendons du sublime & du profond. Pour cet
effet avant que d'opérer, il est bon de faire
plier un peu la main au malade, afin de relâcher ces tendons, il faut avoir la même précaution dans les incisions qu'on fait au dedans
des doigts, où les mêmes tendons se continuent, on peut seulement approfondir un peu
plus dans l'extrémité des doigts, que vers leur
milieu, parce qu'il y a plus de graisse. Lorsqu'on est obligé de couper sur le carpe, il faut
faire les incisions en travers, afin de suivre la
direction des fibres du ligament annulaire, qui
ne sçauroit se réunir, si elles étoient coupées
transversalement. Il faut aussi prendre garde de
ne pas trop approfondir, de peur de blesser les

XIV.
La connois-
sance des
muscles est
nécessaire en
Chirurgie.

E

tendons qui paffent fous le ligament annulaire.
On doit auparavant faire étendre la main , parce que dans cette fituation , les tendons s'enfoncent d'avantage. La connoiffance des mufcles fert encore à juger du danger d'une playe,
parce que la piqueure du tendon eft prefque
toujours fuivie de facheux fimptomes , au lieu
que les plaies qui attaquent fimplement les
chairs, n'ont rien de facheux par elles-mêmes.
L'on croyoit autrefois que les plaies du tendon
d'Achille étoient mortelles ; cependant l'expérience nous fait voir le contraire , ce tendon
eft très-fouvent attaqué dans les engelures aufquelles le talon eft fort fujet , furtout dans l'enfance , fans qu'il en arrive rien d'extraordinai-
res , j'ay vû ce même tendon d'Achille , fe réunir par le feul repos , aprés avoir été déchiré
& coupé en travers.

X V.
Des enge-
lures.

Les engelures font des tumeurs phlegmoneu-
fes , produites par un fang qui ayant communi-
qué fon mouvement à l'air froid , eft obligé
de s'arrêter , pour produire une tumeur que
quelques uns ont crû fchirreufe à raifon de fa
dureté ; mais c'eft un véritable phlegmon , puifque c'eft une élevation très-fenfible de la peau ,
avec rougeur , chaleur , douleur & pulfation. Il
faut d'abord travailler à les réfoudre par l'efprit
de vin, ou de l'urine chaude, après avoir ramoli
la partie , en tenant longtems le talon dans l'eau
tiéde,où l'on aura fait boüillir des navets ou des
chataignes blanches ; que fi les engelures viennent à crever, on peut laver la partie avec une
décoction de mauve , à laquelle on aura ajouté
un tiers d'eau de vie, appliquant enfuite un em-

platre de cire neuve , ou l'emplatre divin. Je me suis servi fort-souvent avec succès du sucre ordinaire rapé pour tout topique , sur les engelures ouvertes & suppurantes.

Il est absolument nécessaire de connoître les muscles en particulier , pour pouvoir appliquer les cauteres , qu'on ne doit jamais mettre ni sur le corps des muscles , de peur que dans leur forte contraction , la bale ne forte de sa place , ni sur les tendons, pour éviter les douleurs, non plus que sur les gros vaisseaux sanguins, de peur d'hémorragie. Lorsqu'on veut appliquer un cautere au bras, par exemple, il faut choisir un petit défaut qui se trouve entre le tendon du deltoïde, & le corps du biceps , évitant le gros tronc de la veine céphalique , qui passe ordinairement par cet endroit. Pour cet effet , on applique une forte ligature au col du bras , & l'on frote par-dessous la ligature avec force comme dans la saignée , afin de découvrir cette veine.

CHAPITRE II.

Des Muscles de la Face.

SOus le nom des muscles de la face , on comprend ceux qui font mouvoir la peau du front , les paupieres , le globe de l'œil , les narines , les lévres & la machoire inférieure ; la peau de la tête a quatre muscles , deux occipitaux , & deux frontaux. Les occipitaux prennent origine de la partie moyenne de l'occipital transversalement ; ils montent vers le sommet de la tête, & se perdent dans cette membrane aponevrotique, qui couvre le crane sous le panicule adipeux. Les frontaux s'attachent inférieurement à la peau du front, & supérieurement ils se perdent dans la membrane aponevrotique dont je viens de parler. Ces muscles sont fort minces, il est à croire que les occipitaux & frontaux, ne sont qu'un seul muscle digastrique de chaque côté, qui ayant son point fixé à l'occipital, tire la peau de la tête de devant en derriere, & par là éleve les sourcils, & fait rider le front. Les sourcils sont ridés & raprochés par un muscle assez confondu avec les frontaux, il prend vers la racine du nez, & s'étend vers les sourcils, on l'appelle *corrugator superciliorum*. Après avoir fait une incision cruciale au dessus de la tête, & dissequé les quatre angles de la peau jusqu'au bas du crane, on doit faire voir le tissu des fibres charnuës, qui regne sur tout le dessus du crane, & qui s'étend sur tous les côtés, de maniere qu'en devant, on peut l'appeller muscle frontal, en derriere occipital, & sur les côtés le muscle de l'oreille externe, parce qu'il y a quelques petites fibres qui se vont perdre aux cartilages de l'oreille.

I I.
Des muscles des paupieres,

Les paupieres sont elevées par le moyen d'un muscle qu'on appelle leur releveur propre, il prend son origine de la partie inférieure de l'os coronal qui constitue le fonds de l'orbite, & va s'inférer à l'extrémité du tarse ou cartilage de la paupiere supérieure. Les paupieres sont fermées ou abaissées par un muscle appellé leur orbiculaire, parce qu'il regne tout à l'entour des mêmes paupieres, s'attachant furtout au grand angle. Pour découvrir les deux mufcles, il faut couper la peau du front & les deux mufcles frontaux au deffus des fourcils, enfuite diffequer cette même peau tout à l'entour des deux paupieres, jufqu'à l'extrémité des cils où l'on la laiffe attachée, pour pouvoir démontrer l'orbiculaire des paupieres, enfuite abbaiffant avec le dos du fcapel le globe de l'œil, on découvre au deffus du mufcle fuperbe, dont nous parlerons plus bas, une petite chair qui prend du fond de l'orbite, & qu'on doit conduire jufqu'à l'extrémité de la paupiere fupérieure, après l'avoir liée par fon milieu avec un fil pour la pouvoir mieux démontrer, c'eft le releveur de la paupiere. Il y a auffi une petite chair qui vient de l'os de la pomette, & fe perd de dehors en dedans dans l'orbiculaire, les Modernes font de là un abaiffeur de la paupiere inférieure, mais à peine cela en mérite-t-il le nom.

Le globe de l'œil eft une expenfion du nerf optique dans l'intérieur de laquelle font contenuës trois humeurs dont nous parlerons en fon lieu; il fait quatre mouvemens droits & deux obliques par le moyen de fix mufcles. Il eft élevé en haut par le releveur autrement dit mufcle fuperbe, qui prenant fon origine du fond de l'orbite au deffous du releveur de la paupiere fupérieure, va fe terminer à la partie fupérieure du bord de la cornée. Il eft porté en bas par un fecond mufcle antagonifte au premier qu'on appelle humble, le capucin ou plutôt l'abbaiffeur, il prend fon origine de la par-

I I I.
Des fix
mufcles de
l'œil.

tie inférieure du fond de l'orbite, & va se terminer à la partie aussi inférieure du bord de la
cornée ; le troisiéme des muscles droits de
l'œil appellé adducteur, bûveur ou liseur, parce qu'il porte le globe de l'œil du côté du nez,
prend son origine de la partie interne & latérale du fond de l'orbite, & va se terminer à la
partie aussi interne & latérale du bord de la
cornée. Son antagoniste est le quatriéme des
droits, appellé abducteur ou dédaigneur, parce qu'il porte le même globe en dehors, il
prend aussi son origine du trou de l'orbite, &
s'insere à la partie externe & latérale du bord
de la même cornée. Les deux mouvemens obliques du globe de l'œil sont d'être portés en
rond en dedans & en dehors à la faveur de
deux muscles, dont le premier appellé grand
oblique, prend comme les autres son origine du fond de l'orbite entre les principes de
l'adducteur & du superbe, & passant dans une
petite poulie située à la partie supérieure de
l'orbite près du grand canthus, va se terminer
à la partie latérale du bord de la cornée qui répond au petit canthus. Le second, appellé petit oblique, prend son origine un peu au dessous du grand canthus extérieurement, & va
obliquement se terminer vers le petit canthus
au même endroit de la cornée où s'insere l'adducteur : Il sert à porter l'œil en dehors, &
parce que les amoureux ont accoutumé de faire
ces deux sortes de mouvemens en rond de
l'œil, on appelle vulgairement ces deux muscles obliques des yeux, les muscles amoureux.
C'est par une semblable raison que la quatriéme

paire des nerfs du cerveau qui vont aboutir à
ces muscles, font dits pathétiques, & la troifiéme paire qui va fe diſtribuer aux quatre
muſcles droits, font appellés nerfs moteurs
des yeux.

Les ſix muſcles du globe de l'œil ne font pas
fort difficiles à préparer, il n'y a qu'à les bien
dégraiſſer avec la pointe des ciſeaux, tenant à
l'autre main les deux paupieres qu'on a déja
féparées pour préparer le muſcle orbiculaire &
le releveur des paupieres qu'il faut conſerver
comme il a été dit. Cela fait, on voit les quatre muſcles droits regner depuis le fond de
l'orbite juſqu'aſſez près de la circonference de
la cornée tranſparente. Avant de dégraiſſer le
globe de l'œil, j'ai coutume de préparer le
grand & le petit oblique ; pour cet effet, on
paſſe à la faveur d'une aiguille courbe, un fil
au deſſous du tendon du grand oblique près de
ſon inſertion, & ayant enſuite trouvé le corps
du même muſcle en derriere du globe vers le
grand canthus, on le lie encore en cet endroit,
& en tirant ce muſcle par les deux fils oppo-
ſés, on découvre la petite poulie par où il paſſe,
& on la conſerve dans ſon entier. Pour ce qui
eſt du petit oblique, on le trouve facilement à
la partie inférieure de l'œil, il faut l'attacher
avec un fil comme les autres, & le diſſequer juſqu'au petit canthus où on le laiſſe attaché ; ſur quoi il eſt bon d'avertir que ſi l'on fait
cette préparation ſur un œil de bœuf, de veau
ou de mouton, l'on trouve tout le long du nerf
optique un ſeptiéme muſcle qui ſert à ſoutenir
l'œil dans ces ſortes d'animaux qui vont la tête

I V.
Préparation
des ſix muſ-
cles de l'œil.

baſſe , ce qui ne ſe trouve pas dans l'homme.

Les lévres font pluſieurs mouvemens dont les uns ſont propres à chaque lévre & les autres communs à toutes les deux. Nous relevons la lévre ſupérieure par le moyen de deux muſcles qu'on nomme inciſifs à raiſon de leur inſertion, ils prennent de la circonférence extérieure du bas de l'orbite à l'endroit où l'os maxillaire ſe joint avec l'os de la pomete, & ils vont chacun obliquement s'inſerer à l'endroit de la lévre ſupérieure qui répond aux dents inciſives, couvrant dans leur chemin les trous maxillaires & s'attachant aux aîles du nez , ç'eſt pourquoi en relevant la lévre ſupérieure nous ne ſçaurions nous empêcher de relever en même tems les narines. Cette même lévre ſupérieure eſt abbaiſſée par deux autres muſcles antagoniſtes aux premiers , leſquels à raiſon de leur figure ſont appellés triangulaires. Ils prennent chacun leur origine par un principe large & charnu qui forme la baſe d'un triangle de la lévre extérieure de la baſe de la machoire inférieure laiſſant le menton entre deux & paſſant par leur troiſiéme angle à la commiſſure des lévres, vont s'inſinuer à la lévre ſupérieure pour la tirer en bas.

On compte ordinairement pour la lévre inférieure comme pour la ſupéricure quatre muſcles propres dont ceux qui ſervent à la relever ſont appellés canins à raiſon de leur ſituation , ils prennent leur origine des foſſes externes de l'os maxillaire qui répondent aux dents canines de la machoire ſupérieute & paſſant par la commiſſure des deux lévres ils vont ſe terminer chacun de leur côté à la lévre inférieure,

Les deux mufcles canins ont pour leur antagonifte cette maffe de chair quarrée qui couvre
le menton fituée entre les deux principes des
mufcles triangulaires, qui prenant de la partie
extérieure du même menton, va s'inférer tout
droit à la lévre inférieure pour l'abbaiffer. La
plûpart des Anatomiftes en donnant un coup de
fcapel au milieu de cette maffe de chair qui répond à la fimphife du menton, en font deux
mufcles qu'ils appellent quarrez, à raifon de
leur figure. Je crois qu'on ne doit prendre tout
cela que pour un feul mufcle quarré, parce
qu'en effet il n'y a au milieu aucune diftinction
apparente.

Les mufcles communs aux deux lévres font
cinq en nombre, fçavoir deux paires de chaque
côté, & un impair. Le premier eft appellé zigomatique, parce qu'il prend fon origine par
un principe charnu du milieu du zigoma, il
s'infere à la commiffure des deux lévres qu'il
tire par côté. C'eft principalement l'action de
ces deux mufcles zigomatiques, qui nous
oblige de montrer les dents en riant, & c'eft
par le défaut d'un de ces deux, qu'on voit que
certaines perfonnes ont la bouche de travers,
foit qu'il fe trouve paralitique, ou naturellement plus court que l'autre, ou bien qu'il ait
été coupé, furquoi il eft bon d'avertir; que
lorfqu'on eft obligé de faire quelque incifion à
la face, depuis l'os de la pomette, jufqu'à la
lévre fupérieure, il faut prendre garde à ce
mufcle qui fe préfente le premier au deffous de
la peau.

Les deux buccinateurs ainfi dits, parce qu'ils

V I I.
Des muf-
cles zigoma-
tiques.

V I I I.
Des bucci-
nateurs.

constituent tout le dedans des deux joües, font
la seconde paire des mufcles communs aux deux
lévres. Ils prennent leur origine de cette partie
des deux machoires qui répond aux dents molaires & attachée à l'une & à l'autre gencive,
ils fe terminent chacun de fon côté à la commiffure des deux lévres ; ainfi ils ont le même ufage
que les zigomatiques, lorfqu'il fe retirent vers
leurs principes, mais lorfqu'ils font retirez en
dedans de la bouche, ils portent les alimens
fur la langue, au lieu que quand ils font portés en dehors par l'air retenu dans la bouche,
ils fervent par accident à faire refléchir l'air fur
le devant des lévres refferées, comme il arrive, quand on veut fouffler, ce qui avoit fait
croire à quelques anciens Anatomiftes que ces
deux mufcles fervoient aux joüeurs de trom-
pette. Il eft bien vrai qu'ils leur fervent, mais
non pas à pouffer l'air comme ils le croyoient,
mais feulement à le déterminer dans le dedans
de l'inftrument, comme je viens de dire.

I X.
Du mufcle
orbiculaire
des lévres.

Le cinquiéme mufcle impair commun aux
deux lévres, eft toute cette chair qui regne
tout autour des deux lévres qu'on appelle pour
cet effet l'orbiculaire des lévres, on y confidere deux conches de fibres, dont les unes font
externes & fervent à relever les lévres en dehors, & les autres internes par le moyen defquelles nous pouvons mordre le bout de nos
lévres en les tournant en dedans. Lorfque toutes ces fibres agiffent de concert, nous refferrons la bouche comme une bourfe, c'eft ce que
les perfonnes qui fe piquent d'avoir une petite
bouche affectent de faire affez fouvent.

Le nez eſt compoſé par en haut de deux os quarrés & de deux productions de l'os maxillaire, ces os ſont unis enſemble par cette eſpece de ſimphiſe ou d'engrenure qu'on appelle vulgairement harmonie, ils ſont par conſéquent incapables d'aucun mouvement, les ſeuls cartilages qui conſtituent le bas du nez peuvent ſe mouvoir. On leur attribue ſept muſcles ; ſçavoir, trois pairs & un impair. En premier lieu, les aîles du nez ſont relevées par deux muſcles, un de chaque côté, qu'on appelle les piramidaux, ils prennent leur origine du grand canthus de l'œil à l'endroit où l'os quarré ſe joint avec le coronal, & étant couchés ſur le côté vont s'inſérer à la partie inférieure & latérale des aîles du nez ; ces deux releveurs ont pour antagoniſtes cette rangée de fibres charnuës qu'on remarque au deſſous du nez, continuës avec l'orbiculaire des lévres, c'eſt l'impair qu'on appelle l'abbaiſſeur des aîles du nez, mais très-mal à propos à mon avis. Je crois qu'il n'y a aucun muſcle particulier pour abbaiſſer les aîles du nez. Ce n'eſt que par accident, c'eſt-à-dire à raiſon de la continuité des parties que les aîles du nez s'abbaiſſent lorſque nous abbaiſſons la lévre ſupérieure ou que nous la renverſons en dedans de la bouche. Les quatre autres muſcles que les Anciens reconnoiſſoient au nez, ſont deux pour dilater les narines, & deux pour les reſſerrer. Les deux premiers qu'ils appellent mirthiformes, ſont au deſſous de cette portion de l'inciſif de la lévre ſupérieure qui s'attache en paſſant aux aîles du nez, ils prennent origine du maxillaire antérieurement , & s'inferent aux aîles du nez ; outre cela l'incifif des lévres s'attache en paffant aux aîles du nez , & c'eft pour cela qu'on ne peut élever la lévre fupérieure fans dilater les narines. Les deux derniers mfcles qu'on admettoit pour refferrer les mêmes narines , font ces petites fibres orbiculaires qui regnent à l'entour des deux narines , & qu'on appelle vulgairement les deux orbiculaires des narines. Si l'on veut confidérer la petiteffe de ces fibres par rapport à l'effort que nous faifons en refferrant les narines ; l'on verra aifément que la principale caufe de ce refferrement doit être rapportée au preffement de l'air que nous infpirons lorfque nous voulons refferrer les narines , comme il arrive toutes les fois qu'on flaire quelque corps odorant ou qu'on prend du tabac en poudre , de même la dilatation des narines qui fe fait indépendamment du mouvement de la lévre fupérieure dépend principalement de la force avec laquelle l'air eft expiré , comme nous obfervons tous les jours dans les perfonnes éffouflées & dans les péripneumonies quand on refpire la bouche fermée. Il n'eft point de Praticien qui n'obferve que dans toutes les péripneumonies la grande dilatation des narines eft une marque évidente d'un grand embarras dans les poulmons.

Quant à la maniere de préparer les mufcles du nez & des lévres , après avoir coupé la peau deux travers de doigts à l'entour des paupieres , pour préparer leurs orbiculaires , comme nous avons dit ci-deffus , il faut continuer à diffe-

quer toute la peau de la face, prenant garde
quand on est à l'os de la pomette, de ne pas
couper le zigomatique, qu'il faut conduire
jusqu'à son insertion. Cela fait, il n'y a qu'à
bien dégraisser la face avec des ciseaux, & l'on
voit à découvert tous les muscles qu'on laisse
attachés à leur origine & à leur insertion, on
peut, pour rendre la démonstation plus nette,
donner un coup de scapel à côté de chaque muscle du nez, & principalement au milieu du
menton, si l'on veut en faire deux du quarré,
ce que je n'ay pas coutume de faire par les raisons rapportées ci-dessus.

La machoire inférieure fait tous ses mouvemens par le moyen de douze muscles, six de chaque côté, elle est haussée, c'est-à-dire, relevée
vers la machoire supérieure par deux, dont le
premier est appellé crotaphite ou temporal. Il
prend son origine par un principe charnu de
toute l'étendue des tempes, où il s'attache fortement à l'os, & se trouve couvert du péricrane, passant ensuite son tendon fort & robuste au-dessous du zigoma, il va s'inserer à
l'apophise coronoïde de la machoire inférieure.
Lorsqu'on est obligé de faire faire quelque incision en cet endroit de maniere qu'on doive
couper ce muscle, comme il arrive quelquefois,
lorsqu'il est question d'y appliquer le trépan, on
doit couper à deux fois de haut en bas, de maniere que les deux incisions allant un peu obliquement, s'aillent rencontrer dans le bas,
comme si on vouloit former la lettre V. par
deux coups de plume, après quoi si l'on veut découvrir jusqu'à l'os, on peut hardiment faire

X I I.
Des mus-
cles crota-
phites & pté-
rigoïdiens
internes.

emporter l'angle qui se trouve entre ces deux incisions. De cette maniere, on trouve la rectitude des fibres charnuës de ce muscle, qui vont un peu obliquement aboutir toutes à former le tendon. Le second muscle qui sert à relever la machoire, est appellé à raison de son origine & de sa situation prérigoïdien interne, il prend de la fosse qui se trouve au milieu de chaque apophise prérigoïde, & s'insere intérieurement à l'angle de la machoire inférieure. On ne sçauroit bien voir ce muscle, sans couper la machoire en deux, & sans emporter les muscles de l'os hyoïde, de la langue, du larinx, & autres qui s'attachent au dessous du menton, & qu'il faut démontrer avant de découvrir les prérigoïdiens internes.

XIII.
Du muscle peaucier & du digastrique.

Ceux qui abaissent la machoire, sont aussi deux de chaque côté, le premier, est appellé peaucier, quelques uns l'appellent du nom de son origine & insertion, sternoclinomiloïdien, parce que prenant de la partie supérieure & externe du sternum, & de la moitié de la clavicule, il va s'inserer à toute la lévre extérieure de la machoire inférieure. Le second ayant deux ventres est appellé digastrique, il naît par un principe charnu de l'apophise mastoïde, & passant son tendon par le trou de ce muscle de l'os hyoïde que nous appellerons en son lieu stiloceratohyoïdien, il va s'inférer intérieurement par l'extrémité du second ventre à la simphise du menton.

XIV.
Du masseter.

Nous portons la machoire inférieure d'un côté & d'autre dans le tems de la mastication, pour broyer les alimens entre les dents molai-

res , par le moyen de deux mufcles , un de chaque côté , qu'on nomme maffeter , il a deux origines & deux infertions , fa portion antérieure,
vient du deffus de la pomette , & s'infere à la
bafe de la machoire inférieure , & la portion
poftérieure de ce même mufcle , vient du deffous du zigoma , & s'attache à l'angle de la même machoire , c'eft pour cela que quelquesuns
ont prétendu que ce mufcle faifoit deux actions
différentes , fçavoir par la portion antérieure
de porter la machoire en dedans , & par fa
portion poftérieure d'aider l'action du mufcle
crotaphite. Je crois qu'on doit confiderer l'action de ces deux maffeters entr'eux , par rapport au mouvement de la machoire , comme
nous avons regardé l'action des deux zigomatiques , par rapport aux lévres. De même que les
deux zigomatiques agiffans de concert , nous
portons les deux commiffures des lévres en derriere , au lieu qu'un feul zigomatique agiffant ,
nous portons les lévres ou d'un côté ou d'autre ,
il y a grande apparence que les deux maffeters
agiffant en même tems , nous portons toute la
machoire en dedans , aulieu qu'en agiffant l'un
& l'autre alternativement , nous portons la
même machoire de l'un & de l'autre côté.

La machoire inférieure eft portée en dehors, de
maniere que les dents inférieures du devant re-
couvrent les fupérieures, par le moyen d'une paire de mufcles appellez à raifon de leur origine
ptérigoïdiens externes qui naiffent de la foffe extérieure de l'apophife ptérigoïde , & s'inferent
intérieurement entre les apophifes condiloïde
& coronoïde de la machoire inférieure. On ne

X V.
Des muf-
cles préri-
goïdiens ex-
ternes,

fçauroit les montrer qu'ayant coupé les ptérigoïdiens internes qu'on ne peut voir qu'après avoir
détaché la machoire inférieure de la fupérieure.

On doit commencer la diffection des mufcles de la machoire inférieure, par le crotaphite qu'on découvre aifément fur les os des tempes, après avoir emporté le panicule charnu
qui couvre tout le deffus de la tête, il faut couper toute la circonférence de ce mufcle crotaphite le détacher de deffus l'os & le conduire
jufqu'à la portion de fon tendon qui paffe au-
deffous du zigoma, le laiffant feulement attaché
à fon infertion, c'eft-à-dire, à l'apophife coronoïde de la machoire inférieure, après quoi
on éleve doucement la peau depuis le deffous
du menton où on l'avoit laiffé en difféquant les
mufcles des lévres jufqu'au fternum pour découvrir le mufcle peaucier qui fe trouve cutané. Il faut détacher celui-ci du fternum & de
la clavicule, en continuant la diffection par
deffous de bas en haut il faut prendre garde de
ne pas couper le mufcle maftoïdien qui fert à
fléchir la tête comme nous verrons en fon lieu.
On laiffe le mufcle peaucier attaché à toute la
lévre externe de la machoire inférieure qui eft
le lieu de fon infertion ; après la diffection du
mufcle peaucier on découvre au deffous de la
fimphife du menton le digaftrique qu'il faut fuivre depuis fon infertion jufqu'à fon origine fans
le détacher prenant garde de conferver la poulie du mufcle ftilo-cérato-hyoïdien dans laquelle paffe le tendon fitué entre les deux ventres. Pour ce qui eft du maffeter il eft tout préparé depuis qu'on a enlevé la peau pour préparer

les

les muscles des lévres ; il ne faut tout au plus
que donner un coup de scapel tout le long des
deux parties externes & postérieures de ce mufcle masseter pour démontrer ses deux différentes origines & ses deux insertions.

CHAPITRE III.

Des Muscles de l'omoplate & du bras.

L'OMOPLATE est portée en haut, en bas,
en derriere & en devant par le moyen de
quatre muscles propres & deux communs. Le
premier qui se présente est le trapeze ainsi dit à
cause de sa figure, que quelques-uns appellent
encore capuchon, parce que tous les deux joints
ensemble approchent en quelque maniere d'un
grand capuchon de Moine, situé derriere le
col entre les deux omoplates, & se terminent en
pointe vers la fin de l'épine du dos. Il prend son
origine de la partie postérieure & inferieure
de l'occiput s'attachant aux apophises épineuses
des vertebres du col & de celles du dos & couvrant toute la base de l'omoplate, il s'infere à
toute l'épine de cet os à l'acromion & à la clavicule. Ce muscle à raison de ces différentes
attaches fait faire divers mouvemens. La partie
qui s'attache à l'occiput leve l'omoplate en haut
celle de toutes les apophises épineuses du col &
des deux supérieures du dos, la tire directement en derriere, & enfin la portion de ce même muscle qui s'attache aux autres apophises épineuses des vertebres du dos, tire l'omoplate en
en bas.

I.
Du muscle
trapeze.

F

Cet os est encore porté en derriere par un autre muscle appellé rhomboïde , il prend son origine des apophises épineuses des six vertebres inférieures du col & des deux ou trois supérieures du dos , situé au-dessous du trapeze , il va s'insérer à la base de l'omoplate. Il a pour antagoniste le petit pectoral ou petit dentelé antérieurqui prend de l'extrémité de la partie osseuse des quatre côtés supérieures, excepté la premiere , il est situé au dessous du grand pectoral , & va s'insérer obliquement à l'apophise coracoïde de l'omoplate pour la tirer en devant. Cette même omoplate est encore portée en haut par un muscle appellé son releveur propre, qui prend son origine des apophises transverses des trois vertebres supérieures du col & se va insérer à l'angle supérieur de l'omoplate. Comme par l'action de ce muscle nous relevons cet os , ce qu'on appelle vulgairement plier les épaules qui est un signe de patience,il a plû à quelques-uns d'appeller ce muscle , le muscle de patience. Il y a donc à l'omoplate quatre muscles propres sçavoir son releveur, le trapeze, le petit pectoral & le rhomboïde; les deux autres qu'on nomme communs parce qu'ils servent au mouvement du bras & de l'omoplate , sont le grand pectoral pour le porter en devant & le très large qui la tire en bas par accident comme nous allons voir.

Le bras a sept muscles par le moyen desquels nous pouvons le hausser ; le baisser , le mener en devant & en derriere & le tourner en rond. Nous le levons en haut par la contraction de deux muscles dont le premier appellé deltoïde à raison de sa figure, prend origine de la moitié de la clavicule, de l'acromion & de l'épine de l'omoplate couvrant la tête de l'os du bras; il va s'insérer à la partie supérieure & extérieure de ce même os trois ou quatre travers de doigts au dessous de sa tête. Le second est le susépineux ainsi dit parce qu'il naît de la cavité susépineuse de l'omoplate & qu'il la remplit toute, passant ensuite par-dessous l'acromion, il va se terminer au col de l'os du bras. Ces deux muscles en ont deux autres pour antagonistes à la faveur desquels nous abbaissons le bras, sçavoir le grand dorsal & le grand rond, le premier qu'on appelle encore très large parce qu'il l'est en effet, *scalptor ani*, parce qu'il sert à porter la main à l'anus, prend son origine des apophises épineuses de l'os sacrum & des vertebres des lombes, couvre toutes les fausses côtes & une partie des vraies, postérieurement, s'attache en passant à l'angle inférieure de l'omoplate qu'il tire en bas par accident, il va enfin s'insérer à la partie supérieure & interne de l'os du bras, confondant son tendon avec le grand rond, ou son congénéré; celui-ci prend son origine de l'angle inférieure de l'omoplate & couvrant toute la côte inférieure de ce même os, confond son tendon avec celui du très large, pour s'insérer avec lui au même endroit de l'humérus.

Nous portons le bras en devant par deux muscles, sçavoir, le grand pectoral & le coracoïdien. Le premier prend son origine de la jonction des sept vraies côtes avec le sternum, & de la moitié de la clavicule, il couvre le muscle sousclavier & va s'insérer par un tendon

IV.
Du grand pectoral & du coracoïdien.

fort & robuste, à la partie antérieure & supérieure de l'os du bras. Le second appellé coracoïdien, parce qu'il prend de l'apophise coracoïde de l'omoplate, est immédiatement couché sous le pectoral auquel il est attaché, c'est aussi pour cela que nous ne sçaurions porter le bras en devant, qu'en même tems l'omoplate n'y soit aussi portée par accident; ce muscle coracoïdien se termine à la partie moyenne & antérieure de l'humérus; c'est principalement par l'action de ce dernier muscle, qu'en portant le le bras en devant, nous pouvons jetter le bout du manteau sur le nez.

V.
Du sousépineux du petit rond & du sous-capulaire.

Nous tirons le bras en derriere par la contraction de trois muscles. Le premier est appellé, à raison de son origine & de sa situation, sousépineux, c'est toute cette chair qui remplit la cavité sousépineuse de l'omoplate. Le second appellé petit rond, prend origine de l'angle inférieure de l'omoplate, couché au-dessous du grand rond, tout le long de la lévre extérieure de la côte inférieure du même os, pour aller s'insérer avec les deux congénérés, au col de l'os du bras. Le troisiéme est cette autre chair qu'on voit au dessous de l'omoplate, remplissant toute la face interne, appellé pour cet effet, sous-capulaire, ou immersus, ou bien encore le portefeuille, parce qu'il sert à approcher le bras & l'omoplate sur le derriere des côtes, mouvement que les écoliers ont coutume de faire pour tenir leur portefeuille sous le bras. Ces trois muscles sçavoir, le sousépineux, le petit rond & le sous-capulaire, confondans leurs tendons ensemble, se vont inférer au col de l'os du bras pour le tirer en derriere.

En examinant la situation du muscle trapeze
on peut voir pourquoi immédiatement après la
démonstration des muscles de la face, on doit
passer à ceux de l'omoplate ; quoiqu'on ait coutume de décrire & de démontrer plûtôt les
muscles de l'os hyoïde, du larinx, de la langue
de la tête & du col, parce que lorsqu'on veut
démontrer ces muscles & enseigner en même
tems la maniere de les disséquer, on ne sçauroit voir ceux qui servent à mouvoir la tête
sans avoir levé le trapeze ; on ne sçauroit non
plus bien démontrer ceux du devant du col
qu'après avoir démontré le mastoïdien qui est
un autre muscle qui sert à abbaisser la tête comme nous verrons plus bas. Pour préparer les
muscles de l'omoplate & du bras après avoir
coupé la peau depuis le derriere de l'occiput,
tout le long de l'épine, jusqu'à l'os sacrum, il
faut la dissequer jusqu'au devant du milieu du
sternum, découvrant toute l'omoplate & la partie supérieure du bras, à l'entour duquel on la
coupe. Il faut de même découvrir tout le dos,
prenant garde de ne pas couper le *latissimus dorsi*, qui se trouve en cet endroit fort cutané.

La peau étant ainsi disséquée & ayant coupé
la graisse avec la pointe des ciseaux, supposé
qu'il y en ait resté, l'on voit d'abord sur le derriere deux muscles, sçavoir en haut le trapeze
& en bas le très large qu'il faut détacher tous
deux de leur origine, les laissant attachés à leur
insertion. Je commence la dissection du trapeze
à l'angle inférieur de l'omoplate, où on peut
aisément introduire le dos du scapel, pour relever ce muscle jusqu'à l'épine du dos. Etant

V I.
Prépara-
tion des mus-
cles de l'o-
moplate &
du bras.

parvenu en cet endroit, il faut commencer à détacher le trapeze de bas en haut jusqu'à l'occiput, prenant garde, quand on est parvenu à l'endroit de l'épine du dos qui répond à la base de l'omoplate, de ne pas couper le muscle rhomboïde qui se trouve à son origine adhérent avec le trapeze, après avoir détaché ce muscle de l'occiput, il faut le conduire tout le long du col jusqu'à l'acromion & à l'épine de l'omoplate, le détachant du releveur propre & il faut laisser celui-ci attaché à son origine & à son insertion, jusqu'à la préparation des muscles du col.

On doit ensuite détacher le muscle rhomboïde de son origine, le laissant attaché à son insertion & prenant garde en le levant de ne pas lever en même tems un autre petit muscle qui se trouve au-dessous de lui, qu'on appelle petit dentelé postérieur & supérieur, qui sert à la respiration, comme nous verrons en son lieu; après quoi pour achever les muscles propres de l'omoplate, il ne reste plus qu'à préparer le petit dentelé antérieur lequel étant couché au dessous du grand pectoral, ne sçauroit se découvrir qu'après avoir levé celui-ci; pour cet effet, passant le doigt au-dessous de l'aisselle, on commence à séparer ce muscle en cet endroit, en continuant jusqu'au devant du sternum, où on le détache de bas en haut, prenant garde à laisser le petit dentelé attaché à son origine, & lorsqu'il est parvenu à la clavicule, il faut conserver le muscle souclavier & détacher le grand pectoral du deltoïde, avec lequel il est continu, & le laisser attaché à l'os du bras. Après quoi le deltoïde se doit détacher de la clavicule, de l'acromion, & de l'épine de l'omoplate, continuant jusqu'à son tendon qu'on laisse attaché à l'os du bras.

Je passe ensuite au grand dorsal, dont quelques-uns commencent la dissection à l'épine de l'os sacrum, continuant de bas en haut jusqu'au bras; je trouve mieux mon compte, à commencer entre l'angle inférieur de l'omoplate & l'épine du dos, continuant la dissection de haut en bas de derriere en devant, je le détache des vertebres des lombes, de l'os sacrum, de la crête des os des îles, & du dessus des côtes, le laissant attaché à l'angle inférieur de l'omoplate; je continue à conduire son tendon jusqu'à l'os du bras, détachant plutôt le grand rond de son origine & de la côte inférieure de l'omoplate, jusqu'au tendon commun à ces deux muscles.

En levant le grand dorsal, on doit prendre garde à ne pas détacher un petit muscle situé au dessous de lui depuis les trois vertebres inférieures du dos jusqu'aux trois ou quatre côtes inférieures; c'est le dentelé postérieur & inférieur qui sert à la respiration, comme vous verrez dans la suite de ce cours. Pour éviter ce danger, il faut non-seulement prendre garde à la situation de ce dernier & à la direction de ses fibres, mais encore il est bon de faire remarquer que le petit dentelé postérieur se trouve précisément à l'endroit où le grand dorsal, de membraneux qu'il est à ses origines, commence à devenir charnu; c'est aussi pour cela que quelques-uns commencent la dissec-

tion du grand dorſal de bas en haut. Tous les
autres muſcles du bras, ſçavoir, le ſouſépi-
neux, le coracoïdien, le petit rond, & le ſoû-
capulaire, ſe laiſſent attachés à leur origine &
à leur inſertion, & ſont aſſez manifeſtes pour
n'avoir pas beſoin de grande préparation ; je
me contente tout au plus de dégager leurs tendons par quelque petit coup de ſcapel que je
donne à l'entour de chacun, pour mieux démontrer leur inſertion ; il n'y a que le coracoïdien, qu'on ne ſçauroit bien voir, ſi on n'a plutôt diſſéqué le biceps de l'avant-bras.

CHAPITRE IV.

Des Muſcles de l'avant - bras, & de la main.

L'Avant-bras étant compoſé du cubitus & du
radius, fait quatre ſortes de mouvemens,
dont deux qui appartiennent à ces deux os, ſont
la fléxion & l'extenſion, & les deux autres qui
ne conviennent qu'au rayon, ſont la pronation
& la ſupination.

I.
Du biceps
& du bra-
chial interne.

Nous fléchiſſons l'avant-bras par la contraction de deux muſcles, l'un eſt appellé biceps,
parce qu'il a deux têtes, dont l'une prend origine de l'apophiſe coracoïde de l'omoplate, au
deſſous du muſcle coracoïdien, & l'autre du
bord de la cavité glenoïde du même os, ces
deux têtes ſe réuniſſent vers le milieu de l'humérus, & ne forment plus qu'un muſcle qui

produit deux tendons ; le premier eſt un tendon
fort & robuſte, qui va s'attacher à une petite
tubéroſité, qui ſe remarque à la partie ſupérieure
& interne du rayon, le ſecond eſt une apone-
vroſe qui s'épanoüit ſur l'origine des muſcles
qui naiſſent du condile interne, & ſe confond
avec la membrane commune des muſcles. L'autre muſcle eſt appellé à raiſon de ſa ſituation
brachial interne, il prend ſon origine de la partie inférieure & moyenne de l'humérus, &
couché ſous le biceps, il va s'inférer à la partie
interne & ſupérieure du cubitus.

Les anciens Anatomiſtes mettoient avec Galien, quatre muſcles pour étendre l'avant-bras,
ſçavoir, le long, le court, le brachial externe, & l'anconéus ; mais pour faciliter la démonſtration, on n'en compte aujourd'huy que
deux, parce que quoique les trois premiers
ayent des origines un peu différentes les unes
des autres, comme ils ont une même inſertion,
on n'en fait qu'un ſeul qu'on pourroit appeller
triceps, dont une des têtes prend de la côte inférieure de l'omoplate proche ſon col, l'autre
de ſa partie ſupérieure, & la troiſiéme de la
partie moyenne de l'os du bras, à raiſon dequoi, on l'appelle brachial externe. Ces trois
têtes ſe joignant enſemble, forment cette maſſe
qui va s'inférer par un tendon fort & robuſte,
qui enveloppe l'olécrane à la partie ſupérieure
& poſtérieure du cubitus. L'autre extenſeur de
l'avant-bras qu'on appelle l'anconéus, eſt ce petit muſcle, qui prenant origine du condile
externe de l'os du bras, & couché entre le cubitus & le radius, va s'inférer au deſſous de

I I.
Du triceps
& de l'anco-
neus.

l'olécrane , à la partie supérieure & externe du cubitus.

I I I.
Des muf-
cles prona-
teurs & des
fupinateurs.

Les deux mouvemens du rayon qu'on appelle pronation & fupination , fe font à la faveur de quatre mufcles , deux pour chaque mouvement. Le premier de ceux qui fervent à la pronation, c'eft-à-dire, par le moyen defquels nous tournons la main & le radius du dehors en dedans eft appellé rond , il prend fon origine du condile interne de l'os du bras, où il fe confond avec le radial interne , & va s'inférer à la partie interne & moyenne du radius. L'autre eft appellé à raifon de fa figure quarré , il vient de la partie interne & inférieure du cubitus , embraffant les deux os de l'avant-bras comme un ligament , il va s'attacher à la partie interne & inférieure du rayon. La fupination , c'eft-à-dire , ce mouvement par lequel nous tournons la main avec le radius du dedans en dehors, fe fait par la contraction de deux mufcles appellés à raifon de leurs ufages , fupinateurs dont le plus long naît de la partie externe & inférieure de l'humérus , un peu au deffus de fon condile externe , & fe vient inférer à la partie externe & inférieure du rayon ; l'autre qu'on nomme court fupinateur, prenant du condile externe de l'os du bras , s'infere à la partie fupérieure du rayon.

Des flé-
chiffeurs &
des exten-
fenrs du poi-
gnet.

Outre les mouvemens de pronation & de fupination que la main fait , parce qu'elle eft attachée au rayon , nous y remarquons encore les mouvemens du carpe ou du poignet, & les mouvemens des doigts. Le carpe eft fléchi & étendu par quatre mufcles , dont deux occupent le dedans de l'avant-bras, & servent à la fléxion, les deux autres sont placés au dehors, pour faire l'extension. Le premier appellé cubital interne, prend origine du condile interne de l'os du bras, il est couché tout le long de la partie interne du cubitus, & sans passer son tendon sous le ligament annulaire, il va se ter-terminer à l'os du carpe qui est hors de rang, & qui répond au petit doigt. Le second est le radial interne, qui venant de l'apophise interne de l'os du bras, couché tout le long du radius, passe son tendon sous le ligament annulaire, pour s'aller terminer à l'os du carpe qui soutient le pouce. Le premier des extenseurs du poignet appellé cubital externe, vient du condile externe de l'os du bras, où il est fortement attaché avec les autres muscles qui y prennent origine; il est couché le long de la partie externe du cubitus, passe son tendon sous le ligament annulaire, & se va attacher à l'os du métacarpe qui soutient le petit doigt. Le second est le radial externe, qui prenant son origine du même endroit que l'autre, & passant sous le ligament annulaire, se divise en deux tendons, dont l'un va s'attacher à l'os du métacarpe qui soutient le doigt du milieu, & l'autre s'attache sur l'os du métacarpe qui soutient l'index. Quelques Auteurs divisent ce dernier en deux, dont l'un est appellé le long, & l'autre, le court extenseur. Ce qu'on appelle ligament annullaire, n'est qu'un faisseau de fibres tendineuses rangées tout autour du poignet, pour fortifier l'action des muscles qui passent par dessous, afin que dans leur contraction, ils ne se séparent pas les uns des autres, & qu'ils puiſſent mieux concourir, comme ils concourent en effet tous enſemble dans les grands mouvemens que nous ſommes obligez de faire du poignet & des doigts. Quand nous fléchiſſons le poignet d'un côté & d'autre, ce n'eſt que par la contraction ſucceſſive des muſcles fléchiſſeurs & extenſeurs de l'un & de l'autre côté. Lorſque nous portons le poignet de la main droite du côté gauche, c'eſt que le fléchiſſeur & l'extenſeur de ce même poignet qui regardent le dedans du corps, agiſſent enſemble, & prévalent aux deux autres, & ceux-ci au-contraire agiſſent de concert, & prévalent aux premiers, lorſque nous portons le même poignet en dehors.

V.
Du profond & du ſublime.

Les doigts ſont fléchis, étendus, éloignés les uns des autres, & approchés entr'eux, par le moyen de pluſieurs muſcles, parmi leſquels il s'en trouve de communs à pluſieurs doigts, & d'autres qui ne ſont deſtinés qu'aux mouvements propres à chaque doigt. Nous fléchiſſons tous les doigts, excepté le pouce, par la contraction du muſcle ſublime & du profond. Le premier qu'on appelle encore le percé, (parce que ſes quatre tendons ſont percés au milieu, pour laiſſer paſſer les tendons du profond) prend origine du condile interne de l'os du bras, comme le cubital & le radial internes, & eſt couché ſur le cubitus, ayant enſuite paſſé ſous le ligament annulaire, il ſe diviſe en quatre tendons, leſquels s'attachant à la premiere phalange des doigts, ſe vont inſérer à la ſeconde. Le ſecond muſcle fléchiſſeur commun aux mêmes doigts, s'appelle profond à raiſon

de fa fituation. Il prend origine de la partie interne du cubitus, jufqu'au mufcle quarré, il
paffe fon tendon fous le ligament annullaire,
& fe divife de même qne l'autre en quatre tendons, lefquels paffant par les fentes du fublime,
vont s'inférer intérieurement à l'extrémité de
la derniere phalange des quatre doigts.

Nous étendons les mêmes doigts par trois
mufcles, l'un eft commun, & les deux autres
propres. L'extenfeur commun prend origine du
condile externe de l'os du bras, entre le cubital
& le radial externe; il eft couché fous le rayon,
& paffant fous le ligament annulaire, il fe divife en quatre tendons qui vont s'inférer extérieurement aux dernieres phalanges des doigts,
auquel endroit chaque tendon fe divife en deux
petites portions, pour s'attacher aux parties latérales de l'extrémité de la même phalange. Le
premier des extenfeurs propres qui appartient
au doigt index, naît de la partie moyenne &
extérieure du cubitus, où il fe confond avec
l'extenfeur commun, & paffant fous le ligament annulaire, il va s'inférer extérieurement
à la derniere phalange de ce doigt index, à raifon duquel il eft appellé mufcle indicateur. Le
fecond des propres eft l'extenfeur du petit doigt,
qui prenant origine du condile externe de l'humérus, & paffant fous le ligament annulaire,
va s'inférer extérieurement à la derniere phalange du petit doigt.

Le pouce a cinq mufcles propres, par la
contraction defquels nous le fléchiffons & l'é-
tendons indépendamment du mouvement des
quatre autres doigts. Il eft fléchi par un feul

V I.
Des exten-
feurs des
doigts.

V I I.
Des flé-
chiffeurs &
extenfeurs
du pouce.

muſcle appellé à raiſon de ſon uſage, fléchiſſeur propre du pouce, qui prenant origine de la partie interne & ſupérieure du rayon, & paſſant ſous le ligament annulaire, ſe termine par un tendon fort & robuſte, à la derniere phalange du gros doigt, ce même pouce eſt étendu par deux muſcles. Le premier eſt le long extenſeur, il naît de la partie externe du cubitus & du radius, s'attache obliquement au radius, & paſſant ſous le ligament annulaire, il ſe diviſe en deux tendons, dont l'intérieur s'attache à la premiere phalange du pouce, & l'autre à la ſeconde. Le ſecond eſt le court extenſeur qui prend origine du cubitus un peu au deſſous du long, & va s'attacher extérieurement à la derniere phalange du pouce.

VIII.
Du tenar, de l'antite-nar, de l'hy-potenar & du palmaire.

Ce même pouce fait le mouvement d'abduction, c'eſt-à-dire eſt éloigné des autres doigts, par ce muſcle qui forme le mont de venus, & qu'on appelle ténar ; il prend ſon origine de l'os du métacarpe qui ſoutient le pouce, & ſe va inſérer au condile externe de la premiere phalange du même pouce. Celui-ci fait au-contraire le mouvement d'adduction par un autre muſcle appellé antiténar, qui prend ſon origine des trois premiers os du métacarpe, & s'inſere intérieurement à côté du premier os du pouce qu'il approche des autres doigts. L'indice a un adducteur propre, qui prend origine de la premiere phalange du pouce & du premier os du métacarpe, & s'inſere à la premiere phalange de l'index, du côté du pouce. Le petit doigt eſt éloigné des autres par ce muſcle appellé hypoténar, qui prenant origine de la partie extérieure des os du carpe & du méta-carpe, va s'insérer intérieurement à la premiere phalange du petit doigt. Lorsque ces trois derniers muscles, sçavoir, le ténar, l'antité-nar, & l'hypoténar s'aprochent les uns des autres, ils forment avec le palmaire, ce qu'on appelle vulgairement le gobelet de Diogene. Ce muscle palmaire prenant son origine par un principe charnu du condile interne de l'humérus, produit un tendon gréle qui passe par dessus le ligament annulaire, & se termine en une aponevrose colée à la paume de la main, qui s'étend en partie jusqu'au commencement de la premiere phalange des quatre derniers doigts, l'on voit un peu de chairs qui naissent de cette même aponevrose, & forment un petit muscle qui croise l'hypoténar, & se perd dans la membrane commune des muscles, quelques uns l'appellent court palmaire, pour le distinguer de l'autre, qu'ils nomment long palmaire.

Les muscles vermiculaires qu'on appelle aussi lombricaux, sont au nombre de quatre, un à chacun des doigts de la main, excepté le pouce. Ils prennent leur origine des tendons du profond fléchisseur des quatre derniers doigts, & s'insérent intérieurement à la premiere phalange des mêmes doigts du côté du pouce. La plûpart des anciens Anatomistes avoient crû que ces quatre muscles vermiculaires servoient pour l'abduction des quatre doigts; quelques-autres ont pensé que ces fibres charnuës n'avoient été placées en cet endroit que pour servir de coussin aux tendons du muscle profond

I X.
Des muscles vermiculaires ou lombricaux, & des interosseux.

& du fublime, afin que ceux ci dans le mouvement ne foient point bleſſés par la rencontre des objets externes ; mais il eſt certain que ces muſcles vermiculaires concourent avec le profond & le fublime à la fléxion des quatre doigts, pour que nous puiſſions fléchir certaines phalanges indépendamment des autres. Les doigts font approchés ou éloignés du pouce par les fix intéroſſeux, trois internes & trois externes. Les premiers fervent à l'adduction ou à tirer les derniers doigts vers le pouce ; les derniers font abducteurs & font un effet contraire. Ils prennent origine des os du métacarpe, & rempliſſent deux à deux leurs trois intervalles, & vont s'inférer, ſçavoir les trois internes au commencement de la premiere phalange des trois derniers doigts du côté du pouce, & les externes au côté oppoſé de la même phalange des trois doigts du milieu.

X.
Préparation des muſcles fléchiſſeurs de l'avant-bras.

On doit commencer la diſſection des muſcles de l'avant-bras par les deux fléchiſſeurs qui font le biceps & le brachial interne. Il faut d'abord féparer les deux têtes de ce premier, l'une de l'autre, prenant garde de ne pas couper le coracoïdien qu'il faut feulement découvrir pour le faire voir, c'eſt un des muſcles du bras. Il faut enfuite diſſéquer le muſcle biceps depuis fon origine juſqu'à fon infertion, le laiſſant attaché à l'une & à l'autre. Cela fait, on voit paroître immédiatement au deſſous le brachial interne fortement adhérent à l'os, que l'on ne doit point diſſéquer.

X I.
Préparation des extenſeurs de l'avant-bras, du poignet & des doigts.

Pour les extenſeurs de l'avant-bras il faut commencer à détacher la premiere tête du triceps

ceps un peu au deſſous de ſon origine, qui eſt
à la côte inférieure de l'omoplate, près de ſon
col & conduire cette tête juſqu'environ au milieu du bras. On voit par ce moyen la ſeconde
tête de ce muſcle, qu'il faut un peu détacher de l'os, & laiſſant la troiſiéme tête
tout-á-fait adhérente á l'os il faut détacher le
tendon commun, un peu au-deſſous de l'olécrane, pour mieux découvrir l'inſertion de ce
triceps, où l'on le laiſſe attaché. Pour ce qui eſt
de l'anconéus, il ne faut que le découvrir de ſa
membrane commune & donner quelque coup
de ſcapel à côté de ce muſcle, le laiſſant attaché à ſon origtne & à ſon inſertion ; je paſſe
enſuite à la diſſection des muſcles qui occupent
la partie externe de l'avant-bras. Le premier qui
ſe préſente eſt le long ſupinateur, qu'il faut diſſéquer depuis ſon origine, qui eſt á la partie
inférieure de l'humérus, juſqu'á ſon inſertion,
prenant garde de ne pas couper le radiale externe, qui eſt couché immédiatement au-deſſous
de lui & qu'il faut ſéparer de la partie poſtérieure du rayon, le laiſſant tout comme l'autre,
attaché á ſon origine & á ſon inſertion, en prenant garde de ne pas couper le ligament annulaire. Ces deux muſcles étant ainſi préparés, il
faut faire la même choſe au cubital externe en
le détachant de l'os du coude auquel il eſt fort
adhérent, auſſi bien que de l'extenſeur du petit
doigt auquel il eſt contigu, enſuite pour achever de préparer cet extenſeur du petit doigt, il
faut le détacher de l'extenſeur commun aux
quatre doigts, car ce petit muſcle eſt ſitué &
fortement attaché de part & d'autre au cubital

externe & à l'extenſeur commun. Au-deſſous de ces trois là, en les écartant un peu les uns des autres, on découvre le court ſupinateur qui n'a beſoin d'aucune préparation ; après quoi il ne reſte plus que trois muſcles, à la partie poſté-rieure de l'avant-bras, ſçavoir les deux exten-ſeurs du pouce qui ſont le long & le court con-tigus enſemble, & le muſcle indicateur, il n'y a qu'à les ſéparer les uns des autres & les laiſſer tous attachés à leur origine & à leur inſertion.

Après la diſſection des extenſeurs des doigts que l'on peut finir en dégageant leurs tendons les uns des autres, au-delà du ligament annulai-re, on peut paſſer à la préparation de l'intérieur de la main, pour en venir tout de ſuite à celle des muſcles qui occupent la partie interne de l'avant-bras. Pour préparer les tendons du ſu-blime & du profond dans l'intérieur de la main, il n'y a qu'à les dégager des graiſſes qui les environnent, après avoir enlevé l'aponé-vroſe du palmaire juſqu'au ligament annulaire que l'on doit conſerver, en prenant garde de ne pas couper les lombricaux qui naiſſant de ces tendons, s'inférent aux premieres phalan-ges des doigts; enſuite on conduit la diſſec-tion du ſublime juſqu'à ſon origine, en le dé-gageant du côté extérieur d'avec le radial in-terne que l'on doit laiſſer attaché à ſon origine & à ſon inſertion, & par le côté intérieur, d'a-vec le cubital interne, duquel on doit diſſéquer le tendon juſque vers la partie ſupérieure du cu-bitus, prenant garde en diſſéquant le ſublime de ne pas couper le rond pronateur qui ſe mon-tre aſſez de lui-même en croiſant tous les au-

tres mufcles de la partie interne de l'avant-bras,
En écartant le fublime du cubital externe , on
découvre le profond que l'on doit féparer du
quarré pronateur jufques vers le milieu de l'a-
vant-bras , en commençant par fes tendons ;
on doit auffi le dégager du fléchiffeur du pouce
qui fe trouvera ainfi préparé , en le laiffant
comme les autres attaché à fon origine & à fon
infertion. On diffeque enfuite les mufcles qui
de concert avec le palmaire , forment la taffe
de Diogene , en les féparant par leurs côtés des
parties qui les avoifinent. On finit la diffection de la main , en donnant un coup de fcapel
entre l'antitenar & l'adducteur du doigt index.

CHAPITRE V.
Des Mufcles de la tête, & de l'Os hyoïde.

NOus fléchiffons la tête par fix mufcles ,
nous la redreffons par dix , & nous la
tournons d'un côté & d'autre en demi cercle
par la contraction fucceffive de deux mufcles ,
nous la faifons pancher fur l'épaule par deux
autres. Quoiqu'on ait coutume de ne compter
que fept paires de mufcles pour les differens
mouvemens de la tête, nous en compterons
dix de chaque côté, dont il y en a trois de
fléchiffeurs , fçavoir, le fternoclinomaftoïdien,
le grand droit antérieur & le petit droit antérieur. Le premier prend fon origine de la partie fupérieure du fternum & de la clavicule ; il
va s'inferer à l'apophife maftoïde de l'os tem-

I.
Des flé-
chiffeurs &
des releveurs
de la tête.

poral. Le grand droit antérieur prend origine
de la partie antérieure & latérale des cinq à six
vertèbres supérieures du col , & s'insere à l'occipital , au devant du trou spinal. On a crû pendant long-tems que c'étoit une portion du long
du col. Le petit droit antérieur prend origine
de l'apophise transversale de la premiere vertebre du col antérieurement , & s'insere à l'occipital , au devant du trou spinal. Comme la
tête est portée en devant par son propre poids,
les deux mastoïdiens & les quatre droits antérieurs que nous venons de décrire , sont plus
que suffisans pour la fléchir en devant, au lieu
que pour la dresser & la pouvoir tenir droite,
il en a fallu dix , cinq de chaque côté , sçavoir,
deux grands & trois petits , dont le premier
qui se présente est appellé *splenius* à raison de
sa figure , prenant des apophises épineuses des
deux ou trois vertebres supérieures du dos , il
est fortement attaché à toute l'épine du col &
va s'inserer à l'occiput ; le second qui se trouve
immédiatement au dessous de celui-là , est dit
complexus ou *compositus* , parce que les trois ou
quatre traits blancs qu'on y voit par dessus,
avoient donné occasion à quelques Anatomistes de dire qu'il étoit composé de plusieurs.
Ce muscle complexus prend son origine des
apophises transverses des cinq ou six vertebres
supérieures du dos , & étant fortement attaché á toutes les apophises transverses des vertebres du col , il va s'inférer à l'occiput. Le troisiéme est le grand droit , ainsi dit , parce que
prenant origine de l'apophise épineuse de la
seconde vertebre supérieure du col , il va s'in-

férer tout droit à la partie poſtérieure & inférieure de l'os occipital. Le quatriéme, eſt le
petit droit qui prenant de la partie poſtérieure
de la premiere vertebre du col & couché ſous
le grand droit, va s'inférer à la partie inférieure de l'occiput. Le cinquiéme, eſt le petit
oblique qui prend origine de l'extrémité de
l'apophiſe tranſverſe de la premiere vertebre,
& s'inſere derriere l'apophiſe maſtoïde à l'occipital, il ne ſçauroit faire tourner la tête,
comme on l'avoit crû.

Nous tournons la tête d'un côté & d'autre
en demi cercle à la faveur de deux muſcles, un
de chaque côté, qu'on appelle grand oblique
à raiſon de ſa ſituation. Il prend ſon origine de
l'apophiſe épineuſe de la ſeconde vertebre du
col, & va ſe terminer à l'apophiſe tranſverſale
de la premiere, au lieu qu'on nomme petit
oblique celui qui prenant de l'endroit où l'autre finit, c'eſt-à-dire de l'apophiſe tranſverſe
de la premiere vertebre du col, va s'inſerer à
la partie latérale de l'occiput. On prétend ordinairement que le grand oblique ſert pour
faire tourner la tête avec la premiere vertebre
ſur la ſeconde, au lieu que le petit fait tourner la tête ſur la premiere; mais l'articulation
de cette premiere vertebre avec la tête, ne
donne pas la liberté de ce mouvement lorſque
les muſcles d'un ſeul côté agiſſent de concert
& l'emportent ſur ceux du côté oppoſé; lorſque, par exemple, les muſcles de la tête du
côté droit agiſſent ſeuls on doit pancher la
tête ſur l'épaule droite; il y a de plus de chaque côté un muſcle propre à cela, c'eſt le droit

I I.
Des muſcles
obliques de
la tête.

G iij

latéral, il prend origine du deſſus de l'apophiſe tranſverſale de la premiere vertebre du col, & s'inſere à l'occipital à côté du trou ſpinal.

L'os hyoïde ainſi dit à raiſon de ſa figure (qui approche d'un ypſilon grec) eſt ſitué à la baſe de la langue à laquelle il ſert d'appui , il eſt attaché en devant aux cartilages du larinx. Cet os hyoïde eſt tiré directement en bas par une paire de muſcles appellés ſténohyoïdiens, parce qu'ils prennent leur origine de la partie ſupérieure & interne du ſternum, & ſe vont inſerer à la partie inférieure de la baſe de l'os hyoïde. Leurs antagoniſtes prenant de la partie interne du menton vont s'inſerer à la partie ſupérieure de la baſe de l'os hyoïde qu'ils tirent directement en haut, & ſont appellés pour cet effet génihyoïdiens. Il eſt tiré directemenr à côté par une autre paire de muſcles, un de chaque côté, appellé ſtilo-cerato-hyoïdien, parce que prenant de l'apophiſe ſtiloïde, il va s'inſerer à la corne de l'os hyoïde. Les deux milohyoïdiens, c'eſt-à-dire ces deux muſcles qui partent un de chaque côté de la face interne de la machoire inférieure, pour s'aller inſerer à côté des parties ſupérieures & latérales de l'os hyoïde , le tirent latéralement en haut. Les deux autres qui ne ſe trouvent pas dans les chiens & qui vont prendre leur origine de l'apophiſe coracoïde de l'omoplate, paſſent par deſſous le maſtoïdien pour s'aller inſerer à la partie inférieure & latérale de l'os hyoïde, un de chaque côté, ils tirent ce même os latéralement en bas, & ſont appellés coracohyoïdiens, ou bien coſtohyoïdiens, parce qu'ils prennent quelquefois leur origine de la côte fupérieure de l'omoplate, de maniere que l'os hyoïde fait cinq fortes de mouvemens par la contraction de dix mufcles, cinq de chaque côté, il eft tiré directement en bas par le fterno-hyoïdien, en haut par le génihyoïdien, directement à côté par le ftilo-cerato-hyoïdien, latéralement en haut par le milohyoïdien, & latéralement en bas par le coracohyoïdien. J'ai voulu répeter le nom de ces mufcles, pour faire remarquer que pourvû qu'on fçache les nommer, on fçait d'abord leur origine & leur infertion, ce qui fait que bien loin que ce qu'on appelle la petite Miólogie, foit ce qu'on croit le plus difficile, c'eft ce qui me paroît le plus aifé à retenir, pourvû qu'on veuille fe rendre ces noms familiers; nous verrons la même chofe dans les mufcles de la langue, du larinx & du pharinx.

En préparant les mufcles de la machoire inférieure, on a dû détacher le peaucier depuis fon origine jufqu'à fon infertion & féparer le mufcle digaftrique de la fimphife du menton; il faudroit commencer par lever ces mufcles de la forte, fuppofé qu'on ne l'eût pas fait, après quoi le maftoïdien qui fe préfente le premier fe doit détacher du fternum & de la clavicule, en continuant la diffection de bas en haut; lorfqu'on eft parvenu un pouce au deffous de la machoire inférieute, il faut prendre garde de ne pas lever avec lui le coraco-hyoïden, fur lequel il eft couché & auquel il eft contenu en cet endroit, il faut emporter avec la pointe des cifeaux les glandes paroti-

I V.
Preparation des mufcles de l'os hyoïde.

des & toute la graiſſe qui les environne, afin de bien découvrir tous les muſcles qui partent de l'apophiſe ſtiloïde, prenant garde de ne couper aucune fibre charnuë. Par ce moyen, on découvre d'abord le ſtilo-cerato-hyoïdien au milieu duquel il faut faire remarquer la petite poulie par laquelle paſſe le tendon de la machoire inférieure. Pour emporter enſuite le muſcle ſternohyoïdien, il faut paſſer le dos plat du ſcapel un peu au deſſous de ſon inſertion, afin que l'ayant relevé en cet endroit on puiſſe paſſer le doigt en deſſous; on le diſſeque enſuite de bas en haut juſqu'au ſternum, le laiſſant attaché à ſon origine & à ſon inſertion, de cette maniere on évite facilement le danger qu'il y a de lever avec ce muſcle ſternohyoïdien, le muſcle bronchique qui ſe trouve immédiatement au deſſous, & qui eſt un muſcle du larinx, comme nous verrons en ſon lieu.

V.
Préparation des muſcles de la tête,

Le trapeze ayant été enlevé, comme il a été dit, en préparant les muſcles de l'omoplate, on découvre aiſément les extenſeurs de la tête & du col, la préparation deſquels ne conſiſte qu'à les dégraiſſer à propos & les laiſſer tous attachés à leur origine & à leur inſertion, excepté le complexus & le ſplenius, qu'on doit ſéparer de leur inſertion, pour mettre à découvert l'épineux & le tranſverſal du col. Les muſcles droits & obliques extenſeurs & rotateurs de la tête n'ont beſoin d'aucune autre préparation que de les rendre diſtincts en les nétoyant de leur graiſſe, & les attachant chacun avec un fil pour en faciliter la démonſtration, puis enfuite paffer à la diffection des fléchiffeurs de la tête. Le maftoïdien fe trouve diffequé depuis la préparation des mufcles de la machoire inférieure, & les droits antérieurs étant collés aux vertebres du col, n'ont befoin d'aucune autre préparation, de même que le long fléchiffeur du col.

CHAPITRE VI.

Des Mufcles de la langue, du larinx & du pharinx.

LE corps de la langue, qui fert par fa pointe à nous faire articuler les paroles, & par fa bafe à nous faire avaler les alimens, n'eft qu'un pur affemblage, ou plûtôt une continuité de fix mufcles, trois de chaque côté, dont le premier eft appellé géniogloffe, parce qu'il prend fon origine de la partie interne de la fimphife du menton, il oblige par fa contraction, la langue à fortir du dedans de la bouche. Le fecond fe nomme bafiogloffe ou ceratogloffe, parce qu'il prend de la bafe & de la corne de l'os hyoïde ; on pourroit aifémenr le divifer en deux mufcles, pour s'accommoder aux anciens Anatomiftes, qui comptoient quatre paires de mufcles pour les différens mouvemens de la langue. Que fi on ne veut pas divifer le bafiogloffe, on devroit l'appeller bafioceratogloffe ; on doit regarder ces deux mufcles de la langue, comme le véritable antagonifte du premier, puifqu'il porte la langue en dedans & en derriere. Le troifiéme appellé ftilogloffe, parce qu'il prend fon origine de l'apophife ftiloïde, fert à porter la langue de côté. Lorfque les fix mufcles de la langue agiffent fucceffivement, celle-ci eft obligé de tourner en rond de côté & d'autre, comme nous avons accoutumé de faire dans le tems de la maftication.

I I.
Des cartilages du larinx.

Le larinx eft un affemblage de cinq cartilages, qui conftituent la tête ou le commencement de la trachée artere, le premier de ces cartilages qui occupe le devant du col, & qui forme par fon avance, ce qu'on appelle vulgairement, la pomme d'Adam, fe nomme tyroïde ou fcutiforme, il eft attaché par fa partie fupérieure à l'os hyoïde, & par fon inférieure au fecond cartilage appellé cricoïde, qui fait tout le tour du larinx dont il conftitue la bafe en forme d'anneau, d'où vient qu'on le nomme auffi annulaire. Le troifiéme cartilage appellé arithénoïde, occupe tout le derriere du tyroïde, & fe trouve compofé de deux, dont la figure reffemble au bec d'une aiguiere, d'où vient que le trou du larinx, par où l'aïr paffe, pour être porté par la trachée artere dans les poumons, eft appellé glotte, & le quatriéme cartilage du larinx qui ferme le trou lors de la déglutition, fe nomme épiglotte. Il eft abfolument néceffaire de bien connoître les cartilages du larinx, pour l'intelligence des mufcles de cette partie, qui ne font difficiles à retenir à ceux qui commencent à apprendre l'Anatomie, que parce qu'ils n'ont pas préfent à l'efprit le nom de ces trois cartilages du larinx, d'où tous les muf-

cles prennent leurs noms, or, ces trois cartilages
font, le tyroïde, l'arithénoïde, & le cricoïde.
Les deux premiers fe peuvent dilater ou retrécir, & le cricoïde eft regardé comme immobile, par rapport aux autres.

Le larinx fe meut par le moyen de treize mufcles, ou felon fon tout de haut en bas, & de
bas en haut, ou felon fes deux cartilages mobiles, qui font le tyroïde & l'arithénoïde. La
premiere paire des mufcles appellée fternoty-
hoïdiens ou bronchiques, prend fon origine
de la partie fupérieure & interne du fternum,
s'attachant à la clavicule, & couchez immédiatement fur la trachée artere au deffous des fter-
nohyoïdiens, vont s'attacher au cartilage cricoïde, & fe terminent extérieurement aux aîles du cartilage tyroïde, ainfi par leur contraction, ils tirent tout le larinx en bas, & en
retréciffent la cavité interne. La feconde paire
des mufcles du larinx antagoniftes aux premiers,
le tirent de bas en haut, & le dilatent, ils font
appellés hyotyroïdien, parce que prenant de
la partie inférieure de la bafe de l'os hyoïde,
ils vont s'attacher aux parties fupérieures & latérales du cartilage tyroïde, pour pouvoir démontrer les autres mufcles propres aux cartilages du larinx, il faut le détacher, & l'emporter
avec une portion de la trachée artere ; mais il
eft bon de démontrer auparavant, une couche
de fibres charnuës, fituées immédiatement fous
le larinx au deffous du mufcle fternohioïdien,
c'eft le principe du mufcle œfophagien dont
je parleray après avoir achevé de démontrer
les mufcles propres aux cartilages du larinx.

I I I.
Des muf-
cles com-
muns du la-
rinx.

I V.
Des muſ-
cles propres
du larinx.

Le cartilage tyroïde eſt ouvert ou dilaté par une paire de petits muſcles appellés cricotyroïdiens antérieurs, parce que prenant leur origine des parties antérieures & ſupérieures du cartilage cricoïde, ils vont s'inſérer aux parties inférieures & latérales du tyroïde. L'autre paire de muſcles antagoniſtes à ceux-là, ſervent à reſſerer le même cartilage, & ſont appellés à raiſon de leur origine & de leur inſertion cricotyroïdiens poſtérieurs, parce que prenant leur origine des parties inférieures & poſtérieures du cartilage cricoïde, ils vont s'inſérer au-devant du tyroïde. La troiſiéme paire des muſcles propres du larinx, conſtitue les cricotyroarithénoïdiens, ainſi dits, parce qu'ils viennent du dedans du cartilage cricoïde, & du côté du tyroïde, pour s'inſérer au bas & à côté des deux petits cartilages de l'arithénoïde qu'ils écartent l'un de l'autre, & ouvrent par conſéquent la glotte, les deux autres muſcles de l'arithénoïde qui ſervent à fermer le même trou, ſortant du dedans du cartilage tyroïde, vont ſe terminer à côté de l'ariténoïde, & ſont appellés pour cet effet, tyroarithénoïdiens. Le cinquiéme muſcle de l'arithénoïde eſt dit ſimplement arithénoïdien, parce qu'il eſt ſitué tout au tour de ce cartilage, & faiſant fonction de ſphincter, il ſert encore à fermer exactement le trou du larinx, que nous avons appellé glotte.

V.
Des treize
muſcles du
larinx.

Le larinx a en tout treize muſcles, ſoit communs ou propres, pour tous les différents mouvemens que nous ſommes obligés de faire lors de la déglutition, & pour former les différens tons de la voix. Il suffit de connoître ces trois cartilages, tyroïde, cricoïde & arithénoïde, & de sçavoir le nom de ces treize muscles, pour en bien sçavoir l'origine, l'insertion & la situation; c'est ce qui m'oblige à les nommer encore une fois. Il y en a donc six pairs, & un impair. La premiere des paires est appellé, sternotyroïdiens ou bronchiques; la seconde qui est l'antagoniste de la premiere, se nomme, hyotyroïdiens; la troisiéme, cricotyroïdiens antérieurs; la quatriéme antagoniste à la troisiéme, cricotyroïdiens postérieurs; la cinquiéme, cricotyroarithénoïdiens; la sixiéme antagoniste à la cinquiéme, tyroarithénoïdiens, & l'impair est appellé seulement, arithénoïdien.

De même qu'on appelle larinx, le commencement de la trachée artere qui est un canal cartilagineux, à la faveur duquel l'air est porté dans les poumons lors de la respiration, on nomme aussi pharinx, le commencement de l'œsophage qui est le canal membraneux, par lequel les alimens & la salive sont conduits dans le ventricule, lors de la déglutition.

Le pharinx est dilaté par six muscles, trois de chaque côté, dont le premier appellé sphœnopharingien, prend son origine un peu au dessous des apophises prérigoïdes de l'os sphœnoïde, & va composer la partie supérieure du pharinx. Le second est le cephalopharingien, qui part d'une petite apophise courte, située entre la stiloïde & la prérigoïde, au bord du petit trou rond de la base du crane, & va composer la partie latérale du pharinx. Le troisiéme muscle qui sert à dilater le pharinx, est le stilophalingien, ainfi dit, parce qu'il prend fon origine de l'apophife ftiloïde, & qu'il va compofer la partie latérale du pharinx. Ces trois mufcles d'un côté agiffant de concert, avec les trois de l'autre côté, doivent être confidérez comme fix cordes, qui fervent à dilater & ouvrir l'œfophage qui doit être ouvert pour recevoir les alimens que la langue y pouffe par fa bafe lors de la déglutition.

VIII.
Du Mufcle œfophagien.

L'épiglotte eft obligé de s'abaiffer, pour boucher exactement la glotte, lorfque nous avalons la falive & les alimens, afin d'empêcher que rien ne puiffe entrer dans le conduit de la trachée artere; l'épiglotte ne fçauroit ainfi s'abaiffer, qu'il n'oblige les aîles du cartilage tyroide on fcutiforme, de s'ouvrir ou de fe dilater en dehors. Par là l'œfophage doit s'ouvrir d'avantage, parce que, comme je l'ay fait remarquer ci-devant, le principe du mufcle œfophagien eft fur le cartilage tyroïde, ce mufcle eft appellé œfophagien, parce qu'il embraffe le pharinx. Il en forme les fibres orbiculaires, de maniere, que lorfque l'épiglotte eft relevé, comme il s'éleve immédiatement après qu'on a avalé le morceau, le mufcle œfophagien en fe contractant, empêche que les alimens une fois entrez ne puiffent remonter, il les pouffe au contraire en bas par une efpece de mouvement vermiculaire, que nous expliquerons dans la fuite, en parlant des inteftins.

Je ne parle pas de la maniere dont il faut préparer les mufcles de la langue, du larinx, & du pharinx, ils n'ont befoin d'aucune autre préparation, que de celle de les lever les uns après les autres, à mesure qu'on les a fait voir. Ils sont tous situés à peu près dans le même ordre qu'on a coutume de les démontrer.

CHAPITRE VII.

Des Muscles de la respiration, des Muscles des lombes, & des Muscles du col.

LA respiration est un mouvement mécanique de différens muscles, par la contraction desquels la cavité de la poitrine est successivement dilatée & resserée, pour que l'air puisse entrer & sortir librement de tout le tissu intérieur & vesiculaire du poumon, qui est un viscere dont nous parlerons en son lieu. Ainsi la respiration est composée de deux différens mouvemens, dont l'un est appellé inspiration, pendant le quel la poitrine se dilate, & l'air entre dans les poumons, & l'autre se nomme expiration, qui se fait lorsque la même poitrine venant à se resserer, l'air est obligé de sortir des poumons pour y entrer de nouveau, par une nouvelle inspiration, & ainsi de suite, jusqu'à la mort de l'animal, lequel ayant une fois commencé de respirer, continue ces mouvemens mécaniques absolument nécessaires, pour les raisons que nous ferons voir en parlant de la maniere dont le sang circule différemment dans les poumons du fœtus, & dans celui d'un adulte.

I.
Ce que c'est que la respiration.

I I.
Du grand
dentelé , du
petit dentelé
fupérieur &
poftérieur ,
du foucla-
vier & du
fcalenne.

Il s'agit uniquement à préfent de faire connoître les mufcles qui fervent à dilater, & à
refferrer la cavité de la poitrine, ainfi fans nous
mettre fort en peine des différens fentimens des
Auteurs fur cette matiere , je me contenteray
d'établir l'ordre , le nombre , & les ufages des
mufcles de la poitrine , qui me paroiffent convenir le mieux à leur fituation , dont tout le
monde convient. Pour cet effet , j'établis d'a-
bord feulement treize mufcles , fix pairs de
chaque côté de la poitrine qui fervent à la dilater , & un impair. Ce font les deux grands
dentelés , les deux petits dentelés fupérieurs &
poftérieurs, les fouclaviers, les fcalennes, les intercoftaux , tant internes qu'internes, les triangulaires du fternum , & le diaphragme qui eft
l'impair. Le grand dentelé prend fon origine de
toute la lévre intérieure de la bafe de l'omoplate , il va s'attacher au milieu des parties offeufes des fept vrayes côtes , par tout autant de
dentelures , à raifon defquelles, on le nomme
grand dentelé. Le fecond s'appelle petit dentelé
fupérieur & poftérieur , il prend fon origine des
apophifes épineufes des deux ou trois vertebres
inférieures du col , & des deux fupérieures du
dos , pour s'aller inférer à la partie poftérieure
des trois ou quatre premieres vrayes côtes. Le
troifiéme naît de la partie moyenne & intérieure
de la clavicule , & s'infere obliquement à la
premiere côte , tout auprès du fternum , & il
eft appellé , à raifon de fon origine & de fa fituation , le mufcle fouclavier. Le quatriéme
mufcle qu'on croit vulgairement, mais très-mal-
à-propos , fervir à fléchir le col , & qu'on nomme

me fcalenne, prend fon origine de toutes les apophifes tranfverfes du col, & va s'inférer intérieurement à la côte fupérieure. Cette fituation pofée du fcalenne, dont tous les Anatomiftes conviennent, fuffit pour nous bien convaincre, que ce mufcle fert uniquement à la dilatation de la poitrine plûtôt que la fléxion du col, comme on le croit vulgairement. On n'a qu'à faire réfléxion que par la contraction des mufcles, la partie la plus mobile, eft toujours tirée vers la moins mobile; or laquelle de ces deux parties eft la plus mobile, ou le corps de toutes les vertébres du col, ou une fimple côte? Il n'y a pas à héfiter, c'eft la côte qui eft tirée en haut par la contraction du fcalenne; ce mufcle fervira donc à dilater la poitrine, ce qu'il falloit prouver.

Je compte pour cinquiéme paire des mufcles, toutes les fibres charnuës tant internes qu'externes, qui fe trouvent fituées dans les entre-deux des côtes, où elles fe croifent en croix de Saint André. Elles font appellées mufcles intercoftaux externes & internes, ils fervent tous à dilater la poitrine, en écartant les côtes les unes des autres, que l'on doit confidérer comme conftamment attachées à deux points fixes, fçavoir aux vertébres du dos, & aux os du fternum; la fixiéme & derniere paire des mufcles que je crois fervir à la dilatation de la poitrine, eft celui que l'on nomme triangulaire fitué au-deffous des os du fternum, du côté defquels, il prend fon origine intérieurement, & s'attachant à la partie intérieure du cartilage des vrayes côtes, il oblige celle-ci à fe porter en dehors par leurs parties offeufes,

H

en recourbant un peu leurs extrémités cartila-
gineufes, à peu près par la même raifon, que
lorfqu'on preffe contre terre un corps long ,
fléxible & à reffort, par un de fes bouts, on
l'oblige de décrire un cercle. Les os du fternum font avec ceux des vertebres du dos , deux
points fixes, à l'égard des côtes, ce qu'on ne
fçauroit nier , fi on prend garde à la forte con-
néxion du fternum avec les clavicules , & de
ces deux derniers os avec l'omoplate. Cette remarque eft d'autant plus néceffaire , que ce
n'eft qu'à raifon du point fixe du fternum à l'é-
gard des côtes , que tous les mufcles intercoftaux , tant internes qu'externes , doivent fervir à la dilatation de la poitrine , contre la fça-
vante démonftration que l'illuftre M. Baile en
a donné dans fes problêmes. C'eft par la même
raifon que le mufcle triangulaire du fternum ,
doit auffi fervir au même ufage , en tant que
repliant le cartilage des côtes en dedans , où il
va s'inférer , il oblige celles-ci à s'élever par
le milieu de leur cercle , parce qu'elles trouvent une réfiftance infurmontable à leur autre
extrémité , du côté des vertebres.

IV.
Le dia-
phragme fert
à l'infpira-
tion.

Il y a donc fix paires de mufcles qui fervent
à dilater la poitrine, en écartant toutes les côtes
les unes des autres , & en portant en déhors ,
leurs parties recourbées , conftamment attachées & immobiles à leurs deux extrémités ;
toutes les côtes ne fçauroient ainfi fe mouvoir
du dedans en dehors , que cet autre mufcle impair de la refpiration qu'on nomme le diaphragme , ne foit tiraillé par tous les points de fa
circonférence , par lefquels il eft attaché aux

côtes, & par-conféquent ce diaphragme doit, de courbé qu'il étoit auparavant, devenir plan, & fe contracter tout comme les autres mufcles de la refpiration, avec cette feule différence que, tandis que ceux-ci fervent en fe contra-ctant à retirer les parties mobiles aufquelles ils font attachez, le diaphragme en fe contractant, ne fait qu'agrandir la cavité de la poitrine, afin que l'air puiffe entrer plus librement dans le poumon, & il pouffe en dehors, vers la région inférieure du bas ventre, tous les vifceres qui y font contenus.

Or que le diaphragme agiffe pour l'infpira-tion, de la maniere que je viens de le dire, pour s'en convaincre, il n'y a qu'à l'éxaminer. C'eft un mufcle triceps & digaftrique, c'eft-à-dire qui a trois têtes & deux ventres; les deux principales têtes qu'on nomme les ten-dons du diaphragme, font fituées & forte-ment attachées fur les deux parties latérales du corps des trois vertebres fupérieures des lom-bes, (c'eft entre ces deux tendons & fur le côté gauche, que paffe l'artere aorte & im-médiatement au deffous, eft fitué le réfervoir de Pequet.) L'autre partie du diaphragme qu'on peut prendre pour la troifiéme tête, eft ce qu'on appelle fon centre nerveux qui fe trou-ve percé, pour donner paffage à la veine-cave. Des deux ventres du diaphragme, à raifon def-quels il eft appellé mufcle digaftrique, l'un eft fupérieur & l'autre inférieur, ayant entre deux le centre nerveux; le ventre fupérieur eft atta-ché à toute la circonférence intérieure de l'ex-trémité des fauffes côtes & du cartilage xi-

V.
Defcription
du diaphrag-
me.

phoïde du sternum ; le ventre inférieur de ce même diaphragme en conftitue toute la partie inférieure & fe termine aux deux tendons que noûs avons dit s'attacher au corps des vertebres des lombes. Les fibres charnuës de ce ventre inférieur, laiffent entr'elles une ouverture, pour laiffer paffer l'œfophage.

V I.
Des muf-cles de l'ex-piration.

Les mufcles qui fervent à l'expiration ou à refferrer la poitrine en tirant les côtes en bas, font tous ceux de l'abdomen, le petit dentelé poftérieur & inférieur, & le facrolombaire. Les mufcles de l'abdomen font au nombre de huit ou dix, quatre à cinq de chaque côté, à fçavoir, le grand oblique, le petit oblique, le tranfverfal, le droit & le piramidal ; ce dernier ne fe trouve pas toujours.

V I I.
Du grand oblique de l'abdomen.

Le grand oblique, externe, ou defcendant eft ainfi appellé à raifon de fa fituation, & parce que fes fibres font difpofées obliquement de haut en bas. Il prend fon origine de la partie fupérieure des os pubis par deux tendons, au milieu defquels on remarque que ce mufcle eft percé pour donner paffage aux vaiffeaux fpermatiques, il s'attache auffi à la circonférence des os des îles, & aux apophifes tranfverfes des vertebres des lombes, il va couvrir toutes les fauffes côtes & s'attache au grand dentelé, par quatre ou cinq digitations, & aux parties offeufes des fept côtes inférieures, & il fe termine à la ligne blanche.

V I I I.
Du petit oblique.

Le petit oblique interne ou afcendant, dont les fibres font difpofées obliquement de bas en haut, eft fitué immédiatement au deffous du grand oblique ; il prend comme lui, fon origine de la partie supérieure de l'os pubis, de la lévre interne des os des îles, & des apophifes transverfes des vertebres des lombes, il s'atache par une extrémité charnuë, à la partie externe des trois fauffes côtes inférieures, & va fe terminer à la ligne blanche, par une large & double aponevrofe, c'eft dans la duplicature de cette apophife, qu'eft enfermé le mufcle droit. Ce petit oblique eft percé par le bas, comme le grand oblique, pour laiffer paffer les vaiffeaux fpermatiques.

Le mufcle tranfverfal reçoit fon nom d'une de fes origines, & de la difpofition de fes fibres charnuës, il vient des apophifes tranfverfes des trois vertebres inférieures des lombes, & de la lévre interne des os des îles, & va s'atacher à la circonférence intérieure de la feconde & de la troifiéme des fauffes côtes, fe continuant jufqu'au cartilage xiphoïde, il eft très-fortement attaché au péritoine, & fe termine à la ligne blanche.

I X.
Du mufcle
tranfverfal.

Le mufcle droit de l'abdomen, fitué dans la réduplicature de l'aponovrofe du petit oblique, prend fon origine de la partie fupérieure des os pubis, & montant tout droit, va s'inférer à côté du cartilage xiphoïde. Il eft traverfé de trois ou quatre interfeêtions nerveufes qui le font paroître comme un compofé d'autant de petits mufcles. Ces interfeêtions augmentant fon reffort, fervent à fortifier fa contraêtion.

X.
Du muf-
cle droit de
l'abdomen.

Le mufcle piramidal, ainfi dit à raifon de fa figure piramidale, prend fon origine de la partie fupérieure des os pubis près de leur union, qu'on nomme fimphife, il fe termine à

X I.
Du pirami-
dal.

H iij

la partie inférieure & externe du muscle droit
dont il fortifie l'action, il ne se trouve pas toujours. Les autres quatre paires suffisent à tous
les usages dont le principal est pour l'expiration ; c'est aussi pour cela qu'on doit toujours
leur faire prendre origine, comme nous avons
fait, des os pubis, de ceux des îles, & des
apophises transverses des vertebres des lombes,
pour s'aller terminer aux côtes qui sont les plus
mobiles de toutes ces parties. M. Poupart a
observé une espece de corps tendineux qui va
de l'épine de l'os îléon à l'os pubis, c'est ce
qu'il appelle muscles suspenseurs de l'abdomen ;
mais ce ne sont qu'une partie des fibres de l'a-
ponévrose du grand oblique, qui se ramassent
en cet endroit, cela fortifie le bas-ventre contre l'impulsion des visceres. On doit plutôt les
appeller ligamens de Poupart.

XII.
Divers
usages des
muscles de
l'abdomen.

Les muscles de l'abdomen, outre leur principal usage de tirer les côtes en bas pour l'expiration, servent avec le péritoine & les tégumens à contenir les visceres du bas-ventre,
ils servent encore par leur mouvement alterna-
tif, à presser ces mêmes visceres pour y faciliter la circulation du sang, la digestion des alimens, la distribution du chile, la sortie des
gros excrémens, de l'urine & à l'exclusion du
fœtus. C'est pourquoi ces muscles d'un côté
s'entrecroisent à la ligne blanche avec ceux du
côté opposé, comme on peut aisément s'en
convaincre, après avoir détaché l'oblique externe d'un côté & l'interne de l'autre, on n'a
qu'à disséquer quelques-unes des fibres charnuës de ces deux muscles, en les continuant

jufqu'à la ligne blanche; l'on trouve que les fibres d'un mufque oblique defcendant d'un côté font continuës avec les fibres du mufcle afcendant du côté oppofé, & ainfi des autres. De maniere qu'on doit confiderer les quatre paires de mufcles de l'abdomen, comme quatre mufcles digaftriques, lefquels à raifon de l'origine qu'ils prennent des apophifes tranfverfes des vertebres des lombes, peuvent en fe contractant diminuer la cavité du bas-ventre & en preffer les vifceres, à peu près comme feroient les deux mains dont les doigts feroient croifés les uns dans les autres. La ligne blanche n'eft autre chofe que la jonction des aponévrofes des mufcles de l'abdomen, qui conftituent un trait blanc depuis le cartilage xiphoïde jufqu'à la fimphife des os pubis.

Les deux autres mufcles qui fervent à l'expiration, font le petit dentelé poftérieur & inférieur & le facrolombaire. Le premier fitué à la partie poftérieure du dos, prend fon origine des apophifes épineufes des vertebres fupéricures des lombes & s'infere à la partie inférieure & poftérieure des quatre dernieres fauffes côtes. Le fecond prend fon origine de l'os facré, de la partie poftérieure des os des îles & des vertebres inférieures des lombes, d'où il prend le nom de facrolombaire; il fe divife près de la derniere des fauffes côtes, & donnant un petit tendon à chacune, il fert à les tirer en bas, & va fe terminer à la premiere des vraies côtes.

Des mufcles de la refpiration, les uns fervent à l'expiration, & les autres à l'infpiration;

ceux-ci n'ayant befoin d'aucune autre préparation que de les laiffer en place , nous pafferons
d'abord à ceux qui fervent à l'expiration , mais
auparavant il faut remarquer qu'on doit féparer de leur origine les deux petits dentelés
fupérieurs & emporter les gros vaiffeaux qui
paffent entre les deux branches antérieures du
fcalenne , tels que font les nerfs brachiaux &
l'artere axiliaire. On doit auffi féparer les intercoftaux externes , feulement par une de leurs
extrémités , pour faire voir les internes. Pour
préparer les mufcles de l'expiration , nous commencerons par ceux de l'abdomen , & pour les
découvrir , nous ferons une incifion longitudi-
nale depuis le cartilage xiphoïde jufqu'à l'os
pubis le long de la ligne blanche , fans couper
l'ombilic , auquel on fait enfuite répondre
deux incifions tranfverfales qu'on commence
une à chaque lombe pour en former une cruciale avec la premiere ; on enleve enfuite les
quatre angles que produifent ces incifions jufqu'à la circonference des os pubis , & par ce
moyen on découvre les grands obliques qu'il
faut lever fur les côtes où ils font joints avec le
grand dentelé ; on coupe avec la pointe du
fcapel de chaque côté jufques vers les lombes ,
prenant bien garde quand on eft parvenu jufqu'à la cinquiéme des fauffes côtes , de n'enlever avec lui l'oblique interne ou afcendant ,
& on continue à le féparer jufqu'aux os des îles
dont on le détache ; on remarque à la partie
inférieure de ce mufcle , là où il eft attaché
au pubis , un anneau par où paffent des productions du péritoine ; on conduit ce mufcle

juſqu'à la ligne blanche où il ſe termine par une longue aponévroſe. On commence enſuite à détacher l'oblique interne des os des îles, & montant juſqu'aux fauſſes côtes, on prend garde de n'enlever avec lui le tranſverſal qui eſt au deſſous & qu'on diſtingue aſſez par la difference de ſes fibres; ce muſcle eſt auſſi percé à ſa partie inférieure pour laiſſer paſſer les productions du péritoine, on le conduit auſſi juſqu'à ſon aponévroſe, & on dévelope enſuite le muſcle droit de l'aponévroſe des obliques, vers la partie inférieure de laquelle on voit paroître un petit muſcle nommé piramidal, on lui donne un coup de ſcapel de chaque côté, & on paſſe un ſtilet deſſous pour conduire ſon tendon juſqu'à la ligne blanche. Enſuite on ſépare doucement avec les ongles le tranſverſal d'avec le péritoine, prenant garde de ne le pas déchirer. Il nous reſte pour finir les muſcles de l'expiration, à diſſequer le ſacrolombaire & le dentelé poſtérieur & inférieur; celui-là ne ſe leve point, & on donne ſeulement quelques coups de ſcapel entre lui & le ſacré & le petit dentelé poſtérieur & inférieur qui eſt ſous le grand dorſal, comme nous avons dit, & qu'on doit ſéparer du quarré des lombes.

Quoiqu'il conſte par expérience, que le mouvement de l'épine ne ſe paſſe pas préciſément entre la derniere vertebre du dos & la premiere des lombes, & que les vertebres du dos ſont mobiles entr'elles, & celles des lombes encore plus, l'uſage a voulu qu'on appellât mouvement des lombes, les différentes fléxions que la derniere vertebre du dos fait ſur la premiere des lombes

XV.
Des muſcles des lombes.

comme il a été remarqué dans l'ostéologie. Ce mouvement du dos & des lombes, est de trois, especes, dont l'un se fait en devant, par les muscles de l'abomen & les deux muscles propres à ce mouvement qui s'appelle fléxion; l'autre en derriere, qu'on nomme extension, & l'autre se fait par côté à droite & à gauche; outre cela, il y a le mouvement circulaire composé de ceux-là. La fléxion se fait par deux muscles, un de chaque côté, il est appellé communément le quarré à raison de sa figure, il prend son origine de la lévre extérieure de la crête des os des îles & des parties latérales & supérieures de l'os sacré, il s'attache à toutes les apophises transverses des vertebres des lombes, & il va se terminer à la derniere des fausses côtes. L'extension des lombes se fait par deux paires de muscles, à sçavoir par le *longissimus dorsi* & le demi épineux. Le premier a la même origine que le sacrolombaire, avec qui il est d'abord confondu, & s'insere à toutes les apophises transverses des vertebres du dos, en envoyant toujours des fibres au sacrolombaire. Le demi épineux prend origine des épines de l'os sacrum & des vertebres des lombes, & s'insere aux apophises épineuses des vertebres du dos.

Après avoir écarté le *latissimus dorsi*, on n'a qu'à dégraisser tous les muscles & séparer leur différens tendons par quelques coups de scapel qu'on peut donner entr'eux, pour qu'ils soient préparés, puisque d'ailleurs ils sont assez apparens.

XVI.
Le col se meut avec la tête.

Avant de parler des muscles qui fléchissent le col, & de ceux qui servent à l'étendre, on

doit remarquer que la tête étant fortement attachée avec la premiere vertebre du col , celle-ci
ne fçauroit fe mouvoir que la tête ne fe meuve,
tandis que la tête avec la premiere vertebre du
col fe meuvent circulairement , fur la feconde
vertebre , le refte du col demeure immobile,
cela fe déduit aifément de ce qui a été dit dans
l'oftéologie.

Le col fe fléchit par une paire de mufcles **XVII.** *Du long* qu'on nomme à raifon de fa figure , le long ; il *fléchiffeur* prend fon origine du corps des trois vertebres *du col.*
fupérieures du dos , en leurs parties latérales ,
& étant couché fur toutes les vertebres du col ,
il va s'inférer aux cinq ou fix vertebres fupérieures du col, ainfi il fert à fléchir la tête ,
en fléchiffant le col. La plûpart des Anatomiftes joignent à ce mufcle long , le fcalenne , mais
celui-ci fert à dilater la poitrine , comme il a
été démontré ci-deffus.

Le col eft relevé en derriere , c'eft-à-dire **XVIII.** *Des exten-* étendu , par fept paires de mufcles , à fçavoir *feurs du col.*
l'épineux tranfverfal , le tranfverfal épineux , &
les cinq paires d'entr'épineux. L'épineux tranfverfal prend origine des épines des vertebres
fupérieures du dos, les deux ou trois premieres
exceptées , & s'infere aux tranfverfes du col.
Le tranfverfale épineux, prend origine des apophifes tranfverfes des vertebres fupérieures du
dos & des inférieures du col , & s'infere aux
épines des vertebres du col. Les entr'épineux de
Covvper , qui font très diftincts , quoique fort
petits , font entre les apophifes épineufes des
fix vertebres inférieures du col, ils prennent
chacun origine de l'apophife épineufe de la ver-

tebre qui eſt par deſſous, & s'inſerent à l'apo⸗
phiſe épineuſe de la vertebre qui eſt par deſſus
reſpectivement.

XIX.
Du mou-
vement laté-
ral du col.

Le col outre le mouvement de fléxion &
d'extenſion, peut être porté de côté ſur l'une
& l'autre épaule, par les differentes contractions des muſcles d'un même côté, comme
nous l'avons remarqué au mouvement demi-
circulaire des lombes. Nous pouvons, par
exemple, porter le col avec la tête, ſur l'é-
paule droite, lorſque le long, le tranſverſal
épineux & l'épineux tranſverſal du côté droit,
agiſſans de concert, l'emportent ſur les muſcles du même nom, qui ſont du côté gauche.

La préparation des muſcles du col a été dé-
crite au Chapitre cinquiéme avec celle des
muſcles de la tête.

CHAPITRE VIII.

Des Muſcles de la cuiſſe & de la jambe.

I.
Des mou-
vemens de la
cuiſſe.

NOUS fléchiſſons la cuiſſe, en la levant
en haut du côté du bas ventre, à la faveur de trois muſcles, ſçavoir, le pſoas, l'î-
liaque, & le pectinéus. Nous l'étendons en la
portant ſur le derriere, par la contraction d'autres trois muſcles appellés feſſiers; nous la portons en dedans, & approchons les deux cuiſſes
l'une de l'autre, par un muſcle triceps, nous les
écartons l'une de l'autre, & les portons en dehors, par quatre petits muſcles appellés quadrigemeaux. Nous tournons la cuiſſe en rond,

par la contraction sucessive de tous ces muscles aufquels on a coutume d'ajouter les deux obturateurs, ainsi dits, parce qu'ils ferment le trou ovale des os innominez de l'un & de l'autre côté. Il y a donc treize muscles qui servent aux différens mouvemens de la cuisse, à sçavoir trois pour la fléxion, trois pour l'extension, un pour l'adduction, quatre pour l'abduction, & deux qui concourent avec les autres, pour le mouvement en rond.

Le premier des muscles fléchisseurs de la cuisse, appellé psoas ou lombaire, est cette masse de chair musculeuse, qui prenant du corps & des apophises transverses de la derniere vertebre du dos, & des quatre supérieures des lombes, couvre tout l'espace qui se trouve entre le corps des vertebres des lombes & leurs apophises transverses, pour s'aller insérer au petit trocanter, sur quoi il est bon de faire remarquer, que lorsque le muscle lombaire se touve pressé par un calcul des reins, ou par une situation un peu génée du fœtus, contenu dans la matrice, on sent un engourdissement considérable dans toute la cuisse, & l'on est obligé de se traîner, parce que ce muscle qui est le principal fléchisseur de la cuisse, ne se contracte qu'avec peine. Le second fléchisseur est dit îliaque, parce qu'il prend son origine dans la lévre interne de la circonférence des os des îles, & qu'il couvre toute la face intérieure de ce même os, pour s'aller inférer avec le psoas, au petit trocanter; l'enfant contenu dans la matrice, peut encore si fort presser ce muscle îliaque, qu'il arrive quelquefois un engourdissement à

I I.
Des fléchisseurs de la cuisse.

la cuisse pareil à celui dont je viens de parler.
Le troisiéme muscle appellé pectinéus, ou vio-
laniste, prenant de la partie supérieure de l'os
pubis, prés de sa simphise, va s'inférer au petit trocanter, un peu au dessous des deux autres.

I I I.
Des ex-
tenseurs ou
muscles fes-
siers.

Le premier des trois fessiers qui servent à
étendre la cuisse, est appellé grand fessier,
parce que prenant son origine de toute la lévre
extérieure de l'os îléon, des épines de l'os sacré & du coxis, il va s'inférer deux travers de
doigts au dessous du grand trocanter. Le second situé au dessous du premier, & qu'on
appelle à raison de sa grandeur & de sa situation, moyen fessier, vient de la face externe
des os des îles, & couvrant le petit fessier, va
s'attacher au grand trocanter. Le troisiéme est le
petit fessier qui prend son origine de la moitié
de la fosse externe du même os, & va s'inférer
à la cavité du grand trocanter.

I V.
Des qua-
drigemeaux.

Les muscles qui servent à porter la cuisse en
dehors, & qu'on appelle à cet égard, abducteurs de la cuisse, sont improprement nommés
quadrigemeaux, il n'y en a que deux qui se
ressemblent assez, pour mériter à juste titre le
nom de gemeaux. Le premier de ces quatre,
est le pyriforme, pyramidal, ou îliaque externe, qui vient de la partie inférieure & externe de l'os sacrum, à l'endroit où l'os des
îles va s'y joindre, & s'inſére à la cavité du
grand trocanter. Le second est le premier des
gemeaux proprement dits, il prend origine de
l'épine postérieure de l'os îschium. Le troisiéme
qui est l'autre gemeau, vient de la tubérosité

de ce même os, & laiffant entr'eux deux l'obturateur interne, ils vont s'inférer à la cavité du grand trocanter. Le quatriéme abducteur de la cuiffe appellé quarré, à raifon de fa figure vient de la tuberofité de l'îfchium, & s'infere auffi à la cavité du grand trocanter.

Ces quatre abducteurs de la cuiffe, ont pour antagoniftes un feul adducteur nommé triceps, parce qu'il a trois têtes, dont la premiere naît de la partie fupérieure de l'os pubis joignant fa fimphife, tout auprès de l'origine du pectinéus, la feconde de la partie moyenne, & la troifiéme du même os, & tout ce triceps va s'inférer par un principe charnu, tout le long de la ligne qu'on remarque à la partie intérieure du fémur, & qu'on nomme fa crête.

Le mouvement en rond de la cuiffe ne fçauroit fe faire que par la contraction fucceffive de tous ces mufcles, cependant on a coutume de l'attribuer aux deux obturateurs, dont l'un eft appellé obturateur externe, parce qu'il prend fon origine de la circonférence extérieure du trou ovale de l'os innominé, fitué fur le quarté, il va s'inférer à la cavité du grand trocanter ; on croyoit que ce petit mufcle fervoit à tourner la cuiffe en rond de dehors en dedans, tandis qu'on attribuoit le mouvement en rond, de cette même cuiffe du dedans en dehors, à l'obturateur interne, lequel prenant fon origine de la circonférence intérieure du même trou ovalaire, fitué entre les deux gémeaux, va paffer fon tendon dans la rénure qui fe rencontre entre l'épine & la tubérofité de l'îfchium, pour s'attacher à la cavité du grand trocanter.

V.
Du triceps.

V I.
Des obturateurs.

Je crois que ces obturateurs conçourent tous les deux avec les autres muscles à tourner la cuisse en dehors ; le pectinéus & le triceps leur servent dans ce cas, d'antagonistes.

VII.
Des mou-
vemens de la
jambe.

On sçait par l'ostéologie que la jambe est composée de deux os, dont le plus gros est appellé tibia, & le petit péroné, & que le premier est articulé à la partie inférieure du fémur, par une espece de ginglime lâche, à raison de laquelle nous pouvons étendre la jambe, en la portant en devant, nous la fléchissons, en la portant en derriere, & nous pouvons la porter un peu en dedans & dehors. Ces quatre mouvemens se font, à la faveur de onze muscles, sçavoir, quatre pour l'extension, autant pour la fléxion, un pour la porter en dedans, & deux pour la porter en dehors.

VIII.
Des exten-
seurs de la
jambe.

Le premier des extenseurs de la jambe est le droit grêle antérieur qui prend de l'épine inférieure & antérieure des os des îles ; le second & le troisiéme, sont les deux vastes dont l'externe naît du grand, & l'interne du petit trocanter. Le quatriéme est appellé crural, parce qu'il est couché & fortement attaché tout le long de la partie antérieure de l'os de la cuisse, ces quatre extenseurs de la jambe, situez à la partie antérieure de la même cuisse, se terminent tous ensemble en une seule aponevrose, qui couvre & embrasse la rotule, pour s'aller attacher à cette éminence qu'on trouve à la partie antérieure & supérieure du tibia.

IX.
Des flé-
chisseurs de
la jambe &
du coususier.

Les quatre fléchisseurs de la jambe sont le grêle postérieur, le demi nerveux, le demi membraneux, & le biceps. Le premier
vient

vient de la partie inférieure de l'os pubis, &
s'insere par un tendon grêle à la partie poftérieure & supérieure du tibia. Le second
vient de la tubérosité de l'îschium, & s'infére par un principe nerveux à deux doigts,
au dessous de la tête du tibia. Le troisiéme naît
par un principe membraneux, du même endroit
que l'autre, & va s'inférer à la partie postérieure du tibia. Le quatriéme se nomme biceps,
à raison de deux têtes, dont l'une prend de la
tubérosité de l'os îschium au dessous des autres,
par un tendon assez fort, & l'autre de la partie
moyenne & postérieure de l'os de la cuisse, pour
s'aller ensuite inférer toutes les deux, par un
feul tendon, à la partie supérieure & postérieure du péroné. Le muscle qui sert à nous faire
porter la jambe en dedans, pour la pouvoir
croiser sur l'autre, se nomme couturier. Il
prend son origine de l'épine supérieure & antérieure des os des îles; il est couché obliquement au dessus des autres, & il va s'inférer à
la partie supérieure & interne du tibia.

Les deux abducteurs de la jambe, c'est-à-
dire, les deux muscles qui nous font porter la
jambe du dedans en dehors, & qui font antagonistes au couturier, font le fascialata & le
poplité. Le premier prenant son origine par
un principe charnu de l'épine supérieure &
antérieure des os des îles, s'épanoüit en une
large membrane qui couvre tous les muscles de
la jambe qui se trouvent situés à la partie externe de la cuisse, il se va ensuite inférer à la
partie supérieure & externe du péroné. Le poplité, autrement appellé jarretier, est cette

X.
Du fascia-
lata & du po-
plité ou jar-
retier.

chair mufculeufe qu'on voit au deſſous du jarret, prendre ſon origine du condile externe du fémur, pour s'inſinuer obliquement à la partie poſtérieure & ſupérieure du tibia.

X I.
Diſſection
des muſcles
de la cuiſſe &
de la jambe.

Pour préparer les muſcles de la cuiſſe & de la jambe, on doit enlever la membrane commune des muſcles, en faiſant une inciſion depuis l'os pubis & la circonférence des os des îles juſqu'au périné, & entre les deux feſſes juſqu'à l'os ſacrum. On la continue le long de la partie interne de la cuiſſe juſqu'au genouil, prenant garde en l'enlevant de n'emporter le faſcialata & le couturier qui ſont fort cutanés. On commence enſuite la diſſection par les fléchiſſeurs de la cuiſſe, parmi leſquels le pſoas & l'iliaque n'ont beſoin que de dégager leurs tendons à l'endroit de leur inſertion, en emportant tous les corps glanduleux & graiſſeux des aînes, & par ce moyen le pectinéus ſe trouve auſſi préparé. On conduit enſuite le couturier & le faſcialata juſqu'à leur inſertion, ſans les détacher d'aucune part, ſi ce n'eſt en les ſéparant des extenſeurs de la jambe. Le grêle antérieur, l'un & l'autre vaſte, & le crural ſe doivent ſéparer ſeulement les uns des autres, en les laiſſant attachés à leur origine, pour les conduire juſqu'à leur réunion qui forme au deſſus du genouil un fort tendon large & aponévrotique, lequel enveloppant toute la rotule s'attache à la partie ſupérieure du tibia où il faut le laiſſer adhérent ; de-là on paſſe à la partie poſtérieure de la cuiſſe pour en commencer la diſſection, par le grand feſſier qu'on détache de l'os ſacrum & de toute

la circonférence de l'os des îles, & qu'on diffeque jufqu'à fon infertion qui eft au deffous
du grand trocanter. Le moyen feffier doit auffi
être féparé de fon origine, & le petit refter
adhérent à l'une & à l'autre de fes attaches ;
la diffection de ceux-ci met à découvert les
quadrigemeaux qu'on doit féparer les uns des
autres, prenant garde en féparant les deux jumeaux, proprement dits, de ne pas couper le
tendon de l'obturateur interne qui fe trouvera
préparé, fi on a eu le foin de bien enlever
toutes les graiffes qui fe trouvent dans cet endroit. On détache enfuite la premiere tête du
biceps, de fon origine pour faciliter la démonftration du demi-nerveux & du demi-
membraneux ; on conduit les tendons de tous
ces mufcles, jufqu'à ce que rencontrant la feconde tête, on puiffe les féparer toutes deux
de l'un & de l'autre vafte, du demi-nerveux
& du demi-membraneux, on conduit les tendons de tous ces mufcles jufqu'à leur infertion ;
& comme la préparation du poplité eft la même que celle de l'anconéus de l'avant-bras, on
paffe aux adducteurs de la cuiffe, lefquels on
dégage du grêle poftérieur, qu'on laiffe attaché
à la partie inférieure de l'os pubis & à la fupérieure du tibia.

CHAPITRE IX.

Des Muscles du pied & de ses doigts.

I.
Des fléchisseurs du pied.

NOus fléchissons le pied, en levant la pointe en haut, par la contraction de deux muscles. Nous l'étendons au contraire, en portant sa pointe en bas, par six que l'on pourroit réduire à trois ou quatre; les deux fléchisseurs sont appellés à raison de leur situation, l'un jambier antérieur, & l'autre péronier antérieur. Celui-là prend son origine de la partie supérieure & externe du tibia [qu'on appelle vulgairement l'os de la jambe, parce qu'il est le plus gros des deux] & passant son tendon sous le ligament annulaire, il va s'inserer à la partie supérieure & externe de l'os naviculaire & du cunéiforme qui soutient le gros doigt du pied. Le péronier antérieur vient de la partie moyenne & externe du péroné, passe son tendon sous le ligament annulaire, & par la fissure de la malléole externe pour s'aller inserer à la partie latérale & externe de l'os du métatarse qui soutient le petit doigt.

I I.
Des deux gemeaux du solaire & du plantaire.

On compte ordinairement pour les extenseurs du pied six muscles, sçavoir les deux gémeaux, le solaire, le plantaire, le jambier postérieur & le peronier postérieur. L'un des gémeaux naît du condile interne, & l'autre du condile externe du fémur, & le solaire naît de la partie supérieure & interne du péroné; ces trois muscles peuvent être pris pour un seul &

même muscle, qu'on peut appeller triceps, parce qu'il a trois têtes, & qu'il n'y a qu'un seul
gros tendon qu'on nomme, le tendon d'Achille
& qui va s'inférer à la partie supérieure & postérieure du calcanéum. Le plantaire prend son
origine par un principe charnu, du condile
externe du fémur & couché par-dessous le gé-
meau, il dégénere en un seul tendon long &
grêle qu'on suit jusqu'au calcanéum, où il s'infere.

Le jambier postérieur vient de la partie postérieure & supérieure du tibia, ou du grand os
de la jambe auquel il est fortement attaché,
en descendant obliquement, il passe son tendon
sous le ligament annulaire & dans la fissure de
la malleole interne pour s'inférer intérieurement
à l'os naviculaire autrement dit scaphoïde. Le
péronier postérieur naît de la partie postérieure
& supérieure du péroné & passant son tendon
sous le ligament annulaire, & dans la fissure de
la malléole externe, il va s'attacher à la partie latérale & extérieure de l'os du métatarse qui soutient le pouce. Il paroît donc parce que nous
venons de voir, qu'on peut seulement compter
trois muscles pour l'extension du pied, un triceps composé des deux gémeaux & du solaire,
le jambier postérieur, & le péronier postérieur.

Les doigts de pied sont comme ceux de la
main, étendus en s'élevant en haut, fléchis en se
courbant en bas, & approchez ou éloignez les
uns des autres, & cela par des muscles communs
aux quatre derniers doigts, ou propres au pouce
& au petit doigt. Les extérieurs communs aux
quatre doigts, excepté le pouce, font deux, le

III.
Du jambier
postérieur &
du péronier
postérieur.

IV.
Des exten-
seurs des
doigts du
pied.

long & le court , fçavoir , le long qu'on appelle autrement extenfeur commun des orteils , prend origine de la partie fupérieure & interne du péroné & du tibia , & paffant fous le ligament annulaire , il fe fend en cinq tendons dont les quatre premiers vont s'inférer à la derniere rangée des phalanges ; le cinquiéme tendon s'infére à l'os du métatarfe qui foutient le dernier doigt ; il y a en partie une diftinction mais légere , entre le ventre qui produit ce tendon & celui qui produit les quatre autres. Le court extenfeur commun , vient de la partie extérieure du calcanéum & de la fupérieure de l'aftragal , fe fend en quatre autres tendons fitués obliquement au-deffous des autres , avec lefquels ils fe croifent , ils vont s'inférer auffi aux dernieres phalanges des quatres doigts , il envoye même toujours un tendon au pouce. Outre cela le pouce a fon extenfeur propre qui naît de la partie moyenne & antérieure du tibia & paffant fon tendon fous le ligament annulaire , va s'inférer à la feconde rangée des os du pouce. Quelques uns lui donnent un fecond extenfeur propre, mais mal-à-propos, ce n'eft que la porrion du pedieux qui produit le tendon qu'on a dit.

V.
Des fléchiffeurs des doigts du pied.

La fléxion des doigts du pied fe fait par trois mufcles fçavoir par deux communs aux quatre doigts , le fublime & le profond , & un propre au pouce. Le fublime fitué à la plante du pied prend fon origine de la partie poftérieure & inférieure du calcanéum & fe divife en quatre tendons percés pour laiffer paffer ceux du profond , ils vont s'inférer à la feconde phalange

des quatre derniers orteils. Le profond vient
de la partie fupérieure & poftérieure du tibia,
& paffant fon tendon fous le ligament annulaire
& à la fiffure de la malléole interne, il fe divife
en quatre tendons, lefquels paffant par les trous
du fublime, vont s'inférer à la derniere phalange
de tous les orteils, excepté le pouce. Celui-ci
eft fléchi par deux fléchiffeurs propres, le long
& le court; le long fléchiffeur du pouce vient
de la partie fupérieure du péroné, & paffant fous la finuofité du calcanéum, il va s'inférer au dernier os du pouce, le court fléchiffeur du pouce prend origine de la partie inférieure du premier os cuneïforme, & s'attachant
aux os féfamoïdes du gros orteil, s'infere à la partie inférieure de fa premiere phalange. Les quatre petits mufcles qui font attachés aux tendons
du profond & qu'on appelle les quatres lombricaux, fervent ici comme à la main à fléchir les
doigts & je les regarde comme des continuités
du même profond, mais en même tems qu'ils
fléchiffent, ils font auffi l'adduction de la premiere phalange.

Les interoffeux fitués dans les efpaces qui fe
rencontrent entre les os du métatarfe, fe divifent en externes & internes, les uns & les
autres prennent leur origine des os du métatarfe
& s'inferent, fçavoir les externes au commencement de la premiere phalange des doigts extérieurement, qu'ils éloignent du pouce, & les
internes s'inferent au commencement de la premiere phalange des doigts du côté oppofé, c'eft-
à-dire intérieurement, ainfi ils les approchent
du pouce.

V I.
Des muf-
cles intérof-
feux du pied.

V I I.
Du ténar,
de l'antité-
nar & de l'hy-
poténar du
pied.

Quoiqu'on compte ordinairement huit interosseux, au pied comme à la main, on n'en
doit pourtant reconnoître que six, sçavoir trois
externes, & trois internes, parce qu'ils ne
remplissent que trois espaces que laissent les
quatre derniers ôs du métatarse. Le pouce fait
son abduction particuliere par une masse charnuë appellée ténar, laquelle prenant de la partie latérale & interne du calcanéum, va s'insérer
intérieurement à côté de la premiere phalange
du poucé, pour l'éloigner des autres doigts, au
lieu que le même pouce est raproché de ces mêmes doigts, par son adducteur particulier, appellé antiténar, qui naît du second os cunéiforme,
du second & du troisiéme du métatarse, à la
plante du pied, & s'étant attaché à l'os sésa-
moïde externe du premier article du gros orteil,
il s'insere à la premiere phalange du même
doigt, le tirant sur le côté qui regarde les autres. Le petit doigt du pied comme celui de la
main, peut être porté en dehors des autres
doigts, dont il s'éloigne à la faveur de cette
autre masse de chair appellée hypoténar, qui
prend ici de la partie postérieure & latérale du
calcanéum & du cinquiéme os du métatarse,
pour s'aller insérer extérieurement à la premiere
phalange du même orteil, qu'il tire selon une
direction moyenne entre l'adduction & la fléxion.

V I I I.
Dissection
des muscles
du pied & de
ses doigts.

Comme les fléchisseurs du pied sont presque
dissequés d'eux-mêmes, & qu'il n'y a qu'à les
séparer du long extenseur commun des orteils,
& de l'extenseur propre du gros orreil, nous
passerons aux extenseurs du même pied; la dis-

section desquels nous commencerons par les jumeaux qu'on doit séparer l'un de l'autre, & du
solaire, prenant garde de ne pas couper le
tendon du plantaire. On disseque les muscles de
haut en bas, en les conduisant jusqu'à leur tendon commun, qu'on nomme le tendon d'A-
chille, qu'on laisse attaché au calcanéum. En
écartant les jumeaux & le solaire, on apperçoit
le jambier postérieur qu'il faut séparer du fléchisseur propre du pouce & du profond, en
conduisant les tendons de ceux-ci, jusqu'à la
sinuosité du calcanéum, pour passer ensuite à la
plante du pied, où il faut enlever une forte apo-
névrose qui couvre les muscles qui s'y trouvent,
à sçavoir, le sublime qui doit être détaché de
son origine, pour qu'en le séparant du ténar &
de l'hypoténar, au milieu desquels il se trouve,
l'on puisse plus commodément préparer la courte tête du profond & les lombricaux, comme il
a été dit à la main. La dissection du dos du pied
sera accomplie en dissequant seulement le pedieux & les autres tendons extenseurs des orteils.

TABLE MYOLOGIQUE.

L'ON est souvent obligé en pratique de se remettre la situation des muscles qu'on doit couper dans les différentes opérations de Chirurgie ; cependant quelque versé qu'on soit en Anatomie, il arrive quelquefois qu'on n'a pas cette situation assez présente, parce qu'on ne se souvient pas bien du nom, de l'origine, de l'insertion & des usages de chaque muscle en particulier, on pourra d'un seul coup d'œil se représenter ces quatre choses en examinant la Table myologique que j'ai crû devoir ajouter ici pour la commodité des Lecteurs. Cette Table fera de quelque secours pour les démonstrations anatomiques. C'est ce qui m'oblige d'y suivre le même ordre de dissection que j'ai tenu ci-devant.

Des Muscles de la Face.

	NOM.	ORIGINE.	INSERTION.	USAGE.
1. Des muscles du front, de l'occiput, & de l'oreille externe.	2. Frontaux.	Vers la suture coronaire.	Sous le front jusqu'aux sourcils.	A rider & étendre la peau du front.
	2. Occipitaux.	Sont une continuité des muscles frontaux.	Jusqu'à la partie inférieure & postérieure de l'occiput.	A rider & étendre la peau du crane.

NOM.	ORIGINE.	INSERTION.	USAGE.	
2. Muscles de l'oreille.	Sont une continuité des Muscles frontaux & occipitaux.	Jufqu'au cartilage de l'oreille externe.	Font mouvoir les cartilages de l'oreille. Les Muscles ci-deffus conftituent le panicule charnu de la tête.	
Le releveur propre des paupieres.	De la partie inférieure de l'os coronal qui conftitue le fonds de l'orbite.	A l'extrémité du tarfe de la paupiere fupérieure.	Font ouvrir les yeux en relevant la paupiere fupérieure.	II. Les paupieres ont deux mufcles.
L'orbitaire des paupieres.	Fait le tour des paupieres.	N'a point d'infertion.	Ferme les yeux.	III. L'œil a fix mufcles.
1. Le fuperbe ou le releveur du globe de l'œil.	Du fonds de l'orbite au deffous du releveur de la paupiere fupérieure.	Se termine à la partie fupérieure du bord de la cornée.	Eleve le globe de l'œil en haut.	
2. L'abbaiffeur, ou l'humble, ou le capucin.	De la partie inférieure du fonds de l'orbite.	S'infere à la partie inferieure du bord de la cornée.	Tire l'œil en bas.	

NOM.	ORIGINE.	INSERTION.	USAGE.
3. L'adducteur, ou buveur, ou liseur.	De la partie interne & latérale du fonds de l'orbite.	A la partie interne & latérale du globe de l'œil.	Porte l'œil vers le nez pour lire.
4. L'abducteur ou dédaigneur.	De la partie externe & latérale du fonds de l'orbite.	A la partie externe & latérale du bord de la même cornée.	Porte l'œil en dehors pour regarder de travers.
5. Le grand oblique ou grand trocléateur.	Du fonds de l'orbite entre les principes de l'adducteur & du superbe.	Passe dans une petite poulie, & s'insére à la partie latérale du bord de la cornée.	Fait tourner l'œil en rond, & sert à faire paroître amoureux.
6. Le petit oblique.	Au dessous du grand canthus extérieurement.	Obliquement à la cornée vers le petit canthus près de l'abducteur.	Sert à porter obliquement l'œil en dehors.
IV. Les muscles des lévres sont treize. 2. Incisifs.	De la circonférence extérieure du bas de l'orbite.	A l'endroit de la lévre supérieure qui répond aux dents incisives & s'attachent aux aîles du nez.	Relevent la lévre supérieure & les narines par accident.

Nom.	Origine.	Insertion.	Usage.
2. Triangulaire.	De la lévre de la machoire inférieure.	Par la commiffure des deux lévres à la lévre fupérieure.	Abbaiffent la lévre fupérieure.
2. Canins.	Des foffes extérieures de l'os maxillaire qui répondent aux dents canines de la machoire fupérieure.	Par la commiffure des deux lévres à la lévre inférieure.	Relevent la lévre inférieure.
1. Quarrés.	Couvrent le menton entre les deux mufcles triangulaires.	Tout droit à la lévre inférieure.	Abbaiffent la lévre inférieure.
2. Zigomatiques.	Du milieu du zigoma.	A la commiffure des deux lévres.	Tirent les deux lévres de côté.
2. Buccinateurs.	Des deux machoires & dernieres dents molaires.	Forment les jouës & s'inferent à la commiffure des deux lévres.	Tirent les deux lévres de côté, pouffent les alimens vers la langue, & font pouffés en dehors par l'air expiré.

NOM.	ORIGINE.	INSERTION.	USAGE.
	L'orbiculaire des lévres.	Fait le tour des deux lévres.	D'une commissure à l'autre.	Resserre les lévres & les remué en dehors & en dedans.
V. Le nez a sept muscles.	1. Reléveurs des aîles du nez.	Du grand canthus de l'œil.	A la partie latérale & inférieure des aîles du nez.	Ils relevent les narines.
	L'abbaisseur des aîles du nez.	De l'orbiculaire des lévres.	Au dessous du nez à la moustache.	Abbaisse par accident.
	2. Mirthiformes.	De l'incisif de la lévre supérieure.	Aux aîles du nez.	Dilatent les narines par accident avec l'air lors de l'expiration.
	2. Orbiculaires des narines.	De la partie inférieure & latérale des narines.	Font le tour des narines.	Les resserrent par accident avec l'air inspiré.
VI. La machoire inférieure a douze muscles.	2. Crotaphites ou temporaux.	De la cavité des tempes.	A l'apophise coronoïde de la machoire inférieure.	Relevent & resserrent la machoire inférieure.
	2. Ptérigoïdiens internes.	De la fosse interne des apophises ptérigoïdes.	A l'angle de la machoire inférieure.	Idem.

NOM.	ORIGINE.	INSERTION.	USAGE.	
2. Peauciers ou sterno-clinoma-stoïdiens.	Du ster-num & de la clavicule.	A la lévre externe de la machoire inférieure.	Abbaif-fent la ma-choire.	
2. Digaftri-ques.	De l'apo-phife maf-toïde.	A la fim-phife du menton.	Idem.	
2. Maffeters.	Du deffus de la pomet-te & du def-fous du zi-goma.	A la bafe & à l'angle de la ma-choire infé-rieure.	Portent la machoire d'un côté & d'autre.	
2. Ptérigoï-diens exter-nes.	De la foffe extérieure des apophi-fes ptérigoï-des.	Entre les apophifes condiloïde & coronoï-de de la ma-choire infé-rieure.	Portent la machoire en devant.	

Des Mufcles de l'Omoplate.

NOM.	ORIGINE.	INSERTION.	USAGE.	
Le trape-ze ou capu-chon.	De la par-tie pofté-rieure & in-férieure de l'occiput s'attachant aux apophi-fes épineu-fes du dos & du col.	Au deffus & tout le long de l'é-pine de l'o-moplate.	Tire l'o-moplate en haut, en bas & en der-riere.	I. L'omopla-te a fix muf-cles, quatre propres & deux com-muns.

NOM.	ORIGINE.	INSERTION.	USAGE
Le rhomboïde.	Des apophifes épineufes des fix vertebres inférieures du col, & des trois fupérieures du dos.	A la bafe de l'omoplate.	Tire l'omoplate en derriere.
Le petit pectoral ou petit dentelé antérieur.	De l'extrémité de la partie offeufe des quatre côtes fupérieures couché fous le grand pectoral.	A l'apophife coronoïde de l'omoplate.	Tire l'omoplate en devant.
Le releveur propre de l'omoplate.	Des apophifes tranfverfes des trois vertebres fupérieures du col.	A l'angle fupérieur de l'omoplate.	Releve l'omoplate en haut.

Les deux Mufcles communs à l'omoplate & au bras, font le grand pectoral qui le porte en devant, & le très-large qui le tire en bas,

Des

Des Muscles du Bras.

NOM.	ORIGINE.	INSERTION.	USAGE.	
Le deltoïde.	De la moitié de la clavicule de l'acromion & de l'épine de l'omoplate.	Couvre la tête de l'os du bras & va à la partie supérieure & externe du même os.	Il leve le bras en haut.	I. Le bras a neuf muscles, sept propres & deux communs.
Le susépineux.	Remplit la cavité susépineuse de l'omoplate passant sous l'acromion.	Il va se terminer au col de l'os du bras.	Idem.	
Le grand dorsal très-large, ou scalptor ani.	Des apophises épineuses de l'os sacré, des vertebres des lombes & des fausses côtes.	A l'angle inférieur de l'omoplate va à la partie supérieure & interne de l'os du bras.	Tire l'omoplate par accident en bas & le bras aussi.	
Le grand rond.	De l'angle inférieur de l'omoplate.	Couvre la côte inférieure, & s'insere avec le grand dorsal.	Tire le bras en bas.	

Nom.	Origine.	Insertion.	Usage.
Le grand pectoral.	De la jonction des sept vrayes côtes avec le sternum, & de la moitié de la clavicule.	A la partie supérieure & antérieure de l'os du bras.	Tire le bras en devant avec l'omoplate.
Le coracoïdien.	De l'apophise coracoïde de l'omoplate.	A la partie moyenne & inférieure de l'humérus.	Tire le bras en devant.
Le sousépineux.	De la cavité sousépineuse de l'omoplate.	En derriere du col de l'os du bras.	Tire le bras en derriere.
Le petit rond.	De l'angle inférieur de l'omoplate.	A la même insertion.	Idem.
Le souscapulaire ou portefeuille, ou immersus.	De toute la surface interne de l'omoplate.	Idem.	Idem.

Des Muscles de l'avant-bras & de la main.

NOM.	ORIGINE.	INSERTION.	USAGE.	
Le biceps ou à deux têtes.	Une tête prend de l'apophise coronoïde, & l'autre du bord de la cavité glénoïde de l'omoplate.	Son tendon va s'inserer à une petite tubérosité de la partie supérieure & intérieure du rayon.	Fléchit l'avant-bras.	I. L'avant-bras a dix muscles.
Le brachial interne.	De la partie moyenne & interne l'humérus.	A la partie interne & supérieure du cubitus.	Fléchit l'avant-bras.	
Le long extenseur.	De la côte inférieure de l'omoplate près de son col.	Son tendon couvre l'olécrane, & va à la partie supérieure & postérieure du cubitus.	Etend l'avant-bras.	II. Extenseurs de l'avant-bras.
Le court extenseur.	De la partie supérieure de l'humérus.	Idem.	Idem.	
Le brachial externe.	De la partie moyenne & externe de l'humérus.	Idem.	Idem.	

NOM.	ORIGINE.	INSERTION.	USAGE.
L'anconéus.	Du condile externe de l'os du bras.	A la partie supérieure & externe du cubitus.	Idem.
III. Deux pronateurs qui tournent le radius & la main de dehors en dedans. Le rond.	Du condile interne de l'os du bras.	A la partie interne & moyenne du radius.	Sert à la pronation.
Le quarré.	De la partie interne & inférieure du cubitus.	A la partie interne & inférieure du rayon.	Idem.
IV. Deux supinateurs qui tournent le rayon & la main du dedans en dehors. Le long supinateur.	De la partie inférieure & externe de l'humérus.	A la partie externe & inférieure du rayon.	Sert à la supination.
Le court supinateur.	Du condile externe de l'os du bras.	A la partie supérieure du rayon.	Idem.
V. Le poignet a quatre muscles, deux flechisseurs. Le cubital interne.	Du condile interne de l'humérus.	A l'os du métacarpe qui soutient le petit doigt.	Fléchisseur du poignet en dedans.
Le radial interne.	De l'apopophise interne de l'os du bras.	A l'os du métacarpe qui soutient l'index.	Idem.

NOM.	ORIGINE.	INSERTION.	USAGE.	
				VI. Deux extenseurs.
Cubital externe.	Du condile externe de l'os du bras.	A l'os du métacarpe qui soutient le petit doigt.	Extenseur du poignet en dehors.	
Radial externe.	Idem.	Par deux tendons à l'os du métacarpe qui soutient le doigt du milieu, & à celui qui soutient l'index.	Idem.	
				VII. Des muscles des doigts, deux fléchisseurs.
Le sublime ou percé.	Du condile interne de l'os du bras.	Par quatre tendons à la seconde phalange des doigts, excepté le pouce.	Fléchisseur commun des quatre doigts, excepté le pouce.	
Le profond.	De la partie interne du cubitus.	Par quatre tendons à l'extrémité de la derniere phalange, excepté le pouce.	Idem.	
				VIII. Trois extenseurs des doigts.
Extenseur commun.	Du condile externe de l'os du bras.	Par quatre tendons extérieurement aux dernieres phalanges.	Extenseur des quatre derniers doigts.	

K iij

NOM.	ORIGINE.	INSERTION.	USAGE.
Extenseur de l'index.	De la partie moyenne & extérieure du cubitus.	Extérieurement à la derniere phalange du doigt index.	Etend l'index.
Extenseur du petit doigt.	De la partie externe & supérieure du rayon.	Extérieurement à la derniere phalange du petit doigt.	Etend le petit doigt.
X. Muscles du pouce. Fléchisseur propre du pouce.	De la partie supérieure & interne du rayon.	A la derniere phalange du pouce.	A fléchir le pouce.
Long extenseur du pouce.	De la partie interne & supérieure du cubitus.	A la premiere & derniere phalange du pouce.	A étendre le pouce.
Court extenseur du pouce.	Un peu au deſſous de l'autre.	A la derniere phalange du pouce.	Idem.
Ténar.	De l'os du métacarpe qui ſoutient le pouce.	Au condile interne de la premiere phalange du pouce.	Eloigne le pouce des autres doigts.

NOM.	ORIGINE.	INSERTION.	USAGE.
Antiténar.	De l'os du métacarpe qui soutient l'index.	Va intérieurement à côté du premier os du pouce.	Approche le pouce des autres doigts.
L'hypoténar.	De la partie extérieure du carpe & du métacarpe.	Intérieurement à la premiere phalange du petit doigt.	Eloigne le petit doigt des autres.
Palmaire.	Du condile interne de l'humérus par un principe charnu.	A toute la paume de la main.	Sert à faire le gobelet de Diogene.
Vermiculaires ou lombricaux.	Des tendons du sublime.	A la premiere phalange des quatre derniers doigts.	Ils aident le profond & le sublime.
Interosseux externes.	De la partie interne de l'os du métacarpe opposé.	A la partie externe des doigts du côté opposé au pouce.	Les éloignent du pouce.
Interosseux internes.	De la partie externe de l'os du métacarpe opposé.	A la partie interne de l'autre côté.	Les approchent.

X.
Muscles adducteurs & abducteurs des doigts.

Des Muscles de la Tête & de l'os hyoïde.

NOM.	ORIGINE.	INSERTION.	USAGE.
I. Des muscles de la tête.	2. Mastoïdiens ou sternoclino-mastoïdiens	De la partie supérieure du sternum & de la moitié de la clavicule.	A l'apophise mastoïde de l'os temporal.	Sert à fléchir la tête en devant.
	2. Splenius.	Des apophises épineuses des deux ou trois vertebres supérieures du dos.	A l'occiput.	Sert à redresser & relever la tête en derriere.
	2. Complexus ou compositus.	Des apophises transverses des deux ou trois vertebres supérieures du dos.	Idem.	Idem.
	2. Grands droits.	De l'apophise épineuse de la seconde vertebre supérieure du col.	Tout droit à la partie postérieure & inférieure de l'os occipital.	Idem.

Nom.	Origine.	Insertion.	Usage.
2. Petits droits.	De la partie postérieure de la premiere vertebre du col.	A la partie inférieure de l'occiput.	Idem.
2. Grands obliques.	De l'apophise épineuse de la seconde vertebre du col.	A l'apophise transverse de la premiere vertebre.	Sert à tourner la tête de côté & d'autre.
2. Petits obliques.	De l'apophise transverse de la premiere vertebre du col.	A la partie latérale de l'occiput.	A étendre la tête.
2. Sterno-hyoïdiens.	De la partie supérieure & interne du sternum.	A la partie inférieure de la base de l'os hyoïde.	Tirent l'os hyoïde en bas.
2. Genihyoïdiens.	De la partie interne du menton.	A la partie supérieure de la base de l'os hyoïde.	Le tirent en haut.
2. Stiloceratohyoïdiens.	De l'apophise stiloïde.	A la corne de l'os hyoïde.	Le tirent à côté.

I I.

Des dix muscles de l'os hyoïde.

NOM.	ORIGINE.	INSERTION.	USAGE.
2. Mylo-hyoïdiens.	De la face interne de la machoire inférieure.	A côté de la partie supérieure & latérale de l'os hyoïde.	A le tirer latéralement en haut.
2. Coraco-hyoïdiens ou costo-hyoïdiens.	De l'apophise coracoïde.	A la partie inférieure & latérale de l'os hyoïde.	A le tirer latéralement en bas.

Des Muscles de la Langue, du larinx & du pharinx.

NOM.	ORIGINE.	INSERTION.	USAGE.
I. Les muscles de la langue sont six. 2. Genioglosses.	De la partie inférieure de la simphise du menton.	A la langue.	La font sortir du dedans de la bouche.
2. Basioglosses ou basio-ceratoglosses.	De la base & de la corne de l'os hyoïde.	Idem.	La tirent en dedans & en derriere.
2. Stiloglosses.	De l'apophise stiloïde.	Idem.	La portent de côté.
II. Le larinx a treize muscles, quatre communs, & neuf propres. 2. Sternotyroïdiens ou bronchiques.	De la partie supérieure & interne du sternum.	Au cartilage cricoïde & aux aîles du cartilage tyroïde.	Tirent tout le larinx en bas, & en diminuent la cavité.

NOM.	ORIGINE.	INSERTION.	USAGE.
2. Hyoty- roïdiens	De la par- tie inférieu- re & anté- rieure de l'os hyoïde.	A la par- tie supérieu- re & latéra- le du carti- lage tyroï- de.	Le tirent en haut & le dilatent.
2. Cricoty- roïdiens an- térieurs.	De la par- tie supérieu- re & anté- rieure du cartilage cricoïde.	A la par- tie antérieu- re & latéra- le du ty- roïde.	Servent à ouvrir le ty- roïde.
2. Cricoty- roïdiens postérieurs.	De la par- tie supérieu- re & posté- rieure du cartilage cricoïde.	Au der- riere du ty- roïde laté- ralement.	A resser- rer le trou du glotte.
2. Cricoty- roarithenoï- diens.	Du de- dans & du côté du car- tilage cri- coïde.	Au bas & à côté du cartilage arithenoïde.	Ecartent l'arithenoï- de pour ou- vrir le la- rinx.
2. Tyroari- thenoïdiens.	Du dedans du cartilage tyroïde	A côté de l'arithenoï- de.	Ferment le même trou.
L'arithe- noïdien.	Il fait le tour de ce cartilage.	N'a point d'insertion.	Sert à fer- mer exacte- ment le trou du larinx.

	NOM.	ORIGINE.	INSERTION.	USAGE.
III. Les muscles du pharinx sont sept.	2. Sphœnopharingiens.	Un peu au deſſous des apophiſes ptérigoïdes de l'os ſphœnoïde.	Compoſent la partie ſupérieure du pharinx.	Servent à faire dilater le pharinx.
	2. Cephalopharingiens.	D'une petite apophiſe courte entre la ſtiloïde & la ptérigoïde.	Compoſent la partie latérale du pharinx.	Servent à le dilater.
	2. Stilopharingiens..	De l'apophiſe ſtiloïde.	Idem.	Idem.
	1. Oeſophagien.	Du cartilage tyroïde.	Fait le tour de l'œſophage.	Serre l'œſophage & empêche les alimens de remonter à la bouche.

Des Muſcles de la reſpiration, des Muſcles des lombes & du col.

	NOM.	ORIGINE.	INSERTION.	USAGE.
I. Muſcles de l'inſpiration.	2. Grands dentelés.	De toute la lévre interne de la baſe de l'omoplate.	Au milieu des parties oſſeuſes des ſept vrayes côres par autant de digitations.	Dilatent la poitrine en élevant les vrayes côtes en haut.

NOM.	ORIGINE.	INSERTION.	USAGE.
2. Petits dentelés supérieurs & postérieurs.	Des apophises épineuses des deux ou trois vertebres inférieures du col & des deux supérieures du dos.	A la partie postérieure des trois ou quatre premieres vrayes côtes.	Idem.
2. Souclaviers.	De la partie moyenne & intérieure de la clavicule.	Obliquement à la premiere vraye côte.	Idem.
2. Scalennes.	Des apophises transverses des vertebres du col.	A la côte supérieure.	Idem.
2. Intercostaux, les internes & les externes.	D'une côte.	A l'autre en le coupant en croix de S. André.	Idem, en écartant les côtes les unes des autres.
2. Triangulaires du sternum.	Intérieurement des os du sternum.	Intérieurement aux cartilages des vrayes côtes.	Idem, en portant les côtes en dehors, & recourbent leur extrémité cartilagineuse.

NOM.	ORIGINE.	INSERTION.	USAGE.
Le diaphragme triceps & digastrique.	Les deux têtes ou tendons sont situés & fortement attachés aux parties latérales du corps des vertebres supérieures des lombes. L'autre tête de diaphragme appellée centre nerveux, est entre les deux ventres, l'un supérieur & l'autre inférieur.	Le ventre supérieur du diaphragme est attaché à toute la circonférence intérieure de l'extrémité des fausses côtes & du cartilage xiphoïde. Le ventre inférieur se termine en deux tendons.	Il se contracte lorsque la poitrine se dilate & pousse les visceres du bas-ventre en bas.
I I. Muscles de l'expiration ou pour resserrer la poitrine. 2. Grands obliques externes ou descendans de l'abdomen.	De la partie supérieure de l'os pubis, de la circonférence des os des îles & des apophises transverses des vertebres des lombes.	Couvre toutes les fausses côtes & s'attache avec le grand dentelé aux parties osseuses des sept vrayes côtes & se termine à la ligne blanche.	Tirent les côtes en bas & servent à la respiration & à presser les visceres du bas - ventre en dedans.

NOM.	ORIGINE.	INSERTION.	USAGE.
2. Petits obliques ou afcendans de l'abdomen.	Des os pubis de la lévre interne des os des îles & des apophifes tranfverfes des vertebres des lombes.	A la partie externe des trois fauffes côtes inférieures, & fe terminé à la ligne blanche.	Idem.
2. Tranfverfaux de l'abdomen.	Des apophifes tranfverfes des vertebres inférieures des lombes & de la lévre intérieure des os des îles.	A la circonférence intérieure de deux ou trois fauffes côtes jufqu'au cartilage xiphoïde.	Idem.
2. Mufcles droits de l'abdomen.	De la partie fupérieure des os pubis.	A côté du cartilage xiphoïde.	Idem.
2. Mufcles piramidaux de l'abdomen.	De la partie fupérieure des os pubis près de leur union.	A la partie inférieure & externe du mufcle droit.	Fortifient l'action du mufcle droit.
2. Petits dentelés poftérieur & inférieur.	Des apophifes épineufes des vertebres fupérieures des lombes.	A la partie inférieure & poftérieure des trois dernieres fauffes côtes.	Tirent la poitrine en bas & la refferrent.

NOM.	ORIGINE.	INSERTION.	USAGE
2. Sacrolombaires.	De l'os sacré des lombes & du dos.	Il donne un tendon par derriere à chaque côte.	Servent à tirer les côtes en bas.
III. Les Muscles des lombes.			
2. Triangulaires.	De la lévre externe des os des îles & des parties latérales & supérieures de l'os sacré.	S'attachent à toutes les apophises transverses des vertebres des lombes, & vont se terminer à la derniere des fausses côtes.	Ils servent à la fléxion des lombes.
2. Epineux.	Des épines de l'os sacré & des épines des vertebres des lombes.	S'attachent aux apophises transverses des vertebres du dos & du col, & se terminent à la nuque du col.	Ces muscles servent à l'extension des lombes que nous portons par côté par la contraction successive des mêmes muscles latéralement opposés.
2. Sacrés.	De la partit postérieure de l'os sacré.	A toutes les apophises transverses des vertebres des lombes, du dos & du col.	

2. Longs

Nom.	Origine.	Insertion.	Usage.	IV. Des muscles du col.
2. Longs fléchisseurs du col.	Du corps des trois vertebres supérieures du dos en leur partie latérale.	Sur toutes les vertebres du col jusqu'à la premiere.	A fléchir le col & la tête avec lui en devant.	
2. Epineux.	Des épines des sept vertebres supérieures du dos.	Ils sont attachés au corps de toutes les vertebres du col jusqu'à la partie postérieure de la premiere.	Ils étendent le col & portent la tête en derriere, & nous panchons le col & la tête sur les épaules par leur successive contraction.	
3. Transversaux.	Des apophises transverses des dix ou douze vertebres supérieures du dos.	Aux apophises transverses des vertebres du col se terminant à la premiere au derriere de la tête.		

Des Muscles de la cuisse & de la jambe.

Nom.	Origine.	Insertion.	Usage.	I. Fléchisseurs de la cuisse.
Le psoas ou lombaire.	Du corps de la derniere vertebre du dos.	Au petit trocanter.	A fléchir la cuisse.	

Nom.	Origine.	Insertion.	Usage.
L'iliaque.	De la lévre externe de la circonférence de l'os íléon.	Au petit trocanter au deſſous de l'autre.	Idem.
Le pectineus.	De la partie ſupérieure de l'os pubis près de leur union.	Au deſſous des deux précédens.	Idem.
I I. Fxtenſeurs de la cuiſſe. Le grand feſſier ou externe.	De la lévre externe de l'os íſchium, des épines de l'os ſacré & du coxis.	Deux travers de doigts au deſſous du grand trocanter.	Etend la fémur.
Le feſſier moyen.	De la face externe des os des îles.	Au grand trocanter.	Idem.
Le petit feſſier.	Du milieu de la face externe de l'os íleon.	A la cavité du grand trocanter.	Idem.
I I I. Abducteurs de la cuiſſe. Le pyriforme.	De la partie inférieure & externe de l'os ſacré.	Idem.	Portent la cuiſſe en dehors.

NOM.	ORIGINE.	INSERTION.	USAGE.
Le premier des gemeaux.	De l'épine postérieure de l'os îschium.	Idem.	Idem.
Le second des gemeaux.	De la tubérosité de l'os îschium.	Idem.	Idem.
Le quarré.	Idem.	Idem.	Idem.
Le triceps ou adducteur.	Par trois origines de la partie supérieure, moyenne & inférieure de l'os pubis.	A toute la crête de l'épine du fémur.	Il tire la cuisse en dedans.
L'obturateur externe.	De la partie externe de la circonférence du trou de l'os pubis.	A la cavité du grand trocanter.	Tournent la cuisse en rond, quoiqu'elle se tourne aussi par la successive contraction des autres.
L'obturateur interne.	De la circonférence interne du même trou.	Idem.	Idem.

I V.
Un adducteur de la cuisse.

V.
Rotateurs de la cuisse.

	NOM.	ORIGINE.	INSERTION.	USAGE.
VI. Les muscles du tibia sont onze. Quatre extenseurs.	Le droit grêle antérieur.	De l'épine inférieure & antérieure des os des îles.	Couvre la rotule du condile qui est a la partie supérieure & antérieure du tibia.	A étendre la jambe.
	Le vaste externe.	Du grand trocanter.	Idem.	Idem.
	Le vaste interne.	Du petit trocanter.	Idem.	Idem.
	Le crural.	De toute la partie antérieure du fémur.	Idem.	Idem.
VII. Quatre fléchisseurs du tibia.	Le grêle postérieur.	De la partie inférieure de l'os pubis.	A la postérieure & supérieure du tibia.	A fléchir le tibia.
	Le demi nerveux.	De la tubérosité de l'os îschium.	Dessous la tête du tibia.	Idem.
	Le demi membraneux.	Idem.	A la partie postérieure de la tête du tibia.	Idem.

NOM.	ORIGINE.	INSERTION.	USAGE.
Le biceps.	De la tubérosité de l'ischium au dessous des autres & de la partie moyenne & postérieure du fémur.	A la partie supérieure & postérieure du péroné.	Idem.
Le couturier.	De la partie supérieure & antérieure de l'épine de l'os iléon.	A la partie supérieure du tibia.	Porte la jambe en dedans.
Le fascialata.	De l'épine supérieure & antérieure de l'iléon.	A la partie supérieure & externe du péroné.	Porte la jambe en dehors.
Le poplité ou jarretier.	Du condile externe du fémur.	A la partie postérieure & supérieure du tibia.	Idem.

Des Muscles du pied & de ses doigts.

NOM.	ORIGINE.	INSERTION.	USAGE.	
Le Jambier antérieur.	De la partie supérieure & externe du tibia.	A la partie supérieure & antérieure de l'os naviculaire & du cunéïforme qui soutient le gros doigt.	A fléchir le pied.	1. Muscles du pied. Deux fléchisseurs.

NOM.	ORIGINE.	INSERTION.	USAGE.
Le péronier antérieur.	De la partie moyenne & externe du péroné.	A la partie latérale & extérieure de l'os cuboïde.	Idem.
I I. Six extenseurs. Les deux gemeaux.	L'un du condile interne & l'autre du condile externe du fémur.	A la partie postérieure & supérieure du calcancum.	Ces trois forment le tendon d'Achille & étendent le pied.
Le folaire.	De la partie supérieure & interne du péroné.	Idem.	
Le plantaire.	Du condile externe du fémur.	Au deſſous de la plante du pied.	Pour étendre en marchant les tendons du profond & du fublime.
Le jambier poftérieur.	De la partie poftérieure & fupérieure du tibia.	A l'os fcaphoïde ou naviculaire.	A étendre le pied.
Le péronier poftérieur.	De la partie poftérieure & fupérieure du péroné.	A la partie externe & latérale de l'os cuboïde.	Idem.

NOM.	ORIGINE.	INSERTION.	USAGE.	
Le long extenseur.	De la partie supérieure & interne du péroné.	A la derniere phalange des doigts.	A étendre les quatre doigts du pied.	III. Des muscles des doigts du pied.
Le court extenseur.	De la partie antérieure du calcaneum & de la malléole externe.	Idem.	Idem.	
L'extenseur du pouce.	De la partie moyenne & antérieure du tibia.	A la seconde phalange du pouce.	Il étend le pouce.	
Le sublime.	De la partie postérieure du calcaneum.	A la seconde phalange des doigts.	A fléchir les doigts.	
Le profond.	De la partie postérieure & supérieure du tibia.	A la derniere phalange des doigts.	Idem.	
Le fléchisseur propre du pouce.	De la partie supérieure du péroné.	Au dernier os du pouce.	A fléchir le pouce.	
Les interosseux internes.	De la partie interne de l'os du métatarse d'un doigt.	A la partie externe de l'autre doigt.	Font éloigner les doigts les uns des autres.	

L iiij

NOM.	ORIGINE.	INSERTION.	USAGE.
Les intéroſſeux externes.	De la partie externe de l'os du métatarſe d'un doigt.	A la partie interne de l'autre doigt.	Approchent lés doigts les uns des autres.
Le ténar.	De la partie interne & latérale du calcaneum.	A la partie latérale du pouce.	Approche le pouce des autres doigts.
L'antitéhar.	Des os du métatarſe à la plante du pied.	Aux os du pouce.	Il s'écarte des autres doigts.
L'hypoténar.	De la partie externe & latérale du calcañeum.	A la partie latérale du petit doigt.	Il écarte le petit doigt des autres.

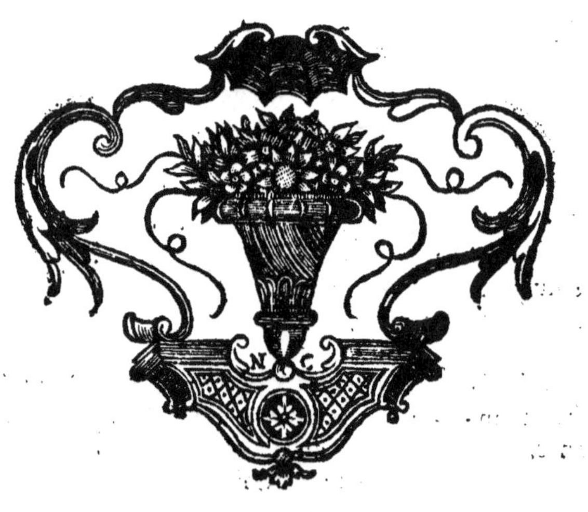

ANATOMIE
RAISONNE'E,

***

COURS D'ANGEIOLOGIE,

Ou des Vaisseaux du Corps humain.

CHAPITRE PREMIER.

Des Vaisseaux en général, & de leur nourriture.

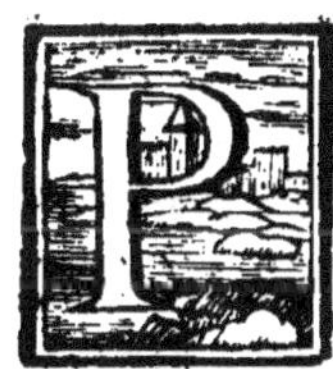

PAR vaisseaux du corps humain, on entend en Anatomie, tout ce qui sert à porter quelqu'une de nos humeurs, telles que sont, le sang, la limphe, le chyle, le lait, la salive, la bile, le suc pancréatique, la semence, & l'urine. Ces vaisseaux retiennent ordinairement le nom de l'humeur qu'ils portent ; on les nomme sanguins, arteres ou veines, limphatiques, lactées,

I.
Ce qu'on entend par vaisseaux du corps humain.

falivaires , biliaires , pancréatiques , fperma-tiques , & urineux. Ils font tous liez enfemble par leurs embouchures, de la maniere qu'il convient pour le cours particulier de chaque humeur , fans produire aucune confufion dans l'œconomie animale, lorfqu'elle eft dans fon état naturel, tel qu'on le confidere en Anatomie.

I I.
Le corps humain n'eft qu'un compo é d'humeurs & de vaiſſeaux.

Tandis que nous jouiffons d'une parfaite fanté , on ne fçauroit couper aucune partie de notre corps , qu'il n'en découle quelque humeur de tous les points coupez , fans quoi ces parties ne pourroient plus s'alonger & s'étendre en tout fens , comme elles ont coutume de faire , & comme on l'obferve tous les jours, non-feulement aux ongles & aux poils qui repouffent , à mefure qu'on a foin de les couper ; mais principalement à toutes les playes des chairs , & aux fractures des os, qui fe réuniffent quelque tems après leur coupure , comme il fera expliqué dans la fuite. Ces humeurs qui découlent de toutes les parties coupées , doivent rouler naturellement chacune dans fon propre vaiffeau, ainfi tout le corps n'eft qu'un compofé d'humeurs & de vaiffeaux. Les humeurs forment les parties liquides , & les vaiffeaux les folides.

I I I.
Divifion de nos parties folides.

On divife ordinairement les parties du corps humain, en molles connuës fous le nom de chairs, comme les membranes, les mufcles, les glandes, les vifceres, & en parties dures, comme les ligamens, les cartilages & les os. Toutes ces parties folides qui font l'unique objet des démonftrations anatomiques, ne font que des différens tiffus de vaiffeaux, de ma-

niere que dans les membranes, les vaisseaux
font entrelassés les uns avec les autres, comme
les différents filets d'une toile; dans les mufcles, cette même toile plus épaisse que les autres, est lache dans son milieu, qu'on appelle
son ventre, & resserrée à ses extrémités,
qu'on nomme ses tendons. Les glandes font des
simples pelotons de vaisseaux, qu'on défile dans
les testicules d'un rat; les visceres font ou membraneux, comme le ventricule, les boyaux,
& la matrice, ou glanduleux, comme le foye,
le pancréas & les reins; les ligamens font une
continuité & une réunion des tendons; les cartilages font les mêmes ligamens plus fermes, &
les os ne font que les cartilages tout-à-fait durs.

Ces parties folides ne different proprement
entr'elles, que par leur plus ou moins de folidité, elles étoient toutes molles & fimplement
membraneufes dans l'œuf où elles ont été formées, de même que toutes les parties folides
du pin font dans le moindre petit pignon, au
dedans duquel on voit très-diftinctement tout
l'arbre déliné, fous la forme d'un corps mol
& très - délicat. Ce pignon doit être regardé
comme le véritable œuf du pin, dont chaque
pigne eft un ovaire. Lorfqu'un petit pignon étant
jetté en terre y prend racine, les parties folides, mais molles du petit pin, s'affermiffent
par les fucs qui les pénetrent. Ce petit arbre
groffit, s'endurcit, & grandit peu à peu, jufqu'à la hauteur où nous le voyons s'élever. Il
arrive précifément la même chofe aux parties
folides du corps humain, qui font contenuës
dans l'œuf; celui-ci étant mur, & ayant été

I V.
Toutes nos
parties font
formées
dans l'œuf.

fécondé par la femence du mâle, s'accroît, tombé dans la matrice, s'y attache, & y prend racine. Pour lors nos parties folides qui font encore molles, fans diftinction d'aucun cartilage ni os, recevant le lait utérin de la mere, grandiffent, groffiffent, & s'endurciffent peu à peu, jufqu'à ce que le lait leur vienne à manquer, & alors le fœtus eft obligé de fortir de fa prifon, pour fucer un nouveau lait des mammelles, qui fuplée à celui de la matrice ; l'enfant change enfuite de nourriture, à mefure qu'il grandit, fans que les parties folides du corps humain changent en rien de leur premiere maniere de fe nourrir, quoiqu'elles paffent par differens dégrés de folidité, de même que les tuyaux des arbres ; c'eft cette nourriture du corps humain que nous devons examiner.

V.
Sentiment des Anciens fur la nourriture des parties folides.

Les Anciens croyoient que la femence liquide des deux fexes, & le fang menftruel de la femme, concouroient enfemble par leur jufte mélange & leur concrétion, à former le fœtus dans le tems de la conception, c'eft pourquoi ils divifoient d'abord les parties folides du corps humain, en fpermatiques & en fanguines, celles-ci comme les plus rouges étoient formées du fang menftruel, & celles là plus blanches que les autres, avoient été produites par la femence épaiffie. Chaque partie en particulier, avoit la faculté d'attirer à foy l'humeur nourriciere qui lui étoit propre, & conforme à fon tempérament, cette humeur fe répandoit en forme de rofée fur la partie folide, s'épaiffiffoit enfuite en gelée, ou en glu, & cette glu parvenoit enfin à ce dernier dégré de folidité, qui répondoit à la chaleur naturelle de la partie folide qu'il falloit nourrir , chaque partie folide avoit fa chaleur , & fon tempérament propre , qui fe confervoit depuis le premier moment de la formation , jufqu'à la mort.

Ce fentiment des Anciens fur la nourriture des parties folides , a fubfifté jufqu'à ce qu'on ait eû découvert la circulation des humeurs , & les ovaires des femmes. Il paroît par ces deux découvertes , que dans la conception , les femmes ne fourniffent d'autre femence que leurs œufs , & que le fang menftruel ne concourt en rien , pour la formation du fœtus. Ainfi les parties folides du corps humain , ne font ni fpermatiques ni fanguines , elles paroiffent toutes également blanches , lorfqu'on a eu le foin d'en faire fortir le fang qui leur donne la couleur rouge. La circulation du fang connue , les parties folides ne fçauroient attirer les humeurs, elles les pouffent au-contraire , & les font rouler , de maniere que le même fang , par exemple , revient bientôt à la partie dont il eft parti, les humeurs ne fçauroient s'épaiffir par la chaleur des parties folides , puifque cette chaleur vient principalement de la fluidité des humeurs, fuivant le fentiment des Chimiftes.

Les Modernes fe font imaginés, qu'une même & feule humeur devoit fervir à nourrir toutes les parties folides, où la circulation la portoit. Les uns ont recouru pour cela au fuc nerveux , & les autres à la limphe ; les uns & les autres prétendent que ce fuc nourricier fe change en parties folides, de cela feul, que la matiere fubtile qui le pénetre s'y trace les mêmes rou-

VI.
Ce fentiment abandonné.

VII.
Sentiment des Modernes fur la nourriture.

tes , qu'elle a déja dans la partie folide ; par là ils prétendent rendre raifon , comment le mê-me fuc nourricier en s'extravafant parrout , peut produire , là une veine , ici une artere , ail-leurs un tendon , un cartilage ou un os , fuivant l'endroit où ce fuc fe repand ; ceux qui veulent que la limphe foit le véritable & le feul fuc, nourricier de tout le corps , prétendent prou-ver leur hypotéfe, par la difpofition qu'a la lim-phe à fe concrêtre aifément en gelée , lorfqu'on l'expofe au feu , & par la couleur naturelle-ment blanche de toutes les parties.

VIII. Ce fenti-ment des Modernes ne vaut pas plus que ce-lui des An-ciens, Cette maniere d'expliquer la nourriture des parties folides du corps humain, quoique gé-néralement reçue de tous les Modernes, me pa-roît pour le moins auffi contraire à l'Anatomie, que celle des Anciens. 1°. Parce que le fuc ner-veux dont on doute , & la limphe dont on con-vient , ne fçauroient fe porter dans toutes les parties qu'il faut nourrir , ces deux liqueurs ne fe trouvant que dans leurs propres vaiffeaux , & elles en devroient être dégorgées parrout , pour pouvoir concrêtre & s'épaiffir en nourri-ture. 2°. Ce prétendu fuc nourricier n'aban-donne jamais fes propres vaiffeaux , que pour fe remêler avec le fang d'où il eft parti , & tous les vaiffeaux du corps humain, font fi fort ana-ftomofés enfemble , qu'il n'eft pas poffible qu'il s'en extravafe naturellement une feule goutte pour la prétendue nourriture. 3°. Quand ce fuc s'extravaferoit , & qu'il feroit porté dans toutes les parties , pourroit-il s'épaiffir , & changer de nature , de cela feul que la matiere fubtile le pénetre diverfement ? Ce premier élement de Defcartes eft un élement très-fluide, qui n'apporte de lui-même aucun changement aux corps, au travers defquels il paffe ; il ne pourroit tout au plus que leur communiquer quelque peu de mouvement, bienloin de les faire concrêtre. On auroit beau recourir à la chaleur naturelle des parties folides, pour faire épaiffir cette limphe nourriciere en gelée, ce feroit tomber dans le fentiment des Anciens, qu'on veut tacher d'éviter, & que nous avons refuté. Ainfi j'aimerois mieux dire, que toutes nos humeurs font nourricieres, non en s'épaififfant, mais en circulant fans ceffe, & en diftendant leurs propres vaiffeaux, de la maniere que nous l'allons expliquer.

Depuis que l'on eft convaincu par plufieurs obfervations inconteftables, que tous les animaux viennent des œufs, dans lefquels leurs parties font formées, même avant la fœcondation, on ne fçauroit difconvenir que les parties folides ne fe nourriffent d'abord par la fimple raréfaction des fucs qu'elles contiennent; c'eft ainfi que dans les vivipares l'*aura feminalis* féconde l'œuf & le fait croître, aulieu que dans les ovipares, il faut de plus avoir recours à une chaleur extérieure, pour faire éclore l'animal; cette chaleur qu'on employe pour faire couver les œufs, ne donne certainement point du fuc nourricier à l'animal qui doit éclore, elle ne fait qu'animer les fucs contenus dans fes vaiffeaux, pour les mettre en jeu. Ainfi cette premiere nourriture, confifte uniquement dans la fimple raréfaction des humeurs qui font parlà déterminées à rouler chacune par les propres vaiſſeaux. Cela ſe fait de maniere, que tout le ſang doit ſe raréfier dans tous les vaiſ-ſeaux ſanguins, arteres & veines, ceux-ci doivent ſe dilater & ſe reſſerrer, pour fournir & recevoir les autres humeurs ; le ſang pouſſe toutes les humeurs qui doivent rouler dans l'inſtant par tout, puiſqu'elles ſont dans leurs propres vaiſſeaux, même avant la fécondation de l'œuf ; elles doivent concourir toutes enſemble dans le même inſtant pour la vie & l'accroiſſement de l'animal ; l'on voit à peu-près la même choſe dans la premiere végétation des plantes, que dans la premiere nourriture des animaux, toutes leurs graines & leurs bulbes, ſont comme autant de veritables œufs, qui pouſſent & qui germent d'abord indépendemment d'aucun nouveau ſuc extérieur, il ſuffit que celui qu'elles contiennent, ſe raréfie & commence à rouler, pour faire paroître la plante ; c'eſt ainſi qu'on voit germer le bled dans les greniers, & les bulbes dans les ſerres, lorſque la faiſon propre à la végétation, anime leurs ſucs.

X.
La réparation des humeurs ſuffit pour la nourriture.

Le fœtus humain ayant commencé de croître dans l'œuf, par la raréfaction & la circulation des humeurs qui le compoſent, pour ſe pouvoir nourrir, il n'a plus beſoin pendant tout le cours de la vie, que de réparer ſes humeurs, d'en augmenter le volume, & d'en entretenir le mouvement naturel, ſans qu'il ſoit néceſſaire de produire aucune nouvelle partie ſolide ; celles qu'il a avant la fécondation, ſuffiſent pour le conduire juſqu'à ſon plus grand accroiſſement poſſible ; ces nouvelles humeurs ſe forment dans le fœtus de même que dans nous, du

chyle

chile toujours liquide qui lui vient par l'ombilic, au commencement sous la forme du blanc d'œuf, avant de s'attacher à la matrice, ensuite sous la forme du lait uterin ; après sa naissance il puise le lait, en suçant les mammelles de la nourrice, & enfin il se nourrit des mêmes alimens que nous, qui se convertissent en chile, pour réparer & augmenter nos humeurs.

Il est essentiel à toutes nos humeurs naturellement liquides de rouler sans cesse, par leurs propres vaisseaux, & elles ne sçauroient s'y arrêter, sans déranger l'œconomie animale, ainsi elles ne peuvent absolument pas s'épaissir, comme on l'a crû jusqu'ici, pour faire croître leurs vaisseaux qui constituent nos parties solides ; il suffit que celles-ci se gonflent en tout sens, pour devenir plus grandes & plus épaisses, & elles ne sçauroient se gonfler qu'à proportion de la quantité des humeurs qu'elles contiennent. Pour se convaincre de cette verité, on n'a qu'à considerer les différens dégrés d'accroissement que souffrent la matrice des femmes grosses, & les mammelles des nourrices. Ces parties solides croissent en tout sens, elles deviennent extrêmement grosses, à proportion qu'elles se remplissent d'humeurs, & elles redeviennent dans leur petitesse ordinaire, à mesure que ces mêmes humeurs se vuident & cessent d'y aborder, ce qui n'arriveroit assurement pas, si ces accroissemens de la matrice & des mammelles dépendoient d'un épaisissement d'humeurs qui se convertissent en parties solides. Il n'y a pas plus de vaisseaux dans la matrice d'une femme grosse, que d'une jeune fille, celle-ci a autant

XI
Nos parties solides grandissent & grossissent à proportion des humeurs qu'elles renferment.

M

de parties folides dans ces mammelles qu'une
nourrice , mais il n'y a pas une fi grande quantité d'humeurs. Il en eft de même de toutes les
autres parties du corps humain, elles groffiffent
& diminuent à proportion qu'elles reçoivent
ou envoyent leurs humeurs , ce qui fe voit manifeftement dans toutes les tumeurs contre nature , qui furviennent au corps humain , foit
dans les chairs , ou dans les os ; peut-on difconvenir que dans l'éréfipele , le phlegmon ,
l'œdéme , & le fchirre , les humeurs ne s'ac-
cumulent pour produire l'élevation de la partie , les exoftofes peuvent-elles fe produire autrement ? Comment pourroit-on guérir ces tumeurs par voye de réfolution , & fans emporter
aucune partie folide. Si dans cet accroiffement
les humeurs s'étoient converties en vaiffeaux ,
ne feroit-on pas obligé de couper ces nouveaux
vaiffeaux formés ? Il ne s'en forme donc aucun,
mais ceux qui font déja formés s'étendent , s'a-
longent , fe développent , & deviennent plus
épais , à mefure que les humeurs s'y portent
en plus grande quantité.

XII.
De l'ac-
croiffement
du fœtus.

Tandis que tous les vaiffeaux du corps humain , font extrémement fouples, comme ils le
font depuis le premier moment de la vie du fœtus , jufqu'à fa fortie de la matrice , pour lors
l'accroiffement eft exceffif & fort prompt , de
maniere que notre corps croît pendant les neuf
mois de fa prifon infiniment plus , que pendant
le refte de la vie. Pour s'en convaincre , on n'a
qu'à comparer d'un côté un grain de millet qui
furpaffe la groffeur du premier rudiment du
fœtus , avec un enfant nouveau né , & celui-ci

avec l'homme du monde le plus gros & le plus
péfant ; dans tout cet accroiffement des parties
folides qui eft leur véritable nourriture, les liqueurs roulent peu à peu & également dans leur
tuyaux, chacune par rapport à leur réfiftance,
pour les obliger de fe développer & de s'étendre autant qu'ils peuvent & qu'ils le doivent
pour leur confervation. C'eft précifément en
cela que confifte à mon avis la nourriture des
parties folides, fans qu'il foit néceffaire de recourir à la coagulation de certaines humeurs,
qu'on fuppofe s'arrêter au-dedans des parois de
chaque vaiffeau pour les rendre plus épais.

L'épaiffeur des vaiffeaux vient des liqueurs
qui roulent en plus grande quantité dans
les petits vaiffeaux dont leur parois font compofés. Pour s'affurer de cette vérité, fup-
pofons qu'à mefure qu'on pouffe de l'air dans
la grande cavité d'une veffie de cochon pour la
gonfler, on injecte quelques liqueurs dans toutes les arteres dont les membranes de cette veffie font compofées, & qu'elles foient affez fouples pour fe dilater, à proportion qu'on les gonfle, n'eft-il par évident que les parois de cette
veffie deviendront plus épais par les liquides in-
jectés, dans le même tems que la grande cavité
augmentera par l'air ? Il arrive précifément la
même chofe dans la matrice d'une femme groffe
dont la cavité intérieure augmente, à proportion que le fœtus fe dilate, tandis que les parois de cette même matrice fe rendent plus épais
par les liqueurs qui coulent en abondance dans
leurs propres tuyaux ; c'eft par une femblable
raifon que le cœur, par exemple, & l'artere aorte

XIII.
De l'épaif-
feur des
vaiffeaux.

du fœtus grossissent peu à peu, à mesure que le sang est porté en plus grande quantité, dans les plus grandes cavités & que chaque humeur roule dans les vaisseaux qui en composent le propre tissu ; ce que je dis de la matrice, du cœur & de l'artere aorte se doit entendre nécessairement de toutes les autres parties solides du corps humain, puisqu'elles ne sont qu'un simple tissu de vaisseaux, comme il a été prouvé ci-dessus, & comme on en convient aujourd'hui.

X I V.
Raison du different ac-croissement des parties du fœtus.

La vitesse avec laquelle les vaisseaux du fœtus se dilatent dans la matrice est entretenuë par l'eau dont le fœtus est environné, & par la douce chaleur des entrailles de la mere ; cette eau tient les vaisseaux de la peau souples, & cette douce chaleur des entrailles de la mere entretient les liqueurs du fœtus dans un plus grand mouvement, c'est à raison de cette même chaleur que tous les visceres du fœtus, surtout le cerveau & le foye, sont à proportion beaucoup plus gros qu'après la naissance ; d'ailleurs le cerveau n'est encore presque pas pressé par la dureté du crâne, celui-ci est si mol qu'il n'a pas pris dans sa surface intérieure, aucune impression des arteres qu'on observe dans le crane des adultes. Le foye du fœtus reçoit du sang par le cordon qu'il ne reçoit plus après sa naissance ; le cœur dans l'enfance est aussi plus gros à proportion, parce qu'il reçoit & plus de sang & plus souvent que dans les adultes, comme il paroît par la fréquence de pouls des enfans. Les poumons du fœtus sont les seuls de ses visceres qui ne grossissent pas à proportion des autres, parce qu'ils restent affessés, & qu'ils ne se dilatent dans leurs grandes cavités que dès le premier moment de la respiration. Les nouvelles dilatations que souffre le poumon par l'air qu'on respire, obligent le sang à se porter en plus grande quantité dans ce viscere souple, dont tous les vaisseaux se dilatent peu à peu, pour continuer de croître de même que les autres parties.

Quoique l'air que nous respirons concoure à la nourriture des poumons en dilatant ses bronches & ses vessicules, on ne sçauroit dire qu'il soit une nourriture du corps humain, parce qu'il n'est pas du nombre de nos humeurs, l'air est une des six choses non naturelles, qui n'entrent pas dans la composition du corps humain ; c'est aussi pour cela que les bronches & les vessicules pulmonaire, par rapport à leur grande cavité intérieure où l'air passe, ne sont pas de véritables vaisseaux, puisqu'elles ne servent pas à porter nos humeurs, les parois de ces conduits du poumon sont composés de véritables vaisseaux, & c'est uniquement dans ceux-ci qu'on considere la nourriture des parties solides. Ce que je dis du poumon par rapport à l'air se doit entendre du ventricule & des boyaux, par rapport aux alimens & aux excrémens;ces cavités sont des véritables réservoirs qui se nourrissent beaucoup mieux à la vérité lorsqu'ils sont remplis, que lorsqu'ils sont vuides ; mais ce qui est réservé dans leur grande cavité, ne les nourrit pas, il concourt seulement à leur nourriture, en donnant occasion aux humeurs de se porter en plus grande quantité, & de rouler plus aisément dans leurs propres vaisseaux, qui constituent les parois de ces réservoirs ; c'est à cet

X V.
Tout ce qui dilate naturellement nos vaisseaux concourt à la nourriture qui se fait seulement par les humeurs.

égard que toutes nos humeurs doivent être regardées comme autant de fucs nourriciers,
chacune par rapport aux vaiffeaux, où elles
roulent & qu'elles diftendent.

XVI.
Des divers dégrés d'accroiffement.

La diftention des vaiffeaux du corps humain,
qui conftitue l'accroiffement & la véritable
nourriture des parties folides, ne fçauroit aller
au-delá de fes juftes bornes, parce que nos vaiffeaux, de même que les fibres des plantes, ont
leur foupleffe & leur étendue limitées ; cette
foupleffe commence dans l'œuf fécondé, & perfifte dans tout le corps, jufqu'à l'âge de vingt
à vingt-cinq ans ; pour lors tous les os étant parvenus à un certain dégré de dureté, nous ne
fçaurions plus croître en grandeur ; nous pouvons devenir tout au plus, plus gros, & cela depuis vingt-cinq jufqu'à cinquante ou foixante
ans, parce que les chairs ont encore affez de
foupleffe pour fe diftendre en tout fens. Mais
depuis cet âge, jufqu'à l'extrême vielleffe, les
os devenans toujours plus fecs, il s'en forme fouvent des nouveaux ; & les chairs perdent peu à
peu toute leur foupleffe, la peau fe ride, &
tout le corps fe defféche.

XVII.
De la maigreur & de l'embonpoint.

Dans toute forte d'age, par quelque caufe
que ce foit, les vaiffeaux fe deffechent & l'on
maigrit, comme il arrive après les fiévres, lorfqu'on a des vieux ulceres confidérables, & dans
la phthifie. L'on ne rétablit l'embonpoint des
parties folides qu'en leur redonnant leur foupleffe ordinaire, par le fecours des alimens &
des médicamens faciles à rouler également,
parmi lefquels le lait tient le premier rang.
Comment un homme pourroît-il paffer d'une

extrême maigreur dans un gros embonpoint, si les vaisseaux maigrissans eussent été rongés, comme on l'a cru jusqu'ici ? Ne suffit-il pas quils se soient affaissés, en perdant leur souplesse, puisqu'on s'engraisse, en la recouvrant ? D'ailleurs lorsqu'après une grande perte de sang que souffre la femme en couche, après une copieuse salivation d'un vérolé, tout le corps maigrit, pourroit-on le réparer aussi vîte qu'on le fait, si l'accroissement des parties dépendoit de toute autre cause, que de la simple distention des vaisseaux, affaissés par la perte des humeurs, & redistendus par les nouvelles humeurs qui lui viennent du chile ?

Après que nos vaisseaux & les tuyaux des plantes ont été longtems distendus par les sucs qui les pénétrent, il n'est pas possible de les faire revenir à leur premiere petitesse, parce qu'on n'en sçauroit vuider tous les sucs qui sont insinués dans un nombre infini de petits tuyaux. Nos vaisseaux ne peuvent se vuider qu'en se contractant successivement, à reprises par leur propre ressort ; ainsi dès que ce ressort leur manque, les humeurs n'étant plus poussées, s'arrêtent, s'épaississent & sont tout-à-fait hors d'état de couler, quand même tous leurs vaisseaux seroient ouverts par un de leurs bouts. La simple perte d'une médiocre quantité d'humeurs donne la mort, il suffit par exemple de vuider tout à coup huit à dix livres de sang de l'animal le plus robuste, pour le voir bientôt périr, sans que son corps diminue sensiblement en volume, par cette perte de sang les gros vaisseaux & le cœur n'étant plus distendus suffisamment, ils ne

XVIII.
Il est impossible de desemplir tous les vaisseaux du corps humain.

peuvent plus pousser les liqueurs dans les autres tuyaux, ceux-ci restent tous embourbés par le défaut d'impulsion, & par la perte de leur ressort, ainsi ils ne sçauroient se vuider comme ils le devroient, pour faire appercevoir un changement considérable dans le volume de tout le corps.

XIX.
On ne sçauroit réduire le corps humain à sa premiere petitesse.

Quand par l'impossible on vuidroit tous les vaisseaux du corps humain, de la grande quantité d'humeurs qu'ils ont reçues depuis le premier moment de la vie, le corps ne sçauroit devenir aussi petit qu'il l'étoit dans l'œuf, quoiqu'il restât composé des mêmes vaisseaux, parce que ceux-ci ayant été mis à sec & fort dilatés recevroient dans leurs cavités l'air extérieur, à mesure qu'on en tireroit les humeurs, à peu près comme il arrive en chimie, lorsque nous exposons à la dilatation, selon les regles de l'art, tout le corps d'un animal; par exemple, d'une vipere; celle-ci ayant perdu tout son suc, reste au fonds de l'alembic, sous la même forme & dans la même grandeur qu'on l'y a mise, mais elle est très poreuse & fort légere, parce que l'air remplit les cavités que le suc distillé a été obligé d'abandonner. Que si le corps de cet animal pése encore beaucoup plus qu'il ne pésoit dans l'œuf, c'est que le feu n'est pas capable de le briser tout; il s'est tracé seulement des grandes routes à travers tout le corps de cette vipere, où il passe ensuite librement & sans effort, pour constituer ce corps poreux & fort leger que les Chimistes appellent terre damnée des mixtes, & qui n'est certainement que le produit du feu, de même que tous les autres corps diftillés qu'on appelle mal-à-propos, les principes des mixtes.

Le corps humain quelque petit qu'il ait été dans l'œuf, ne laiffe pas d'avoir un nombre exceffif de vaiffeaux, comme il paroît évidemment par la réünion des playes & des fractures, qui lui arrivent ou qui lui peuvent arriver pendant tout le cours de la vie ; dans la plus petite playe qu'on nomme en chirurgie, folution du continu complette, & avec déperdition de fubftance, la nouvelle chair qui s'y forme n'eft qu'une fimple extenfion des vaiffeaux de toute efpece, qui devenant plus libres par la coupure, reçoivent plus d'humeurs, & s'étendent peu à peu en tout fens, pour remplir le vuide de la playe, l'on voit la nouvelle chair s'élever infenfiblement de toute part, à mefure que les humeurs qui lui viennent des parties voifines, gonflent & diftendent les petits tuyaux dont elle eft compofée. Ces petits tuyaux diftendus qui compofent la nouvelle chair, font naturellement anaftomofés entr'eux, & chacun avec celui de fon efpece, qui conftitue la partie faine. Par-là le vuide fe remplit jufqu'à parfaite cicatrice, fans qu'il fe foit formé aucun nouveau vaiffeau, & fans la réünion des bouts coupés. Ces bouts coupés fe defféchent faute d'humeurs, parce que l'humeur prend une nouvelle route par les vaiffeaux collateraux, qui conftituent la nouvelle chair.

Il fe paffe précifément la même chofe dans les fractures des os, que dans les playes des chairs. Lorfque l'os eft tout-à-fait coupé par le milieu, pourvû que ces deux piéces foient vivantes & couvertes de chairs tout à l'entour, on n'a qu'à les raprocher, les contenir dans une fituation ferme, & les laiffer en repos, leur réunion fe fait peu à peu, parce qu'on appelle calus, qui n'eft d'abord autre chofe, que des nouvelles chairs qui s'élevent de tous les points coupés, de même que dans les playes; ces nouvelles chairs s'endurciffent en os, parce que leurs petits conduits qui partent de l'os coupé s'étant diftendus, fe preffent les uns contre les autres, de même que les fibres des plantes qui deviennent ligneufes & dures, par leur feul accroiffement. Lorfqu'un os eft à découvert, & qu'on a emporté une piéce, comme il arrive au crane dans l'opération du trépan, l'on voit renaître des nouvelles chairs de tous les bouts coupés, non-feulement dans l'intérieur de l'os, pour former le calus; mais encore dans fa furface extérieure, fans quoi il ne fçauroit fe recouvrir.

XXII. Nos vaiffeaux coupés fe renouvellent comme les fibres des plantes.

Tous les vaiffeaux du corps humain, fe renouvellent donc par la fimple diftenfion des nouveaux conduits que le cours des humeurs fait gonfler, à peu-près comme il arrive aux arbres dont on coupe certaines branches infructueufes, pour obliger la féve de prendre une nouvelle route, & de développer des nouvelles branches qui ne pouvoient pas bien pouffer, parce qu'elles étoient preffées. C'eft ainfi que nous voyons fouvent pouffer des nouvelles dents pendant la vielleffe, après la chute des anciennes qui les empêchoient de s'élever. Quant aux poils & aux ongles qu'on a foin de couper de tems en tems, ces parties repouffent auffi de

même que les plantes qu'on coupe en herbe,
pour les faire mieux grainer & plus à propos;
si on n'avoit pas soin de couper les poils, les ongles & les plantes, leur accroissemment seroit
moindre; parce que les sucs n'ont qu'une certaine force pour s'élever au-dessus de la peau;
& les vaisseaux, leur souplesse limitée, au delà
dequoi ces parties ne sçauroient aller; mais en
les coupant, on oblige le suc de se tracer des
nouvelles routes dans les tuyaux collateraux,
qui deviennent par-là plus libres & plus souples.
Chaque petit poil a ses vaisseaux particuliers
remplis d'humeurs, de même que les plantes.
Ces vaisseaux se développent, à mesure qu'on
les coupe, pendant tout le cours de la vie, &
toutes les nouvelles chairs qui se forment dans
les playes ne sont aussi que des vaisseaux développés, comme il a été prouvé ci-dessus; d'où
il est aisé de conclure, que le corps humain est
composé d'un nombre infini de vaisseaux, dont
les plus petits sont si fort pressez par les plus
gros, qu'il ne leur est pas permis de se dilater
autant qu'ils le pourroient, & comme ils le
font après la coupure de ceux qui les compri-
moient.

Tous les vaisseaux du corps humain se développent différemment, suivant la différente
quantité des humeurs qui les parcourent, &
c'est précisément en cela que consiste cette grande varieté qu'on trouve, non-seulement dans la
distribution des gros vaisseaux, qu'on a coutume de démontrer en Anatomie; mais encore
dans les différens traits du visage, & dans la
moindre petite raye qu'on observe au dedans de

XXIII.
Du diffé-
rent presse-
ment des
vaisseaux en-
tr'eux.

la main. Il eſt preſque impoſſible de trouver deux hommes qui ſe reſſemblent juſqu'au moindre petit trait de leurs corps , puiſque tous ces traits dépendent du plus ou du moins de diſtenſion des différens vaiſſeaux dont leurs corps ſont compoſés. Les traits de viſage changent avec l'âge , parce que les vaiſſeaux de la peau ſont tantôt plus , tantôt moins , ſouples & remplis d'humeurs , comme il a été prouvé ci-deſſus. C'eſt à raiſon du nombre infini des vaiſſeaux & de leur différente diſtenſion , qu'on ne doit pas craindre que leur parois s'amoindriſſent dans la ſuite du tems , à meſure qu'ils ſe rempliſſent d'humeurs , puiſqu'ils ne ſont jamais tous également remplis , qu'ils ſe ſoutiennent entr'eux , & qu'ils ne ſe diſtendent jamais tous autant qu'ils le pourroient , s'ils n'étoient pas auſſi preſſés qu'ils le ſont.

XXIV.
Diviſion du cours d'Angeiologie.

Le nombre exceſſif des vaiſſeaux du corps humain , l'extrême petiteſſe de la plûpart , & leurs différens entortillemens , ne permettent pas de les pouvoir tous démontrer. Ainſi on doit ſe contenter en Anatomie , d'en parcourir les principaux chacun dans leur eſpece. Il ſuffira par exemple , de voir les principales ramifications de l'aorte , qu'on a coutume de démontrer, pour pouvoir ſe former une idée de toutes les arteres du corps humain; on paſſera enſuite aux veines apparentes , & aux vaiſſeaux limphatiques les plus ſenſibles , c'eſt principalement de ces trois eſpeces de vaiſſeaux ſanguins & limphatiques dont nous devons traiter en particulier , dans le cours d'angeiologie; ils ſont plus univerſellement répandus que les autres , on les trouve presque partout. Nous parlerons donc d'abord des vaisseaux sanguins & de la circulation du sang; nous passerons ensuite aux vaisseaux limphatiques & graisseux, où nous ferons voir que la graisse est une véritable limphe, dont nous examinerons les usages; après quoi nous passerons à la démonstration des principaux nerfs; nous finirons ce cours par les veines lactées, nous réservant de parler des conduits salivaires, des biliferes, des pancréatiques, des urineux, & des spermatiques dans le cours suivant, où nous démontrerons les visceres dont ces vaisseaux font partie.

CHAPITRE II.
Des Vaisseaux sanguins, & de la circulation du sang.

LEs vaisseaux sanguins font généralement répandus dans toutes les parties de notre corps, non seulement dans ce qu'on appelle proprement chairs, mais encore dans le tissu des nerfs, des tendons, des ligamens, des cartilages & des os; ils se rendent très-sensibles dans tout le tissu de l'os, par la formation naturelle du calus dont il a été parlé au chapître précedent; toutes les nouvelles chairs qui s'elevent des plaies & des fractures font d'un rouge vif, les parties les plus blanches de notre corps rougissent, lorsqu'il leur survient inflammation, le blanc de l'œil, par exemple dans l'ophtalmie, devient tout-à-fait rouge, il arrive la même chose aux inflammations de la plévre, du ventricule , des boyaux de la veſſie , & des autres parties membraneuſes & nerveuſes ; les nerfs même , les tendons, les ligamens, les ongles & les cartilages rougiſſent auſſi dans l'inflammation ; ce qui n'arriveroit certainement pas , ſi toutes ces parties n'étoient compoſés d'un très-grand nombre de vaiſſeaux ſanguins , puiſque la rougeur de nos parties eſt une marque évidente de la préſence du ſang. Les cheveux ne ſont pas plus exempts de cette grande quantité de vaiſſeaux ſanguins , puiſque lorſqu'on les coupe dans le *plica-polonica* , il en découle beaucoup de ſang, cette maladie eſt une véritable inflammation des cheveux. Or toutes les inflammations ſont produites par le ſéjour du ſang ramaſſé , qui diſtend ſes vaiſſeaux de maniere à les rendre ſenſibles, d'où vient que la chaleur & la rougeur accompagnent toujours l'inflammation. On a beau dire que le ſang qui n'étoit pas naturellement dans ces parties blanches , s'y porte dans le tems de l'inflammation , il ne ſçauroit s'y porter qu'à la faveur de ſes propres vaiſſeaux , ſans qu'il ſoit obligé de s'extravaſer. Diroit-on, par exemple, que le ſang ſort de ſes propres vaiſſeaux , lorſqu'un viſage naurellement très-blanc, vient à rougir tout d'un coup, par une legere paſſion de l'ame, après laquelle il ſe remet dans ſon premier état ; ne ſuffit-il pas que les petits vaiſſeaux délicats de la face s'engorgent un peu du ſang pour ſe faire appercevoir ſans ſe rompre ? il arrive préciſément la même choſe dans toutes les nouvelles chairs des playes & des fractures, & dans toutes les inflammations paſſageres , toutes ces parties rougiſſent par la ſimple diſtenſion des vaiſſeaux ſanguins, il y a donc par tout le corps un grand nombre de ces vaiſſeaux, ce qu'il falloit prouver.

Tous ces vaiſſeaux ſanguins ſont les tuyaux qui ſervent à porter le ſang. On les diviſe en arteres & en veines, dont nous devons ſuivre les principales ramifications. Chacun de ces tuyaux ſenſibles paroît compoſé de trois membranes, dont la premiere eſt tendineuſe dans les arteres, & ſimplement membraneuſe dans les veines, & les deux autres membranes ſont charnuës, l'une eſt compoſée de fibres orbiculaires, & l'autre de longitudinales. Les orbiculaires ſont ſituées au-deſſus des longitudinales dans les arteres, au lieu que dans les veines, les longitudinales ſont au-deſſus des orbiculaires. Ces trois membranes ſont beaucoup plus épaiſſes dans les arteres, que dans les veines.

I I.
Diviſion générale & compoſition des vaiſſeaux ſanguins.

Pour démontrer ces deux eſpèces de vaiſſeaux ſanguins, & faire voir quelle eſt la maniere dont le ſang circule dans leurs cavités, il faut couper la peau dans la partie interne de la cuiſſe d'un chien vivant, pour peu qu'on aprofondiſſe en ſéparant les chairs, on trouve deux gros tuyaux, dont l'un paroît noirâtre, mol & ſans mouvement ſenſible, c'eſt la veine crurale; l'autre eſt d'un rouge pâle tirant ſur le blanc, d'un tiſſu ferme & on le ſent battre à repriſes ſous le doigt, c'eſt l'artere crurale. Après avoir ſéparé avec les ongles ou avec le dos d'un ſcapel ces deux vaiſſeaux l'un de l'autre, il faut les lier chacun à part avec un fil double ciré, l'on voit que la veine ſe gonfle du côté des

I I I.
Démonſtration & uſages des vaiſſeaux ſanguins en général.

extrémités du corps & qu'elle ſe vuide du côté du tronc , au lieu que l'artere ſe gonfle du côté du tronc , & ſe vuide du côté des extrémités du corps. On voit arriver la même choſe , ſi après avoir coupé la peau vers le col, on fait des ligatures à la veine jugulaire & à l'artere carotide ; ce qui prouve inconteſtablement que le ſang contenu dans ces tuyaux a deux déterminations differentes , dont l'une le porte du tronc par les arteres aux extrémités du corps , & l'autre le reporte de ces mêmes extrémités par les veines vers le tronc. Pour s'aſſurer que les veines reportent le même ſang des extrémités , que les arteres y ont porté , on n'a qu'à faire une inciſion à chacun des deux vaiſſeaux de la cuiſſe , au-deſſous des ligatures , laiſſer vuider tout le ſang qui pourra couler par l'ouverture de la veine , & injecter enſuite de l'eau claire , à la faveur d'une ſeringue , par l'ouverture de l'artere en pouſſant la liqueur vers les extrémités , l'on voit après quelques injections que l'eau ſort toute claire par l'ouverture de la veine. Pour découvrir où aboutiſſent ces quatre vaiſſeaux ſanguins qu'on a dégagés , il faut les ſuivre en les diſſéquant juſques dans la poitrine où l'on voit que les arteres partent d'un gros tronc qu'on nomme aorte, dont la cavité eſt continuë à celle du ventricule gauche du cœur , tandis que les veines vont aboutir à un autre gros tronc qu'on nomme la cave , qui ſe continuë juſqu'à l'oreille droite du cœur.

§ IV.
Du cours naturel ou circulation du ſang.

Le ſang de la veine-cave qui entre d'abord dans l'oreillette droite du cœur , en eſt bientôt chaſſé par la contraction de cette même oreillette ,

lette, il eſt forcé d'entrer dans le ventricule
droit de ce cœur dont il ne ſçauroit ſortir par
le même endroit, à cauſe des trois valvules
dites tricuſpides ou triangulaires, qui en permettent l'entrée & qui en ferment exactement
la ſortie; ainſi lorſque ce ventricule ſe contracte, le ſang eſt forcé d'aller de là au poumon par l'artere pulmonaire; au commencement de laquelle il y a trois autres valvules ſig-
moïdes ou demi-lunaires, qui empêchent le
ſang de rentrer au cœur, par où il eſt ſorti;
ainſi cette liqueur ſe diſtribuë dans tous les
poumons d'où il eſt porté par la veine pulmonaire dans l'oreillette gauche du cœur, laquelle en ſe contractant le pouſſe dans le ventricule gauche, d'où il ne peut reſſortir à raiſon d'autres trois valvules tricuſpides, que pour
paſſer dans l'artere aorte, laquelle ayant dans
ſon commencement des nouvelles valvules ſig-
moïdes, ne ſçauroit permettre au ſang de revenir ſur lui-même, & par-conſéquent cette
liqueur eſt forcée de ſuivre toute les différentes ramifications de cette grande artere;
pour paſſer dans les veines, à la faveur deſquelles il retourne au cœur par la veine-cave,
& c'eſt préciſement en cela que conſiſte la circulation du ſang qui ſe trouve aujourd'hui ſi
bien démontrée qu'il ſeroit inutile de la vouloir prouver, il nous doit ſuffire d'en déſigner
les principaux uſages.

Les vaiſſeaux ſanguins ne ſauroient ſe diſtendre peu à peu pour l'accroiſſement de tout le
corps dont il a été parlé dans le Chapître précedent, ſi le ſang ne rouloit inceſſamment comme

V.
Uſages de
la circula-
tion.

N

il fait, lorsqu'il est obligé de revenir très-souvent & bientôt au même point d'où il est parti, la quantité du sang humain pour si grande qu'elle soit, ne sçauroit suffire à remplir successivement toutes les arteres dans leur dilatation, si ce même sang qui est une fois sorti par leur contraction, n'étoit obligé d'y revenir. Le battement du cœur & des arteres est si fréquent qu'il seroit du tout impossible qu'elles pussent continuer de battre pendant deux heures seulement, si le même sang qui en est une fois sorti n'y revenoit, & si tout le sang n'étoit successivement porté par tout & plusieurs fois par le secours de la circulation. Le sang ne sçauroit conserver sa fluidité naturelle, s'il ne rouloit sans cesse dans ses propres vaisseaux, puisqu'il ne peut rester un moment extravasé sans se concrêtre. La circulation du sang sert à produire & à entretenir la chaleur naturelle de toutes les parties.

Passons à la distribution des gros vaisseaux sanguins qu'on a coutume de démontrer, en commençant par les arteres, nous parlerons ensuite des veines.

VI.
De l'aorte & de ses rameaux ascendans.

L'artere aorte en sortant du ventricule gauche du cœur, fournit d'abord deux arteres qui se réfléchissant au-dessus des valvules semilunaires & des deux oreillettes, vont se distribuer dans tout le tissu du cœur, dont elles entourent la base, ce qui les a fait nommer arteres coronaires; après quoi le tronc de l'aorte s'étant élevé jusqu'à la hauteur de la deuxiéme vertebere du dos, elle redescent en formant une arcade, & continuë son chemin dans la poitrine & dans le bas-ventre. Ce tronc depuis l'endroit de sa recourbure, se nomme aorte descendante, en ce qu'il fournit le sang à toutes les parties inférieures au cœur. Du haut de la courbure ou arcade que forme le tronc de l'artere aorte, il part dans l'homme, trois ou quatre rameaux considérables qui sont appellés ascendans, parce qu'ils portent le sang à toutes les parties supérieures au cœur. Ces rameaux sont les arteres souclavieres & les carotides. Celles là partent toujours directement de la recourbure de l'aorte, de même que la carotide gauche, mais la carotide droite part ordinairement de la souclaviere du même côté droit. Les deux carotides montant tout le long de la trachée-artere, fournissent des rameaux aux muscles du larinx & du pharinx, & entrant dans le crâne, vont se terminer à la substance du cerveau, les deux arteres souclavieres se répandent vers les côtés & font de chaque côté l'artere vertebrale qui va à l'épine & qui se continue jusqu'au cerveau. Les mêmes souclavieres étant sorties de la poitrine se nomment axillaires, d'où part un rameau qui se répand au-dedans du sternum, où il est appellé mammaire interne, l'artere axillaire se continuant vers le bras, donne un rameau qu'on appelle scapulaire supérieur, aux muscles de l'omoplate, ensuite il donne le sous-scapulaire & plusieurs autres rameaux qui portent le nom de leurs parties musculeuses ; il se continue le long du bras, se croise au pli du coude avec la veine basilique, d'où vient le danger dans la saignée de cette veine, cette artere même jette un rameau qui accompagne la

veine de fort près ; il se divise en interne &
externe dont l'un se continuant le long de l'a-
vant-bras , jette un gros rameau entre le radius
& le cubitus , qui sortant de là , se répand dans
toute la partie extérieure du bras , & se continue le long des muscles de la partie interne de
l'avant-bras, passant au milieu du métacarpe , se
répand par un canal considérable à la paume de
la main , & se distribue ensuite à chaque doigt.

V I I.
De l'aorte
descendante
ou inférieu-
re,

L'aorte descendante ou inferieure coulant sur
les vertebres du dos, leur donne en passant des
rameaux qui en fournissent plusieurs de chaque
côté qu'on nomme intercostaux , dont chacun
après se divise en deux , une de ses deux branches se jette dans le corps de la vertebre , &
l'autre s'en va le long des côtes. Lorsque ce
tronc est parvenu à la racine du diaphragme, où
il passe entre ses deux tendons, il jette deux
gros rameaux dont le premier est dit cœliaque,
& l'autre mezentérique. L'artere cœliaque se
divise en trois, dont un gros rameau se jette
dans le foye , & est dit hépatique , l'autre au
fond du ventricule , & s'appelle gastrique , &
le troisiéme qu'on nomme splenique , se répand
dans la ratte & dans le pancréas où il est dit pancréatique. Le rameau mezentérique va se répandre en plusieurs méseraïques dans tout le
mezentere , & descendant plus bas , il jette par
les côtés des ramifications aux vertebres des
lombes , qu'on nomme lombaires. Il en sort
d'autres ramifications appellées musculeuses supérieures ; ensuite viennent les deux arteres
émulgentes qui vont aux reins. Les deux suivantes sont les spermatiques qui vont aux testi-

cules, après quoi on en trouve deux qu'on nomme musculeuses. Le tronc de l'artere aorte étant sur l'os sacré, se divise en deux gros rameaux iliaques, & du point de cette division il en part deux rameaux appellés sacrés qui se répandent dans l'os sacrum. Ces deux arteres iliaques en fournissent deux qui vont dans le bassin, nommées hypogastriques, celles-ci donnent un rameau à la vessie, à la matrice, aux parties honteuses, & à la partie extérieure de l'anus. Ce dernier rameau est appellé hémorroïdal externe.

Dès que les iliaques sont sorties de l'abdomen, on les appelle crurales, parce qu'elles rampent dans la partie interne de la cuisse, où elles donnent plusieurs rameaux, dont le supérieur est dit hypogastrique, le moyen est l'artere honteuse externe, & l'inférieur, l'hypogastrique externe. Après celles-ci viennent les ischiatiques & differentes musculeuses ; l'artere crurale se divise ensuite en deux rameaux, dont l'un appellé la saphéne, va le long de la partie interne de la jambe, se répand à la plante du pied donnant un rameau à chaque orteil ; l'autre rameau de la crurale se jette à travers les muscles fléchisseurs de la jambe, & va à l'articulation du genoüil, où il fait les poplitées, ensuite il s'appelle artere surale, transversant le gras de la jambe, entre le tibia & le peroné, elle se répand sur le haut du pied & va jusqu'aux orteils.

Outre ces principales arteres qu'on a coutume de démontrer parce qu'elles sont les plus apparentes, il y en a une infinité d'autres que

VIII.
De l'artere crurale & de ses principaux rameaux.

IX.
On découvre une infinité d'arteres par le secours des injections,

leur petitesse met à l'abri des démonstrations ordinaires. La plus petite des arteres apparentes se divise en autant de branches qu'il y a des filets sensibles dans la partie qu'elle parcourt, comme on peut le découvrir par les injections de cire fonduë avec la graisse & du mercure. Les injections colorées en rouge par l'arcanete étant faites à propos dans une partie souple, charnuë & plongée dans de l'eau chaude, l'on voit que cette liqueur grasse & pesante s'étant distribuée dans plusieurs petites arteres, les gonfle & les rend toutes sensibles par leur rougeur & circonscription. La seule graisse fonduë n'a pas assez de force pour dilater les arteres, la seule cire concret trop tôt pour les pouvoir parcourir, & le seul mercure coule trop vîte dans les veines à travers le sang dont elles sont remplies, au lieu que du mélange de ces trois corps, il en résulte un tout qui dilate les arteres, les tient distenduës & pousse dans les veines le sang qu'il ne peut pénétrer. Je crois que l'injection dont se sert M. Ruisch, a la force de chasser tout le sang dans les veines, puisqu'il a trouvé par là le secret de perpetuer dans ses tréfors anatomiques, toutes les parties du corps humain, qu'il a rempli des injections dont il fait un myftere.

X.
Que les arteres sont généralement répanduës par tout le corps.

A la faveur de pareilles injections, on peut découvrir par tout le corps un nombre infini d'arteres qui communiquent entr'elles par une infinité d'endroits, on peut d'ailleurs se convaincre de cette vérité en faisant réfléxion que dans le moindre petit phlegmon qui survient sur quelqu'une de nos parties, nous y sentons

un battement qui vient de ce que le fang qui
trouve un obftacle à la tumeur, eft porté avec
force dans les petites arteres imperceptibles
qu'il oblige à fe dilater & à fe contracter fucceffivement comme font les arteres fenfibles
d'où elles partent. Il n'y a aucune partie charnuë dans notre corps, jufqu'au bout des doigts,
où nous ne fentions battre les arteres, lorfque
nous y genons le cours naturel du fang en les
preffant un peu fort, ce qui ne fçauroit arriver, fi ces arteres n'étoient généralement répanduës dans toutes les parties folides de notre
corps depuis la plus grande jufqu'à la plus petite.

De ce que les petites arteres infenfibles du
corps humain qui paroiffent naturellement immobiles, battent très - fenfiblement dans les
phlegmons & lorfque nous preffons un peu fortement nos parties,il eft évident que le fang doit
être la principale caufe de la dilatation de toutes
les arteres. Ces tuyaux font d'un tiffu beaucoup
plus ferme & plus refferé que les veines, ce
qui fait que bientôt après la dilatation ils font
obligés de fe refferer par leur propre reffort.
Le battement des arteres confifte dans ces deux
mouvemens qui fe fuivent l'un l'autre de fort
près ; fçavoir, dans leur dilatation qu'on nomme
diaftole, & dans leur refferrement qu'on nomme
fiftole. Pour démontrer que l'impulfion du fang
arteriel concourt naturellement à la dilatation
des arteres en heurtant avec force contre leurs
parois intérieurs, on n'a qu'à introduire un
petit tuyau de canne dans l'artere aorte d'un
gros chien vivant, & l'y lier par les deux bouts,

X I.
Du batte-
ment des ar-
teres.

N iiij

de maniere que tout le fang paffe par le tuyau de cette canne, dont le calibre doit être plus petit que la cavité de l'aorte, pour lors cette artere ne battra pas au-deffous du tuyau de canne, au lieu qu'il ne laiffe pas de battre lorfque ce tuyau de canne eft égal à celui de l'artere.

XII.
La dilatation des arteres vient du reffort des parties intégrantes du fang.

L'on croit communément que cette impulfion du fang qui fait dilater les arteres doit être uniquement attribuée à la forte contraction du cœur dont les ventricules fe refferent dans le même moment que les arteres fe dilatent. Cette impulfion ne peut pas fuffire pour dilater en même tems toutes les arteres du corps humain qui font d'un nombre infini. Le calcul que M. Borelli fait pour prouver cette hypothèfe, fuppofe une force exceffive dans le cœur dont on ne fçauroit convenir. La dilatation des arteres vient uniquement du reffort des parties intégrantes du fang artériel, qui eft toujours beaucoup plus grand dans ces vaiffeaux fermes que dans les veines molaffes, & c'eft précifément pour cela que le battement des arteres augmente ou diminuë, à proportion que le reffort des parties du fang change dans les differens âges, dans les diverfes paffions de l'ame, & fuivant l'ufage des autres chofes non naturelles, comme nous l'éprouvons tous les jours; de là vient auffi qu'après avoir bû & mangé dans la colere, dans la fiévre, & lorfqu'on s'éveille du fommeil naturel, le pouls s'éleve. Chaque dilatation eft bientôt fuivie d'une contraction qui ne fçauroit venir que du propre reffort des arteres, dont le tiffu eft naturellement affez ferme, c'eſt dans les ſucceſſives dilatations & contractions des arteres, que conſiſte le pouls. Pour s'aſſurer que chaque contraction d'artere eſt une ſuite néceſſaire de la dilatation, on n'a qu'à ſeringuer de l'eau claire à diverſes repriſes dans l'artere d'un animal mort, on la verra ſe reſſerer à la fin de chaque injection.

Le ſang que les arteres pouſſent en ſe contractant, eſt reçu dans les veines capillaires qui leur ſont continuës. Ces deux eſpèces de vaiſſeaux ſanguins ſont toujours anaſtomoſés enſemble, comme on le voit à l'œil non-ſeulement dans les poumons, la veſſie & les inreſtins d'une grenoüille vivante, comme le montre Malpighy, mais encore dans toutes les autres membranes, lorſqu'on les remarque à la faveur d'un bon microſcope; puiſque toutes les parties ſolides du corps humain étoient dans leur commencement ſimplement membraneuſes, il eſt aiſé de conclure que pour être devenuës dans la ſuite plus larges, plus épaiſſes & plus dures par le ſecours des humeurs, les vaiſſeaux ſanguins n'ont pas perdu leurs anaſtomoſes.

Quoique le même ſang paſſe immédiatement des arteres dans les veines, celles-ci ne doivent avoir aucun battement ſenſible, parce que les veines ſont de beaucoup moins fermes que les arteres; cette liqueur vivifique après avoir parcouruë les arteres, paſſe dans les petits vaiſſeaux qu'on nomme lymphatiques artériels qui ſont d'une texture très-mince, dont le reſſort eſt très-petit & qui ſont les véritables racines des veines. Celles-ci ne reçoivent point

XIII. Chaque bout d'artere s'anaſtomoſe avec la veine.

XIV. Pourquoi les veines ne battent pas.

de fecouffes des liqueurs, parce qu'elles font d'un tiffu plus mollaffe, & n'ont par-conféquent pas à beaucoup près le même reffort des arteres, ainfi quand le fang qu'elles portent feroit pouffé affez fort pour les dilater, elles ne fçauroient fe contracter affez vîte pour que leur battement fut fenfible.

X V.
Préparation pour démontrer les principales veines.

Pour faire voir les principales veines qu'on a coutume de démontrer, il faut les bien remplir d'eau pure qu'on doit injecter par la veine jugulaire d'un chien vivant, & lorfque les vaiffeaux font bien remplis, on injecte une forte diffolution du vitriol de Hongrie qui donne bientôt la mort à l'animal, on fait enfuite une ligature aux axillaires & aux deux îliaques pour que le fang refte dans les vaiffeaux des extrémités. On ouvre le bas-ventre & l'on commence la démonftration par la veine-porte, pour pouvoir enfuite emporter les vifceres flottans de cette cavité, qui empêchent la démonftration de la veine-cave.

X V I.
De la veine porte.

La veine-porte, ainfi dite, parce qu'elle rapporte le fang véneux de toutes les parties flotantes du bas-ventre pour le porter dans le tiffu du foye, eft compofée de deux gros troncs, dont l'un s'appelle fplénique, & l'autre mezentérique. Celui-ci eft formé de la veine inteftinale fupérieure qui vient du jejunum, de la cœcale qui vient du cœcum, de l'hémorrhoïdal interne qui vient du rectum, & de la mézentérique propre qui vient de tous les inteftins & du mezentére. Le tronc fplénique eft formé par la veine fplenique-propre, qui vient immédiatement de la ratte, celle-ci reçoit la

veine épiploïque postérieure qui vient de la
partie postérieure de l'épiploon ; la gastre épiploïque ganche, qui vient de l'estomach & du
côté gauche de l'épiploon , & le *vas-breve* qui
vient du fond de l'estomach. La veine splenique
reçoit encore la coronaire stomachique ou
grande gastrique , qui vient de la partie supérieure de l'estomach ; tous ces vaisseaux forment
le tronc splénique qui s'unit avec le tronc mé-
zenrérique , pour composer la veine-porte ,
laquelle avant que d'entrer dans le foye , reçoit
la veine pilorique ou petite gastrique qui vient
de l'orifice supérieur de l'estomach , l'intesti-
nale supérieure , la gastre-épiploïque gauche &
les deux cistiques qui viennent de la vessicule
du fiel ; la veine porte se distribue ensuite dans
le foye par des petites ramifications infinies qui
vont ensuite se décharger dans la veine-cave ascendante.

La veine-cave est composée de deux troncs
dont l'un est dit ascendant ou inférieur , parce qu'il rapporte le sang de toutes les parties inférieures , & l'autre se nomme descendant ou
supérieur , parce qu'il porte le sang de toutes les
parties supérieures au cœur. Le tronc ascendant
commence à prendre son nom sur le dedans des
os des îles , par la jonction des deux veines îliaques , l'une desquelles rapporte le sang d'une
cuisse , & l'autre de l'autre ; ces îliaques font
composées de plusieurs rameaux , sçavoir de la
saphéne qui vient de la partie interne & supérieure du pied , passe sur la malléole interne ,
se continue tout le long de la jambe , pour aller
dans la veine crurale ; de l'ischiatique majeure

XVII.
De la veine
cave ascen-
dante ou in-
férieure.

qui vient de la partie extérieure & fupérieure
du pied, paffe fur la malléole externe, montant
extérieurement elle fe plonge fort avant dans le
gras de la jambe, jufqu'au jaret où on la nomme
furale, qui reçoit la veine du genouil nommée
poplitée, enfuite fe jette dans la crurale proche
la faphéne; depuis le genouil jufqu'aux iliaques,
cette groffe veine qui rampe dans la cuiffe, s'appelle crurale; elle reçoit les veines mufculaires
inférieures & fupérieures; lorfqu'elle fe jette
dans l'abdomen, elle reçoit auffi l'ifchiatique mi-
neure, qui vient de l'articulation de l'ifchium,
l'épigaftrique qui vient de l'épigaftre, l'honteufe externe qui rapporte le fang des parties
externes de la génération, & la mufculeufe
moyenne, toutes ces veines forment l'iliaque,
laquelle en paffant fur le bord du baffin, reçoit
l'hypogaftrique qui eft compofée de deux,
dont l'une appellée l'hémorroïdale interne, vient
du dedans de l'anus, qui en reçoit une du col de
la veffie, & l'autre de la honteufe interne qui
eft auffi formée de deux, dont l'une vient de la
matrice, ou de la verge, & l'autre de la veffie;
lorfque les deux veines iliaques ont formé par
leur jonction la veine-cave afcendante, celle-
ci reçoit les facrées qui viennent des vertebres,
des lombes, ou de l'os pubis, les deux mufculeufes inférieures qui viennent du bas des mufcles
de l'abdomen, & la veine fpermatique droite
& gauche, qui viennent du tefticule & de l'o-
vaire du même côté; enfuite viennent les émulgentes qui rapportent le fang des reins, dont
la gauche reçoit la veine fpermatique gauche;
après viennent les mufculeufes fupérieures

qu'on appelloit autrefois adipeuſes, elles portent le ſang du haut des muſcles de l'abdomen,
& de l'ypocondre; après quoi la veine-cave
traverſe le foye & y reçoit tout le ſang qui a été
porté dans ce viſcere par la veine-porte & par
l'artere hépatique. Cette veine-cave en traverſant & perçant le diaphragme, reçoit les vei-
hes phréniques ou diaphragmatiques, & avant
que d'entrer dans le cœur, elle reçoit la veine
axigos, ou ſans-pareille, qui rapporte le ſang
de quelques côtés inférieurs.

La veine-cave deſcendante eſt formée des
deux troncs ſouclaviers, unis au-deſſous des
aiſſelles, où ils reçoivent les veines axillaires.
Celles-ci ſont compoſées de pluſieurs rameaux
qui viennent de la tête & du bras, ceux qui
rapportent le ſang de la tête ſont de chaque côté,
la veine jugulaire interne qui deſcend le long
de la trachée-artere, & qui dans l'homme rapporte le ſang du cerveau, elle a un peu au-deſſous du cartilage cricoïde, une anaſtomoſe conſidérable avec la jugulaire externe qui le rapporte dans les chiens du cerveau, tandis que
la jugulaire interne le rapporte des muſcles du
larinx. La jugulaire reçoit derriere l'oreille,
une veine qu'on nomme la poupe, qui porte le
ſang de l'occiput & des parties voiſines de l'o-
reille; l'autre rameau vient du devant de l'o-
reille, & rapporte le ſang des tempes; elle reçoit une autre branche qui le porte des parties
internes de la machoire inférieure, & ſort par
le trou de cette même machoire par où paſſe
l'artere; elle reçoit encore le ſang qui vient de
la partie externe de la machoire inférieure,

XVIII.
Diſtribu-
tion de la
veine - cave
ſupérieure ou
deſcendante.

du nez, de l'œil & du deſſus du front, où l'on obſerve la préparate qui paſſe au milieu du front, & va ſe jetter dans celle-ci ; celles qui viennent de la lévre ſupérieure s'y jettent & vont ſe rendre à une veine conſidérable qui part de la langue & de l'os hyoïde. Toutes ces veines vont former enſemble la jugulaire externe dans les hommes, & l'interne dans les chiens ; cette veine reçoit encore avant de ſe jetter dans l'axillaire, le ſcapulaire ſupérieur qui porte le ſang des muſcles ſupérieurs de l'épaule. Les rameaux qui viennent des bras pour former les axillaires (conjointement aux jugulaires), ſont d'abord la mammaire externe qui rapporte le ſang des mammelles, la ſoucapulaire qui vient des muſcles internes de l'omoplate, la veine baſilique qui rapporte le ſang de la partie interne du bras, & reçoit celle qui vient du pli du coude & de la paume de la main. La veine qui monte extérieurement le long du bras, eſt appellée céphalique, elle ſe jette fort ſouvent dans la jugulaire, d'où vient que les Anciens la faiſoient ouvrir pour les maux de tête & les fluxions des yeux ; l'anaſtomoſe conſidérable qui s'obſerve dans la baſilique avec la céphalique, au pli du coude, eſt appellée, veine médiane. Toutes les veines qui viennent de la tête & du bras, forment les troncs ſouclaviers qui reçoivent avant de former la veine-cave deſcendante, la vertébrale externe qui rapporte le ſang des vertebres du col, & l'interne qui vient du cerveau par le trou que laiſſent les apophiſes tranſverſes des vertebres du col, celle-ci reçoit l'intercoſtale ſupérieure qui rapporte le fang des trois côtes fupérieures, où l'axigos ne monte pas. Ces deux troncs fouclaviers forment en s'uniffant, la veine-cave defcendante, laquelle avant que d'entrer dans le cœur, reçoit la thymique qui vient du thymus ; la médiaftine du médiaftin, la vertébrale interne ou médullaire qui vient de la moëlle des vertébres du col ; enfin la veine coronaire qui rapporte le fang du propre tiffu du cœur, & la mammaire interne qui vient du dedans du fternum.

Les principales veines apparentes qu'on a coutume de démontrer en Anatomie, s'anaftomofent entr'elles, par un nombre infini d'autres petites veines qui en reçoivent le fang, de maniere que, lorfque dans les différens mouvemens de notre machine, le fang arteriel qui va toujours fon trein, ne peut pas paffer librement dans une groffe veine comprimée, il fe porte en plus grande quantité aux autres veines libres ; là même chofe arrive, lorfqu'on a tout-à-fait coupé en travers une veine confidérable, pour peu qu'on puiffe la comprimer quelque tems fur la coupure, alors les bouts coupés s'obliterent, & le fang prend peu à peu une nouvelle route, fans qu'il en arrive rien de facheux ; c'eft ce que l'on voit tous les jours en pratiquant la faignée ; quoiqu'on doive ouvrir les veines felon leur longueur, on eft fouvent forcé de les couper en travers, il n'en furvient aucun autre inconvénient que celui de ne pouvoir plus faigner fur cette cicatrice, mais l'on peut rouvrir à l'ordinaire cette même veine, au deffous & au deffus de l'ancienne coupure,

X I X.
Des anaftomofes des veines.

parce qu'en se réunissant, le sang s'y est con-
servé son passage libre, à la faveur des anasto-
moses & des petits vaisseaux sanguins qui constituent les parois du premier vaisseau coupé.

On ne pratique aujourd'hui la saignée qu'au
bras, au pied, & au col. Les trois veines qu'on
a coutume d'ouvrir au ply du coude, sont la
basilique qui est ordinairement accompagnée
d'une grosse artere, la mediane qui se trouve
couchée sur le tendon du biceps, & la céphalique ; l'ouverture de celle-ci n'a ni tendons ni
artere considérable à craindre, mais elle ne
fournit pas à beaucoup près tant de sang que les
précedentes. La saignée du pied est toujours sans
danger pour la coupure, elle est seulement ac-
compagnéequelquefois d'une vive douleur,lors-
qu'on l'a fait sur les malléoles, à raison des
nerfs fort tendus qui s'y trouvent répandus sous
la saphéne. Lorsqu'on peut ouvrir le rameau
qui rampe sur le dos du pied, on évite cette
grande douleur ; pour la saignée du col, on ouvre la veine jugulaire qui n'est accompagnée
d'aucune artere, nerf, ni tendon considérable,
ainsi l'on ouvre ces veines sans aucun danger,
& sans vive douleur.

CHAPITRE III.

Des Vaisseaux limphatiques, & de la limphe.

LE s vaisseaux limphatiques qu'on a coutume de démontrer en anatomie , sont d'un tissu si délicat, & la limphe qu'ils portent, est si fine , qu'il n'est pas possible de les faire voir sur le cadavre humain ; il faut avoir recours à un gros chien maigre , lui ouvrir la veine jugulaire , pour injecter du côté du cœur une forte dissolution de vitriol de Hongrie , l'animal meurt sur le champ. Immédiatement après, on doit faire des ligatures aux principales veines du corps , qu'on a coutume de démontrer , & dont nous avons parlé au chapître précédent , on doit lier extérieurement à trois travers de doigts du corps, chacune des quatre pattes d'un chien ; avec ces précautions, on ne manque jamais de voir quantité de petits vaisseaux transparens, qui ont dans leur intérieur beaucoup de valvules, disposées de maniere que ces vaisseaux ressemblent à des petits chapelets. Ils portent la limphe de presque toutes les parties du corps, à la veine souclaviere, les supérieurs vont décharger leur liqueur dans cette veine , par le canal rorifere de Bils, & les vaisseaux limphatiques inférieurs vont aboutir au reservoir de Pecquet ; ceux-ci ont été découverts les premiers en 1652 par Bartholin , qui les ayant

1.
Préparation pour démontrer les vaisseaux limphatiques.

O

trouvés d'abord fur la furface du foye , les prit
pour des veines lactées , ce qui lui fit penſer
qu'une partie du chile alloit au foye , fur quoi
il compoſa ſon livre , *de hepate redivivo.* Il con-
nut enfuite le contraire par le moyen des ligatures qui font voir clairement que les vaiſſeaux
limphatiques du foye , partent de ce viſcere ,
pour aller au réſervoir de Pecquet.

I I.
Des vaiſ-
ſeaux lim-
phatiques in-
férieurs ou
aſcendans.
Pour démontrer avec quelqu'ordre tous les
vaiſſeaux limphatiques de Bartholin , il faut
commencer par les inférieurs qui ont leur origine entre les orteils , ſi l'on a lié la veine ſaphéne & la ſciatique , on voit que ces vaiſſeaux
limphatiques des orteils , ſe diviſent en quatre
rameaux, dont deux accompagnent la ſaphéne ,
& vont ſe décharger dans un tronc commun,
proche la veine crurale , les deux autres ſuivent d'un côté & d'autre , la ſciatique majeure,
& paſſant au gras de la jambe & au poplité , ils
accompagnent la ſurale , & reçoivent deux vaiſſeaux des poplitées , ils vont ſe jetter avec les
deux autres rameaux , au canal commun ; ce
canal en reçoit encore des muſculeuſes inférieures & ſupérieures de l'hépigaſtrique , de
l'honteuſe externe & de l'interne , ils ſont
fort apparens entre les deux veines de la verge;
il en reçoit auſſi de la veſſie , de toutes les parties inférieures , & de la peau ; ce gros canal
limphatique accompagne de côté & d'autre , les
veines îliaques , & enſuite ſe continuë tout le
long de la veine-cave aſcendante des deux côtés , ceux-ci en reçoivent de la veine muſcu-
leuſe inférieure qui ſont fort-gros , de la même
veine ſupérieure & de la peau , il en vient un

autre affez confidérable près des os des îles, deux autres des veines émulgentes, & enfin de toutes les veines de l'abdomen, qui fe déchargent dans la cave ; les veines qui vont former la veine-porte, ont auffi des vaiffeaux limphatiques ; furtout l'hémorrhoïdale, les mefaraïques, la cœcale, la fplénique, les épiploïques & gaftrépiploïques. On voit de fort gros vaiffeaux limphatiques, & en grand nombre entre les lobes du foye dans toute fa partie concave ; il y en a auffi qui accompagnent les veines ciftiques.

Tous les vaiffeaux limphatiques inférieurs vont fe jetter dans le réfervoir de Pecquet, ou dans le canal thorachique, pour porter leur limphe, à la fouclaviere, en enflant une veine lactée premiere ; le pancréas d'Ofellius fe gonfle comme un lobe du poumon ; le gonflement de cette glande, paffe dans les veines lactées fecondes, & enfuite le canal thorachique s'enfle, ce qui démontre inconteftablement que le chile fenfible, dont nous parlerons en fon lieu, fe mêle d'abord avec la limphe, avant que de paffer dans le fang ; car tous les vaiffeaux limphatiques du corps humain, font toujours remplis de limphe, & celle-ci fe dégorge fans ceffe de toutes les parties inférieures, dans le canal thorachique, par où le chile fenfible ne peut paffer que par intervales, dans le tems de la chilification.

Les vaiffeaux limphatiques fupérieurs, vont fe jetter dans la fouclaviere, on en découvre aux bras & aux doigts, comme aux pieds & aux orteils, ils accompagnent de même les veines. On en voit dans les brutes, au muſeau & à l'oreille, & d'autres qui viennent du devant du front ; tous ces vaiſſeaux vont concourir à former le canal rorifere de Bils, celui-ci eſt compoſé de quatre gros vaiſſeaux limphatiques qui viennent des parotides, des deux côtez du col, & du deſſous des aiſſelles ; ce canal va aboutir à un autre, qui ſe décharge par deux canaux dans la jonction de la veine jugulaire, avec la ſouclaviere. Le canal thorachique ſe décharge dans le trou le plus haut, où il y a une valvule qui empêche que le ſang n'y puiſſe pas entrer ; pour s'en aſſurer, il n'y a qu'à y ſeringuer de l'eau, l'on remarque que la liqueur ne ſort pas par cet endroit. On voit des vaiſſeaux limphatiques dans le poumon, comme on peut s'en aſſurer en liant un lobe du poumon, on en voit ramper quelques petits par deſſus. On n'en a point découvert dans la propre ſubſtance du cerveau ; mais on en trouve de très-ſenſibles à la pie-mere & au lacis choroïde. Les vaiſſeaux limphatiques ne ſont pas ſi apparens dans le poumon & au cerveau, que partout ailleurs, nous en rapporterons la raiſon, en examinant la nature de la limphe. Pour bien démontrer les vaiſſeaux limphatiques, il faut avoir un ane, ou un gros chien, autrement on ne les voit qu'avec beaucoup de peine, parce qu'ils ſont trop petits, & fort-délicats.

Les vaiſſeaux limphatiques ſont généralement répandus dans tout le corps, de même que les arteres & les veines. Outre ceux qu'on a coutume de démontrer en Anatomie, il y en a un nombre infini d'autres, comme il eſt aiſé

de s'en convaincre par la feule injection de toutes les parties folides, que les Anciens appelloient fpermatiques, à raifon de leur blancheur;
puifque la rougeur des parties, eft une marque
certaine de la préfence du fang, comme nous
l'avons prouvé au chapître précedent, la blancheur de ces mêmes parties, doit nous affurer
de la préfence de la limphe. La membrane conjonctive de l'œil, par exemple, eft naturellement blanche, parce qu'elle eft compofée d'un
plus grand nombre de vaiffeaux limphatiques,
que de vaiffeaux fanguins. Que fi cette membrane perd pour un tems toute fa blancheur dans
l'inflammation des yeux qu'on nomme ophtalmie, c'eft parce que pour lors la couleur rouge
du fang, qui féjourne en grande quantité dans fes
propres vaiffeaux, l'emporte fur la blancheur naturelle de cette membrane; ce que je dis de la
conjonctive, fe doit entendre de toutes les autres membranes du corps humain, qui font
naturellement blanches; quoiqu'elles deviennent rouges dans l'inflammation, elles reprennent leur blancheur, à proportion qu'elles
retournent dans leur état naturel. Toutes les
parties folides du corps humain, paroiffent
blanches, lorfqu'on a emporté tout le fang de
leurs gros vaiffeaux, par des fréquentes lotions,
c'eft ce qui a donné occafion aux Modernes, d'affurer qu'elles fe nourriffoient toutes de la limphe, fentiment que nous avons rejetté au premier chapître de ce cours, ainfi cette blancheur
naturelle des parties, doit nous fervir de preuve
qu'il y a partout un grand nombre de vaiffeaux
limphatiques.

V I.
Nature de
la limphe &
de la graiffe.

La limphe ne differe du fang que par fa couleur, celui-ci en paffant des arteres dans les
veines, fe réduit en de fi petites parties intégrantes, qu’il eft obligé d’y blanchir, de même que le corail rouge blanchit, quand il a été
réduit en une poudre impalpable. Toutes les
parties de notre corps, même les plus rouges,
comme le cœur, le foye, la ratte, & les mufcles, blanchiffent dans le cadavre, fans diminuer leur volume fenfible, lorfque par le moyen
des injections, ou de fimples lavages avec l’eau,
les arteres & les veines fenfibles ont été vuidées.
La grande quantité de liquide qui leur refte,
eft contenu dans un nombre indéfini de petits
vaiffeaux, qu’on a coutume de défigner fous le
nom général de vaiffeaux limphatiques artériels,
parce que le fang qui eft porté naturellement
des arteres dans les veines, eft obligé d’y blanchir. C’eft de ces vaiffeaux limphatiques artériels, que partent tous les vaiffeaux limphatiques de Bartholin, qu’on a coutume de démontrer, ceux-ci paroiffent clairs & tranfparens,
parce qu’ils font fort diftincts, & féparés les
uns des autres, & qu’occupant la furface des
parties fur lefquelles on les démontre, le jour
peut paffer à travers. Aux endroits où cette limphe Bartholinienne eft obligée de couler plus
lentement, ou avec précipitation, comme
au deffous de la peau, aux environs des globes de l’œil, du cœur, des reins, dans
tout l’épiploon, & dans l’entre-deux des mufcles, elle s’y ramaffe peu à peu, & y conftituë
la véritable graiffe que nous remarquons conftamment fur toutes ces parties, dans les perfon-

nes mêmes les plus maigres, au lieu qu'on ne trouve jamais de la graiſſe ramaſſée aux environs du cerveau, & des poumons, pas même dans les perſonnes les plus graſſes, parce que ces deux viſceres naturellement fort délicats, & molaſſes, ne ſont environnés immédiatement d'aucune ſorte de muſcles particuliers, qui les preſſent inégalement, & qui puiſſent obliger la limphe de s'y ramaſſer dans ſes propres vaiſſeaux, pour y former ces eſpèces de varices limphatiques naturelles, qu'on a coutume de déſigner ſous le nom de veſſicules graiſſeuſes. Celles-ci ne ſe forment ordinairement qu'aux environs des muſcles conſidérables, dont les mouvemens réïterez obligent toutes les liqueurs de ſortir avec précipitation, du propre tiſſu des fibres contractées par leur reſſort, comme il a été prouvé, en parlant du mouvement muſculaire.

La différente couleur de la limphe, par rapport à la graiſſe, eſt à peu près la même que celle qu'on obſerve entre le ſang artériel, & le ſang véneux, celui-là eſt plus rouge, plus vif, & plus liquide, parce qu'il coule avec plus de force, & qu'il eſt plus agité, au lieu que celui-ci eſt plus noir, & plus épais, parce qu'il va plus lentement ; ils ſont pourtant tous deux de même nature, c'eſt le même ſang qui paſſe immédiatement des arteres dans les veines, pour retourner dans les arteres, & continuer ſa circulation pendant la vie de l'animal. De même la limphe & la graiſſe, quoiqu'elles paroiſſent d'une couleur & d'une conſiſtance différentes, doivent être regardées comme une ſeule &

VII.
La graiſſe eſt par rapport à la limphe, ce que le ſang véneux eſt par rapport à l'artériel.

O iiij

même humeur, puiſqu'elles coulent ſans ceſſe, du ſang dans leurs vaiſſeaux limphatiques & graiſſeux, & que de ces vaiſſeaux, elles retournent dans le ſang, où elles ſe ſéparent de nouveau, en continuant leur circulation, pour ſervir aux mêmes uſages.

CHAPITRE IV.

Des Nerfs.

I.
Les nerfs ſont naturellement répandus dans tout le corps.
LEs nerfs ſont des faiſſeaux de pluſieurs petites fibres, qui partent toutes du cerveau, du cervelet, & de la moëlle allongée. Ces fibres ſont enveloppées dans chaque faiſſeau, par la continuité de la dure mere, & de la piemere. Les nerfs ſont ſi généralement repandus, qu'on ne ſçauroit déſigner la moindre petite partie ſolide de notre corps, où il ne s'en trouve quelque filet. La ſenſibilité de toutes les parties, en eſt une preuve très-convaincante, puiſque toutes nos ſenſations ſe font par l'entremiſe des nerfs. L'inſenſibilité des cartilages, des os, des cheveux, & des ongles, avoit donné occaſion à quelques uns d'aſſurer que ces parties ſont dépourvuës de nerfs, mais on ne ſçauroit être de cet avis, ſi l'on fait réfléxion que tous les os, les cartilages, & les ongles, n'étoient dès leur commencement, que des ſimples membranes très-ſenſibles, comme on peut s'en aſſurer, en comparant le ſquelette d'un fœtus, à celui d'un adulte, dont nous avons parlé dans le cours d'oſtéologie. Lorſque ces membranes s'épaiſſiſſent, & s'en-

durciffent, pour former les os ; elles ne perdent pas les nerfs dont elles étoient compofées,
ceux-ci deviennent fi preffés les uns contre les
autres, qu'on ne fçauroit les féparer pour la
démonftration, ni les ébranler pour exciter les
fenfations, mais lorfque par quelque accident
contre nature, les cartilages, les os, & les
ongles, fe ramoliffent, leurs nerfs font en
état d'être ébranlés, & ces parties naturellement infenfibles, deviennent d'un fentiment
très-vif. Les cheveux dans leur état naturel,
font dépourvûs de fentiment, parce qu'ils font
trop fecs, mais dès qu'ils deviennent affez
gonflés & ramolis par maladie, comme dans le
plica-polonica, ils font pour lors très-fenfibles ;
ce qui ne fçauroit arriver, fi le moindre che-
veu n'avoit fes nerfs, de même que toutes les
autres parties, dans lefquelles on a coutume de
les démontrer, auffi loin que la groffiereté de
nos inftrumens & de nos organes peut nous le
permettre.

Pour fe repréfenter aifément & avec plaifir,
tous les filets nerveux qu'on découvre fur le
corps humain, on n'a qu'à parcourir la névrographie de M. Vieuffens. Cet illuftre Auteur
après avoir travaillé pendant dix années confécutives, avec toute l'habileté poffible, fur plus de
cinq cens foixante cadavres de notre Hôpital,
a donné au public, dans cet ouvrage immortel,
une defcription des nerfs auffi ample qu'on
puiffe l'avoir, avec des figures très-exactes gra-
vées d'après nature, qui nous repréfentent d'un
feul coup d'œil, la forme extérieure de toutes
nos parties folides, ornées partout de filets ner-

II.
De la Né-
vrographie de
M. Vieuffens
& de la ma-
niere de pré-
parer les
nerfs.

veux. Contentons nous ici de décrire les principales branches des nerfs qu'on a coutume de
démontrer ; pour cet effet, il faut enlever le
crâne, & les vertebres par le derriere, de
maniere qu'on mette à découvert le cerveau, le
cervelet & toute la moëlle de l'épine jufqu'au
coxis, après quoi il eft aifé de fuivre les principales branches des nerfs qu'on divife en paires ou conjugaifons, parce qu'ils fortent toujours de leur origine deux à deux, l'un à droite,
& l'autre à gauche. Dans la diffection, il faut
les fuivre de leur tronc vers les extrémités, en
tenant les plus gros bouts élevés à la faveur d'un
petit crochet, pour tirer de tems en tems les
nerfs vers leur principe ; on doit féparer les
branches avec les ongles ou avec le dos d'un fça-
pel, fans fe fervir du tranchant, les gros nerfs
font affez fermes, & réfiftent affez au tiraillement, pour pouvoir les féparer les uns des autres, fans les couper.

III.
Des dix
paires des
nerfs du crâ-
ne.

Il y a quarante paires de nerfs, dix qui fortent du crâne, & trente de la moëlle de l'épine ;
pour démontrer ceux du crâne, il faut enlever
le cerveau du devant en derriere, & couper
les nerfs à proportion qu'on les a démontrés.
La premiere paire fert à l'organe de l'odorat,
& eft appellée olfactoire, elle paffe par les
petits trous de l'os cribleux, pour fe diftribuer
dans la membrane pituitaire qui tapiffe les lames offeufes du nez ; la feconde fert à la vûë,
elle conftituë les nerfs optiques qui forment le
globe de l'œil ; la troifiéme fait les moteurs des
yeux qui fe diftribuent dans les mufcles droits
de cette partie ; la quatriéme paire eft formée

par les pathétiques, dont les principales branches vont aux muscles obliques de l'œil ; la cinquiéme paire paroît d'abord composée de plusieurs fibres qui se répandent aux yeux, aux
narines, au palais, aux muscles masseters,
aux gencives, à la lévre inférieure, aux racines
des dents, à la langue, & aux amigdales ; cette
même paire jette encote un rameau, qui avec
un autre de la sixiéme paire, forme le nerf intercostal. La sixiéme paire a deux rameaux,
dont l'un va aux muscles indignateurs des
yeux, & l'autre qui sort à côté de la selle du
Turc, va former l'intercostal avec le rameau
de la cinquiéme paire ci-dessus nommée. La
septiéme paire, est le nerf auditif, qui se divise en deux troncs, dont l'un est appellé mol,
& l'autre, dur. Le nerf mol entre dans l'os
pétreux, & s'épanoüit en une membrane très-
fine, qui tapisse la coquille de l'oreille, &
tout le labirinthe. Cette membrane est l'organe immédiat de l'oüie, comme nous verrons dans le Cours suivant ; le nerf dur sort
par un trou particulier de l'os pétreux, & se
distribuë en deux rameaux, dont l'inférieur se
termine aux muscles de la langue & de l'os
hyoïde ; & le supérieur, après avoir entouré
le conduit de l'oreille, se divise encore en
trois branches, dont la premiere va aux lévres,
à la bouche & au nez ; la deuxiéme, aux muscles du front & des paupieres, & la troisiéme,
aux muscles de l'oreille. La huitiéme paire des
nerfs du cerveau, est appellée vague, parce
qu'après être sortie du crâne, elle se joint à
presque tous les autres nerfs du corps ; dans le

crâne ; elle paroît compofée de dix à douze rameaux ; aufquels va fe joindre un autre nerf qui vient de la moëlle de l'épine , & qu'on nomme fpinal , ou *focius octavi paris* ; tous ces rameaux fortent du crâne enfermés dans une même enveloppe , & fe diftribuent enfuite avec le nerf intercoftal , dans toutes les parties internes de la poitrine & du bas-ventre, où ils forment avec les autres nerfs de la moëlle , plufieurs lacis qu'on nomme *pléxus* , tels que font les cardiaques , les diaphragmatiques , les ftomachiques , mezentériques , fpléniques , hépatiques & rénaux. Ces nerfs vont auffi à la veffie , à la matrice & aux autres parties internes , dont ils retiennent le nom. La neuviéme paire fe divife en deux rameaux à la fortie du crâne , dont l'un va fe joindre avec un autre de la dixiéme paire , pour fe diftribuer enfemble dans le mufcle fternotyroïdien ; l'autre rameau va aux mufcles de l'os hyoïde , & à la bafe de la langue. La dixiéme & derniere paire des nerfs de la bafe du crâne , defcend le long de la moëlle de l'épine , fort d'entre la premiere & deuxiéme vertébre du col , donne deux branches au pléxus intercoftal , une troifiéme fe joint à une autre de la neuviéme paire dont nous avons parlé ci-deffus , pour aller au mufcle fternotiroïdien ; les autres branches de cette dixiéme paire , vont aux mufcles du col.

IV.
Des trente paires de nerfs de la moëlle de l'épine , & premierement de ceux du col.

Les trente paires de nerfs qui fortent de la moëlle de l'épine , donnent chacune quelques branches à l'intercoftal , à leur fortie des vertébres. Il en fort fept paires des vertébres du col , douze de celles du dos, cinq des lombes , & fix de l'os facré. La premiere paire des nerfs des vertebres du col , fort d'entre l'occipital & la premiere vertébre , elle fe diftribuë aux mufcles de la tête; la deuxiéme paire qui fait la plus grande partie du nerf diaphragmatique , fort d'entre la premiere & deuxiéme vertébre du col , pardevant & par derriere, au-lieu que toutes les autres paires fortent par les côtés. La troifiéme, fort d'entre la deuxiéme & troifiéme vertébre. La quatriéme paire, d'entre la troifiéme & quatriéme, & ainfi des autres, confécutivement jufqu'à fept. Tous ces nerfs de la moëlle qui fortent d'entre les vertébres du col , fe diftribuent aux mufcles de la tête ; ils fourniffent auffi quelques rameaux aux mufcles du bras & de l'omoplate , furtout la fixiéme & feptiéme paire , lefquelles étant jointes à la premiere paire du dos , envoyent leurs principaux rameaux au bras, ou nous les fuivrons , après avoir démontré les autres nerfs de la moëlle.

Les douze paires de nerfs qui fortent d'entre les vertébres du dos , fe divifent chacune à leur fortie en deux rameaux, qui fe diftribuent l'un par devant , & l'autre par derriere. Ceux de devant vont aux mufcles intercoftaux internes & externes , & ils donnent encore des rameaux aux autres mufcles de la poitrine & aux obliques defcendans de l'abdomen; les rameaux des nerfs vertébraux qui fe diftribuent par derriere fe recourbent & fe perdent dans les mufcles vertébraux & dans les mufcles du dos.

v.
Des douze paires de nerfs des vertebres du dos.

V I.
Des nerfs
des vertebres
des lombes
& de l'os fa-
cré.

Les cinq paires de nerfs qui sortent des vér-
tébres des lombes, sont plus grosses que les
douze précédentes, elles se divisent chacune
en deux rameaux, l'un va en devant, & l'autre
par derriere, ils vont aux muscles des lombes,
du bas-ventre, & aux cuisses. Outre cela, la
premiere des cinq paires donne un rameau au
diaphragme; la deuxiéme en donne aux vaisseaux spermatiques; la troisiéme va au genoüil;
la quatriéme, est fort grosse; elle se distribuë
aux muscles du devant de la cuisse & de la
jambe, descendant jusqu'au genoüil; la cinquiéme paire, passant par le trou de l'os des
hanches, jette quelques rameaux aux parties
internes de la génération & au col de la vessie;
les plus gros rameaux de ces trois dernieres paires de nerfs, vont avec les quatre premieres
paires qui sortent de l'os sacré, former les nerfs
de la cuisse; les deux autres vont aux muscles
de l'anus, à la vessie, & aux parties externes
de la génération. Enfin l'extrémité de la moëlle
se termine en une espèce de queuë que quelques-uns appellent nerf sans pair, il se distribuë dans la peau des fesses & de l'anus.

V I I.
Des nerfs
brachiaux.

Le bras reçoit ses nerfs de cinq paires; sçavoir, de la cinquiéme, sixiéme & septiéme du
col, de la premiere & de la seconde du dos;
Ces cinq nerfs après être sortis de la moëlle,
s'unissent les uns aux autres pour former le nerf
brachial, lequel se divise bientôt après en six
branches, pour entrer dans le bras; la premiere
de ces branches va principalement au muscle
delthoïde, & à la peau du bras; la deuxiéme

plus groſſe que la premiere, va paſſer par le milieu du coude, elle donne des rameaux au biceps, ſe joint enſuite à la troiſiéme branche, & va au muſcle ſupinateur; elle ſe diviſe au pli du bras en trois rameaux, dont le premier va au pouce, le ſecond, deſcend obliquement vers le poignet, & le troiſiéme, accompagne la veine baſilique, & va ſe perdre dans la peau de la main. La troiſiéme branche du nerf brachial, s'étant jointe ſous le biceps à la deuxiéme, va au muſcle brachial interne, & dans le creux de la main; la quatriéme & la plus groſſe branche, accompagnant la veine & l'artere, deſcend fort profondément dans le bras, & ſe diviſe en pluſieurs rameaux qui vont aux muſcles extenſeurs du coude, au poignet, au pouce, à l'index, au doigt du milieu, & aux muſcles extenſeurs des doigts; la cinquiéme branche du nerf brachial, ſe joint à la quatriéme; elle ſe diſtribue aux muſcles du coude, & en deſcendant le long de ſa partie externe; elle ſe diviſe en deux rameaux, dont l'un va le long de la partie latérale du doigt du milieu, de l'annulaire & du petit doigt, & l'autre deſcend entre les fléchiſſeurs des doigts, au poignet, & va aux mêmes endroits que le précédent. La ſixiéme & derniere branche du nerf brachial, ſe perd dans la peau de tout le bras, & dans la membrane commune des muſcles.

Les nerfs qui deſcendent aux cuiſſes, aux jambes & aux pieds, viennent de ſept paires differentes; ſçavoir, des trois inférieures des lombes, & des quatre ſupérieures de l'os ſacré; ils s'uniſſent tous enſemble pour former le nerf

VIII.
Des nerfs
cruraux.

crural, qui fe divife enfuite en quatre branches, dont la premiere & la troifiéme finiffent
aux cuiffes; la deuxiéme un peu plus longue,
defcend jufqu'à la jambe, & la quatriéme, jufqu'au pied. La premiere branche de ce nerf
crural, eft principalement formée de la troifiéme & quatriéme paire des lombes, elle defcend jufqu'au petit trocanter, & fe diftribue
aux mufcles de la cuiffe, à quelques-uns de la
jambe, & fe perd au-deffous du genoüil. La
deuxiéme branche va par les aînes, à la cuiffe;
elle accompagne la veine & l'artere crurale,
& fe diftribue aux mufcles du devant de la
cuiffe, & au tour du genoüil; elle jette un rameau confidérable qui va le long de la faphéne,
jufqu'à la cheville interne. La troifiéme branche qui fort d'entre la quatriéme & cinquiéme
vertébre des lombes, paffe par le trou de l'os
pubis, & fe diftribue à quelques mufcles du
haut de la cuiffe, aux parties externes de la génération, aux mufcles de l'os pubis & à la peau
des aînes. La quatriéme branche & la plus
groffe, la plus longue & la plus dure de toutes
les autres, elle eft principalement formée
par les quatre premieres paires de nerfs qui
fortent de l'os facré, elle donne des rameaux
à la peau, à quelques mufcles de la cuiffe, de
la jambe & du pied, au-deffus du jarret; elle
fe divife en deux rameaux confidérables, dont
l'un eft intérieur & plus gros, & l'autre extérieur; l'intérieur defcend le long de la jambe,
du pied, & de fes doigts, à chacun defquels
il donne deux rameaux, & fe termine à la
cheville interne, au pouce & à la planté du
pied;

pied ; le rameau extérieur va au jarret, à la
partie externe du pied, aux muscles du peroné,
& se perd vers la cheville externe.

L'usage des nerfs est si connu, que personne
ne s'est avisé de le contester. Notre propre expérience nous apprend sans cesse qu'ils sont
l'organe immédiat de toutes nos sensations.
On ne sçauroit toucher à la moindre de nos fibres nerveuses, sans que notre ame s'apperçoive
de quelque changement du corps, que nous dé-
signons par le terme général de sentiment. Une
plume, une paille passée très-légerement sur nos
lévres, fait un impression de chatoüillement
très-sensible ; les rayons de lumiere ébranlent la rétine pour la vûe ; les corps odoriférans, la membrane pituitaire des narines, pour
l'odorat ; les corps savoureux, les papilles nerveuses de la langue, pour le gout ; & les parties rameuses de l'air, le nerf mol de l'oreille,
pour faire l'oüie, comme nous dirons dans le
Court suivant.

Toutes nos sensations sont plus ou moins
vives, suivant que les nerfs de nos organes sont
plus ou moins tendues. Dans les parties naturellement trop séches comme les cheveux, &
dans celles qui sont trop dures comme dans les
cartilages, les os & les ongles, il n'y a point
de sentiment, parce que les filets nerveux n'y
peuvent pas être ébranlés. Les visceres molasses
& flasques, comme le poumon, le foye, la
ratte, l'épiploon & les boyaux, sont d'un sentiment fort obscur, parce que les nerfs y sont
trop souples ; mais lorsque ces mêmes visceres
sont trop distendus par un gonflement subit ou

par inflammation, les nerfs sont tendus & rendent ces parties très-sensibles & douloureuses.

Quoiqu'on soit forcé d'avoüer que les nerfs sont l'organe immédiat de toutes nos sensations, on ne laisse pas de disputer dans les écoles si la sensation se fait dans la partie ou dans le cerveau, & si pour cette sensation la seule secousse des nerfs suffit, ou si l'on doit supposer un esprit animal qui reflue. Pour résoudre la premiere question, il faut remarquer qu'en conséquence de plusieurs maladies du cerveau, le sentiment périt, comme il arrive dans l'apopléxie, l'épilepsie & la catalepsie. Si le sentiment se faisoit dans la partie, sans que le cerveau y eut aucune part, comment pourroit-on se ressouvenir par la seule motion des fibres du cerveau, de ce qui ne se seroit passé que dans les organes extérieurs. Les personnes qui ont perdu un bras ou une jambe pourroient-elles se plaindre comme elles se plaignent des douleurs aux bouts des doigts qu'elles n'ont plus ? Comment en comprimant la branche du nerf brachial qui passe au coude, pourrions-nous sentir une douleur au petit doigt qu'on ne touche pas ? Concluons donc que la sensation ne sçauroit se faire dans la partie irritée, où nous la rapportons, mais que l'impression du nerf doit se transmettre jusqu'au cerveau, où se font toutes les sensations. Examinons si cette impression peut y être transmise par vibration.

Il paroît d'abord que la secousse des nerfs ne sçauroit suffire pour transmettre jusqu'au cerveau les impressions des objets extérieurs qui frappent nos sens, & cela parce que tous les

nerfs à la fortie du crâne & des vertebres,
font fortement attachés aux os qu'ils traverfent
d'ailleurs, lorfqu'on a lié fortement un nerf ;
le fentiment périt au-deffous de la ligature,
quoique le nerf foit ébranlé. Ces deux difficultés font infurmontables à l'égard de ceux
qui ne font pas affez d'attention à la véritable
texture des nerfs, & qui les confiderent comme
de fimples cordages, dont la dure & la pie-
mere font partie ; mais fi l'on fait attention
que chaque nerf eft un amas de petites fibres
indépendantes des deux membranes qui les couvrent, comme on peut s'en affurer par la fimple diffection, on concevra aifément que quoique les enveloppes des nerfs foient attachées au
crâne & aux vertébres d'où ils fortent, les fibres intérieurs reftent libres & font capables
d'être fecoüées de l'organe jufqu'au cerveau,
tandis qu'elles auront leur tenfion naturelle ;
le cœur ne laiffe pas de fe mouvoir librement,
quoiqu'il foit enveloppé du péricarde qui eft
adhérent au médiaftin & au diaphragme ; de
même les fibres nerveufes peuvent être ébranlées, quoique leur enveloppe extérieure foit
adhérente de tous côtés à differentes parties.
La deuxiéme difficulté vient de ce qu'on s'i-
magine que le nerf doit être ébranlé felon fon
tout, & avec fon enveloppe, pour pouvoir
tranfmettre fon impreffion jufqu'au cerveau ;
ce qui ne fçauroit arriver, puifque les fibrilles
nerveufes qui partent de l'intérieur du cerveau & de la moëlle, font indépendantes, féparées, & réellement diftinctes des enveloppes qui les couvrent, comme on le voit à

l'œil & fans diffection dans l'origine de chaque nerf ; ainfi dans le tems qu'on lie le nerf d'un animal vivant, il s'excite une vive douleur, par la forte fecouffe des fibrilles nerveufes fituées au dedans de leur enveloppe ; après que la ligature eft faite, l'animal ne fent plus rien, au deffous de la ligature où vont aboutir les fibrilles nerveufes, parce que le cours du fang qui coule dans leurs arteres pour les tenir tendus, eft interrompu ; ainfi ces fibrilles lachées font hors d'état d'être fecouées, jufqu'à ce qu'ayant ôté la ligature, le fang y coule de nouveau. Cette expérience fert à prouver la néceffité de la tenfion des nerfs ; mais elle ne fert de rien pour établir les efprits animaux, qu'on fuppofe fans néceffité, comme nous le prouverons, après avoir examiné la ftructure des nerfs.

XIII.
De la ftruc-
ture des
nerfs.

Tous les nerfs du corps font continus avec le cerveau, le cervelet & la moëlle de l'épine ; outre qu'ils font couverts des mêmes membranes, comme il paroît par leur fimple démonftration, ils y font auffi continus par leurs fibres intérieures, compofées de vaiffeaux fanguins, arteres & veines, de même que le cerveau, le cervelet & la moëlle ; ces vaiffeaux fe trouvent ici beaucoup plus minces que dans les autres parties du corps, c'eft pourquoi ils forment des filets fort molaffes qui ont dû être enveloppés partout de la dure & de la piemere, pour être garantis des injures des objets extérieurs. Ces enveloppes mettent le cerveau & les filets nerveux à l'abri des trop grandes impreffions. Pour s'affurer que l'intérieur des nerfs est uniquement composé de ces vaisseaux sanguins, il faut d'abord faire réflexion qu'il y en entre dans tous, depuis le plus gros de la cuisse jusqu'à la moindre petite fibrille de la rétine ; en second lieu, les deux substances du cerveau, corticale & médullaire, (dont nous parlerons dans le cours suivant des visceres), ne font qu'un simple tissu de vaisseaux sanguins, comme il paroît par les observations de Levvenoch & par les nouvelles injections de M. Ruisch. L'intérieur ou la moëlle des nerfs, qui n'est qu'une continuité des propres substances du cerveau, & qui est destinée aux mêmes usages, ne doit donc être qu'un pareil tissu des mêmes vaisseaux ; ceux-ci paroissent blancs à la premiere vûë, parce qu'ils font d'une extrême petitesse ; lorsque le fang coule par les petites ramifications, tant des arteres que des veines, il est hors d'état de produire ce coloris rouge qu'on lui remarque dans les gros vaisseaux ; il blanchit toujours, lors des passages étroits, des arteres dans les veines.

Les vaisseaux sanguins qui constituent les petits filets nerveux, doivent être partout d'une extrême petitesse. Cela est absolument nécessaire pour la justesse de nos sensations ; nous ne sçaurions juger par le tact de la surface inégale des corps qui nous paroissent à la vûë fort polis, si nos fibrilles nerveuses de la peau ne répondoient aux petites inégalités de ce corps scabreux. Les sels dont les parties dissoutes font toutes d'une extrême petitesse, ne sçauroient s'engager entre les fibrilles nerveuses de la

X I V.
De la finesse des filets nerveux,

membrane pituitaire des narines, ni entre les filets des papilles linguales, pour exciter l'odorat & le goût, si les fibrilles de ces organes n'étoient aussi petites qu'eux & à leur portée. Dans l'organe de l'oüie, les fibrilles du nerf mol de l'oreille interne doivent être proportionnées à la délicatesse des parties rameuses de l'air qui constituent les rayons sonores. Les rayons de la lumiere, qui partent en si grand nombre, & tous à la fois d'un nombre infini de points des objets visibles, ne sçauroient concourir pour produire en nous le sentiment clair & distinct de la vûë, si chacun de ces rayons ne secoüoit sur la rétine une fibrille nerveuse distincte de toute autre. Or les rayons de lumiere étant d'une finesse extrême, il est aisé de juger de l'extrême petitesse des fibrilles de la rétine qu'ils ébranlent. Pour que ces petits filets nerveux puissent se conserver ainsi ramassés, depuis le cerveau jusqu'aux organes des sens où ils s'épanoüissent, ils ont dû être enfermés en plusieurs faisseaux dans les mêmes enveloppes qui couvrent le cerveau, avec lequel ces petits filets communiquent pour le sentiment & pour le mouvement. Ces filets ainsi ramassés & enveloppés constituent les quarante paires des nerfs ci-dessus décrits. La plûpart de ces nerfs, surtout la huitiéme paire du cerveau, l'intercostal & les vertebraux, s'entrelassent ensemble d'une infinité de manieres, par leur enveloppe externe de la dure-mere, sans que les petits filets s'unissent & se confondent ensemble; ce n'est que pour soutenir cet entrelassement que sont formés les

differens ganglions qui font des duretés nerveufes produites de plufieurs fibres de la dure-
mere, rapprochés les unes des autres & en-
durcies.

Les fibres nerveufes n'étant qu'un fimple
tiffu molaffe des vaiffeaux fanguins, de même
que les fubftances du cerveau, il me paroît
tout-à-fait inutile de fuppofer avec les Anciens
un efprit animal qui coule du cerveau par les
nerfs dans toutes les parties du corps. On
peut fans cette fuppofition, expliquer les fentimens & les mouvemens volontaires. Lorfque nous joüiffons d'une parfaite fanté, toutes
nos fibrilles nerveufes fe meuvent comme le
cœur, d'un mouvement doux & reglé, par la
fimple ofcillation de leurs arteres. Ces fibres
fe trouvent ainfi difpofées à recevoir toutes
les nouvelles fecouffes agréables, indifferentes
ou defagréables que les objets extérieurs exci-
rent & doivent fe tranfmettre par la feule continuité de ces fibres, depuis les organes jufqu'au cerveau. Toutes les fois que le cours du
fang eft gêné dans une partie, le battement des
arteres y augmente fi fort que les plus petits
points qui fembloient immobiles acquierent un
mouvement très-fenfible, ce nouveau battement fe tranfmet jufqu'au cerveau avec lequel
les fibrilles nerveufes communiquent par leur
fimple continuité, & c'eft précifément par-là
que nous nous appercevons de tous les fentimens qui portent quelque changement à notre
machine, fans qu'il foit néceffaire de recourir
à aucun liquide qui doive couler du cerveau
dans les parties, & des parties au cerveau.

X V.
De l'inu-
tilite de l'ef-
prit animal.

P iiij

Pour que le mouvement mufculaire fe faffe dans toute l'étenduë d'un mufcle, il feroit inutile de fuppofer que les humeurs coulent des tendons dans le ventre de ce mufcle, ou de ce ventre dans les tendons, puifque la feule continuité fuffit; de même les fibrilles nerveufes étant fimplement continuës avec le cerveau, peuvent y tranfmettre & en recevoir les impreffions par elles-mêmes, fans le fecours d'un efprit qui flue & qui reflue.

Dans la paralifie parfaite, quoique le cerveau foit tout-à-fait libre, le fentîment périt, parce que les fibrilles nerveufes relâchées ont perdu cette tenfion naturelle qui leur eft abfolument néceffaire pour toutes les fenfations. La partie perd auffi fon mouvement volontaire, parce que l'ame a beau vouloir mouvoir les fibres nerveufes, elle n'a fur elles d'autre pouvoir que celui de changer leur déterminaifon lorfqu'elle fe meuvent naturellement; ce mouvement naturel étant perdu par leur relâchement, il n'eft pas poffible de le rétablir en conféquence de la volonté du malade. Dans la paralifie imparfaite & particuliere où le fentiment périt & le mouvement refte, on ne fçauroit foutenir l'hypothèfe des efprits animaux; ceux-ci couleroient du cerveau libre dans toute la partie affectée jufqu'à la plus petite fibrille pour le mouvement, ils en devroient donc refluer pour le fentiment, ce qui répugne à l'expérience. N'eft-il pas plus naturel de penfer que pour lors le relâchement des fibres nerveufes eft imparfait & inégal dans leurs différentes parties, de ma-

niere qu'elles fe meuvent naturellement dans
tout le corps du mufcle, tandis qu'elles font
relâchées dans le tronc des nerfs; au lieu que
lorfque le mouvement périt & que le fentiment refte fort obfcur, c'eft que les fibrilles
font relâchées dans le corps du mufcle, & fe
trouvent tenduës dans le tronc du nerf où elles
ont leur mouvement naturel; par cette tenfion
des nerfs qui les difpofe au fentiment & au
mouvement, on ne doit entendre autre chofe
que l'ofcillation naturelle des petites arteres
qui entrent dans la compofition des fibrilles
nerveufes & du cerveau. Travaillant il y a
quelques années fur la paralifie, dont je fis
imprimer une Thèfe de Bachelier, je com-
mençai à douter de l'exiftence des efprits, je
fus confirmé dans ce doute, en travaillant de
même fur l'apopléxie, l'épilepfie & la cata-
lepfie que j'expliquois auffi fans avoir recours
aux vices des efprits animaux; je n'ofois pourtant pas encore nier tout-à-fait l'exiftence de
ce liquide, de même que MM. Bergerus,
Bidloo & Lifter; je ne pouvois me réfoudre
à fubftituer quelqu'autre liquide aux efprits,
comme font deux de ces Auteurs, ni affurer
avec l'autre qu'on devoit fe paffer de l'efprit
animal, quoiqu'on trouvât fans ce fecours bien
des faits inexplicables, & fubftituer à l'efprit
animal une pituite cérébrale ou un fuc nerveux; ce n'eft proprement qu'un vrai changement de nom, & il n'eft pas permis à des perfonnes prépofées pour enfeigner, de nier un
liquide dont on croit avoir befoin pour expliquer certains faits. Mais pouvant aujourd'hui

rendre raifon de tout ce qui regarde les maladies de la tête, les fenfations & le mouvement mufculaire par la feule ftructure des fibrilles nerveufes établies ci-deffus, je ne vois pas plus de néceffité d'admettre l'efprit animal, que le vital & le naturel. On s'eft défabufé des efprits vitaux, dès qu'on a découvert que les arteres remplies de fang ne prenoient pas les efprits du cœur; on a abandonné les efprits naturels, dès qu'on a vû que la fanguification ne fe faifoit pas dans le foye pour être portée aux parties par les veines; & pourquoi n'abandonnera-t-on pas de même les efprits animaux dès qu'on fera convaincu que le cerveau & les nerfs n'ont aucune cavité particuliere pour la fecrétion & le tranfport d'un liquide qu'on n'avoit fuppofé que pour expliquer des faits qui fe déduifent de la feule continuité de ces parties & de leur ftructure vafculeufe ?

XVII.
De la ligature des nerfs.

Puifque les fibrilles nerveufes font fimplement compofées de vaiffeaux fanguins, il femble d'abord que le nerf lié devroit s'enfler au-deffus de la ligature, ce qui n'arrive pourtant pas & c'eft un des principaux argumens dont on fe fert communément pour rejetter l'efprit animal; mais il eft aifé de voir que rien ne coulant du cerveau par les nerfs, cette enflure ne fçauroit fe faire plutôt au deffus de la ligature vers le cerveau qu'en deffous du côté de la partie où les nerfs fe diftribuent. Quand nous lions un faiffeau de fibres mufculeufes ou tendineufes, nous ne nous appercevons pas d'abord d'aucune enflure aux environs de la ligature, il faut quelque tems aux humeurs pour s'y ramaſſer & former ce qu'on appelle vulgairement une fluxion ; cependant le cours du ſang troublé par cette compreſſion, rend ſur le champ ces fibres hors d'état d'agir naturellement, ou les oblige d'entrer en convulſion. De même lorſqu'on lie un nerf en reſſerrant la dure-mere, on comprime ſi fort le faiſſeau de fibrilles nerveuſes molaſſes contenuës dans l'intérieur, que l'on y trouble le cours du ſang, la douleur eſt très-vive, & la ligature étant parfaite, le ſentiment & le mouvement périſſent à l'endroit où les fibrilles du nerf lié ſe diſtribuent, parce que leurs petites arteres perdent cette oſcillation naturelle dont elles ont beſoin pour ces deux fonctions. Tout cela ſe fait ſans qu'il paroiſſe aucune enflure aux environs de la ligature, parce que les vaiſſeaux des fibrilles nerveuſes ſont d'une petiteſſe infinie, comme nous l'avons prouvé ci-deſſus. Tous les poils du corps & les cheveux vivans ſont compoſés de vaiſſeaux ſanguins dans leſquels le ſang roule ; cependant quand on lie les cheveux, on ne s'apperçoit d'aucune enflure ſenſible. A plus forte raiſon, les fibrilles nerveuſes qui ſont toutes incomparablement plus petites que nos cheveux, ne doivent point enfler par la ligature ; cependant on ne ſçauroit diſconvenir que la privation du mouvement & du ſentiment qui arrive après le nerf lié, n'arrive de ce que le cours du ſang eſt interrompu dans le tiſſu des fibres nerveuſes, puiſque ſi l'on ôte bientôt cette ligature, avant que le ſang ait pris un autre cours, le ſentiment & le mouvement se rétablissent, au lieu que si on a laissé quelque tems le nerf lié, on a beau le délier, la paralisie subsiste en entier, parce que le sang ayant séjourné dans le tissu des fibres, y a laissé sa sérosité & les a relâchées. Ces fibrilles étant naturellement souples & molasses se relâchent aisément.

CHAPITRE V.

Des Veines lactées & du Chile.

I.
Ce qu'on entend par les veines lactées.

LEs veines lactées sont des petits tuyaux très minces qui partent de la cavité des intestins, & rampent sur le mézentere. Ils sont destinés à porter le chile dans le réservoir de Pecquet. Ces tuyaux sont si petits & si délicats qu'on ne sçauroit les démontrer, que lorsqu'ils sont remplis de chile, ce qui n'arrive ordinairement que deux heures après le repas. Il est très-rare de les voir dans les cadavres humains, parce qu'on ne les ouvre pas assez tôt après la mort.

II.
Préparation pour démontrer les veines lactées.

Pour démontrer les veines lactées dans un gros chien, il faut lui donner à manger surtout de la soupe à la viande, ou du pain trempé dans l'eau & le vin. Deux heures après, il faut le tuer, en lui injectant par la jugulaire une forte dissolution de vitriol de Hongrie ; on ouvre le bas-ventre avec toute la vîtesse possible pour mettre le mézentere à découvert, sur la superficie duquel on fait remarquer les veines lactées qui disparoissent bientôt après ; ce sont des vaisseaux extrémément minces & blancs,

remplis d'un chile qu'ils ont puifé dans la cavité des boyaux, pour le dégorger dans un
affemblage de veíficules , qu'on nomme le
pancreas d'Ofellius, fitué au milieu du mézentere ; de là le chile eft porté par d'autres veines
lactées qu'on nomme fecondaires, dans le réfervoir de Pecquet fitué vers la racine du diaphragme ; pour que les veines lactées reftent
pleines , jufqu'à ce qu'on mette à découvert le
réfervoir de Pecquet & la canal thorachique ,
qui va fe dégorger dans la fouclaviere, il faut
faire une ligature à la racine du mézentere ; on
doit enfuite ouvrir la poitrine , & faire une
autre ligature au-deffus du cœur fous les veines
fouclavieres , pour renfermer le bout du canal
thorachique fous la ligature fans lier la veine ,
on débarraffe enfuite toutes les parties qui environnent l'artere aorte , liant les veines & les
arteres , on enleve les poumons , le médiaftin ,
& le péricarde , laiffant feulement le cœur fufpendu à la veine-cave defcendante , il faut auffi
couper l'aorte à quatre travers de doigt au-
deffous du cœur , ayant foin de lier l'un & l'autre bout , il faut avoir la même précaution à
l'égard de l'œfophage & de la trachée-artere ,
& les emporter. On ouvre la veine-cave defcendante jufqu'à l'endroit où la veine jugulaire
& les autres veines y vont aboutir. Il faut lier
la fouclaviere un peu au-delà de fon point de
rencontre avec la jugulaire.

La préparation ainfi faite, on revient au bas-
ventre pour examiner s'il paroît encore quelqu'une des veines lactées premieres, qu'on a
vû au commencement fur le mézentere , on

III.
Des veines
lactées du
pancréas de
Ofellius & du
réfervoir de
Pecquet.

remuë un peu tous les boyaux pour obliger le chile de s'aller amaſſer dans le pancréas d'Oſ-ſellius, on leve la ligature qu'on avoit faite aux veines ſecondes, pour que le chile ramaſſé, puiſſe être pouſſé dans le réſervoir de Pecquet, qu'on trouve pour lors rempli de chile & de limphe ; il eſt ſitué entre les deux tendons du diaphragme, & pâroît du côté de la poitrine, comme une veſſie bien tenduë, blanche & tranſparente. De ce réſervoir de Pecquet, il s'éleve pluſieurs canaux qui rampent ſur le corps des vertébres du dos, & qui ſe joignant enſemble, forment en haut un ſeul canal long & tranſparent, qu'on nomme thorachique, celui-ci va verſer la limphe & le chile dans la veine ſouclaviere gauche, & de là dans la veine-cave, pour aller au cœur. Au bout de ce canal thorachique, & au dedans de la ſou-claviere, on trouve une valvule qui empêche que rien de ce qui eſt ſorti du canal n'y puiſſe rentrer, non plus que le ſang de la ſouclaviere, qui abaiſſe ladite valvule ſur le trou du canal, en parcourant ſon chemin pour aller dans la veine-cave & au cœur. La diſpoſition de cette valvule, fournit une raiſon mécanique, pour-quoi certaines perſonnes tombent toujours en défaillance lorſqu'on les ſaigne du bras, parce que le ſang ſortant avec impétuoſité par l'ou-verture de la ſaignée, ne peut aller qu'en pe-tite quantité dans la ſouclaviere. Ainſi ſi la valvule du canal thorachique, ſe trouve natu-rellement lache, comme elle eſt pour lors moins abaiſſée, la limphe & le chile qui vien-nent par ce canal, ſe mêlent trop vîte & en trop grande quantité dans le fang , ce qui en trouble le cours , de maniere qu'il roule avec peine dans les ventricules du cœur , d'où dépend la fyncope , qui paffe bientôt après la faignée , lorfque la valvule du canal thorachique , eft un peu abaiffée par le torrent du fang qui revient dans la fouclaviere.

Il paroît par la démonftration des veines lactées dont nous venons de parler , que le chile qu'elles portent , eft une liqueur blanche qui vient des boyaux pour fe mêler avec la limphe du mézentere , dans le pancréas d'Ofellius , & avec celle de tous les autres vaiffeaux limphatiques inférieurs qui vont aboutir au réfervoir de Pecquet & au canal thorachique. On eft convaincu que le chile des veines lactées parcourt ce chemin , parce qu'on peut l'y conduire fans peine , en le pouffant de bas en haut , au lieu qu'on ne fçauroit le pouffer de haut en bas , parce qu'on trouve dans l'intérieur des veines lactées fecondes , & dans le canal thorachique quantité de petites valvules femilunaires difpofées d'efpace en efpace , qui permettent aux liqueurs de monter jufqu'à la fouclaviere , & qui les empêchent de defcendre. Comme ces conduits ne font jamais vuides , & qu'il y furvient toujours de nouvelles liqueurs , une goute pouffe l'autre & l'oblige de monter peu à peu par le canal thorachique. Comme ce canal fe trouve couché fur le corps des vertébres du dos au-deffous de l'aorte , le battement continuel de cette grande artere , favorife le cours de la liqueur vers le haut , où la difpofition des valvules l'oblige à monter.

IV.
Du Cours
du chile.

V.
Le canal thorachique est toujours rempli de limphe ou de chile.

Les vaisseaux limphatiques, les veines lactées, le réservoir de Pecquet & le canal thorachique, ne sont jamais vuides ; on ne sçauroit disconvenir que les vaisseaux limphatiques dont nous avons parlé ci-dessus ; ne fournissent sans cesse leur limphe. Quant aux veines lactées premieres, quoiqu'elles ne soient remplies que deux heures après le repas, d'un chile dont la blancheur les rend sensibles, il y a lieu de penser que la salive qu'on avale sans cesse, la bile, le suc pancréatique & autres limphes digestives dont nous parlerons dans le cours suivant, sont des véritables limphes qui coulent sans cesse dans les veines lactées ; puisque ces veines prennent leur origine des boyaux, de maniere que leur embouchure toujours ouverte répond directement à la grande cavité de ces mêmes boyaux où les limphes digestives se dégorgent sans cesse ; on trouve de ces veines lactées premieres, depuis le duodenum jusqu'au rectum, mais principalement au jejunum, & à l'îleon, parce que dans ces deux intestins ; les matieres sont plus liquides.

V I.
Du chile insensible.

Sur ce que plusieurs observations de pratique nous convainquent tous les jours qu'on peut vivre assez long-tems aux dépens de la graisse ; sans le secours du chile des veines lactées, je crois pouvoir assurer qu'il y a un autre chile que j'appelle insensible, pour le distinguer de celui dont nous venons de parler. Par ce chile insensible, je n'entens autre chose que les parties les plus fines des alimens que nous prenons, lesquelles se mêlent d'abord avec le sang qui circule dans les vaisseaux de la bouche ;

du

du ventricule & des boyaux. Ce chile répare
nos humeurs dans l'inſtant, & avant que le
chile ſenſible puiſſe ſe ramaſſer dans les veines
lactées. Ce ſeroit ici le lieu de faire voir comment les alimens ſe convertiſſent en chile, ce
qu'on nomme vulgairement la chilification
mais parce qu'on ne ſçauroit bien entendre cette
matiere ſans avoir une idée juſte de cinq limphes digeſtives qui concourent à cet ouvrage,
& qui ſe ſéparent dans la bouche, le ventricule,
les boyaux, le foye & le pancréas, il faut plûtôt avoir démontré ces viſceres, dont nous
devons parler dans le Cours qui ſuit.

ANATOMIE

RAISONNE'E,

***

COURS

DE SPLANCHNOLOGIE.

Ou Traité des Visceres du Corps humain.

CHAPITRE PREMIER.

Du Cerveau & de ses Usages.

I
Division de
ce Cours.

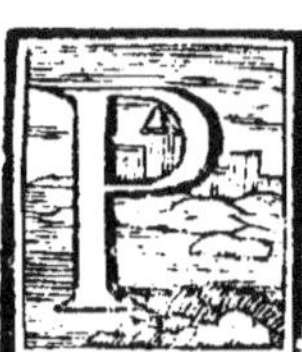

OUR finir l'Anatomie du corps humain par le Traité des visceres, conformément à ce que nous nous sommes proposés, nous examinerons d'abord le cerveau & les organes des cinq sens extérieurs ; nous passerons ensuite à la poitrine pour parler du cœur & des poumons ; de là nous fouillerons dans le bas-ventre pour y voir les visceres qui servent à la chilification & à la propagation de l'espèce.

. Le Cerveau en général s'entend pour tout ce viscere molasse qu'on trouve dans le crâne, & dont l'allongement se continue dans toute la cavité des vertebres jusqu'au coxis. Ce viscere est regardé avec juste raison comme le principe de tous les nerfs ausquels il est continu. On le divise en trois parties principales, dont la premiere & supérieure retient le nom de cerveau, la moyenne en grosseur & en situation, se nomme cervelet, ces deux parties sont renfermées dans le crâne, la troisiéme, s'appelle d'abord moëlle allongée avant de sortir du crâne, & ensuite moëlle de l'épine, lorsqu'elle est dans la cavité des vertebres. Le cerveau, le cervelet & cette moëlle sont enveloppés de tous côtés par deux membranes appellées dure & pie-mere, elles se continuent par tous les nerfs du corps, comme il a été remarqué dans le Cours précédent. Il n'est ici question que du cerveau & du cervelet renfermés dans le crâne, & qu'on doit démontrer de la maniere qui suit.

> **I I.**
> Du cerveau
> en général.

Après avoir détaché les tégumens communs qui forment la partie chevelue de la tête, on racle tout au tour du crâne, la membrane qui le couvre immédiatement, appellée pericrâne, on coupe sur les deux os temporaux, les muscles crotaphites, & on scie le crâne à la maniere ordinaire, pour mettre le cerveau à découvert. La premiere chose qui se présente, est la dure-mere, ainsi dite à cause de sa fermeté & parce qu'on la regarde avec la pie-mere comme l'origine de toutes les autres membranes du corps humain, avec lesquelles ces deux membranes du cerveau communiquent

> **I I I.**
> De la dure-
> mere.

par l'entremise des nerfs. La dure-mere est fort épaisse & d'un tissu assez ferme ; l'on y découvre dans l'homme à la faveur de l'eau chaude, quantité de fibres charnues considérables, qui viennent de bas en haut & qui se traversent en croix de Bourgogne. Sa surface extérieure est si inégale en plusieurs endroits, qu'elle a formé dès le commencement différens enfoncemens qu'on trouve tracés au dedans du crâne. Cette membrane est attachée au péricrâne par quelques-uns de ses filets qui traversent les sutures, elle est fortement adhérente à toute la base du crâne.

I V.
Des sinus de la dure-mere & de la faux.

Dans l'épaisseur de la dure-mere, sur l'endroit qui répond à la suture sagitale, il y a un sinus longitudinal qui va aboutir à deux sinus latéraux un de chaque côté ; ceux-ci répondent à la suture lambdoïde, ils passent de côté à autre par le trou jugulaire, de la base du crâne, & vont décharger leur sang par un golfe dans la veine jugulaire. Il faut ouvrir le sinus longitudinal selon toute sa longueur de devant en derriere, pour y faire remarquer au dedans plusieurs fibres tendineuses disposées en travers, elles font une continuité des fibres charnues de la dure-mere, & elles servent pour affermir le ressort de ce sinus, on coupe ensuite la dure-mere tout au tour du crâne, & on releve ses deux parties latérales qu'on renverse vers le milieu, l'on voit pour lors la pie-mere & un nombre infini de petites veines qui rampent sur toute la surface, & dont les gros troncs s'insérent de part & d'autre dans le sinus longitudinal. On observe de plus que quelques petites branches d'arteres de la dure-mere , vont se décharger dans ce sinus pour entretenir la liquidité du sang véneux qui s'y trouve renfermé. Ces sinus sont de véritables conduits véneux , quoiqu'ils battent comme les arteres , ce battement leur vient non-seulement du sang artériel qui s'y mêle avec le véneux , mais encore de leur tissu resserré & des fibres tendineuses dons ils sont composés , ce qui leur donne beaucoup de ressort ; d'ailleurs on observe dans toute la dure-mere de l'animal vivant , un battement très-sensible qui lui vient de ses propres arteres. Si l'on injecte de l'eau à reprises par les arteres carotides d'un chien mort dont on a enlevé le crâne , l'on voit soulever tout le cerveau avec ses enveloppes qui se remettent ensuite par leur propre ressort dans l'intervale des injections. Tout le long du sinus longitudinal & immédiatement au-dessous , on remarque dans l'homme une continuité de la dure-mere , qu'on nomme la faulx , attachée pardevant au *crista-galli* ; elle divise le dessus du cerveau en deux parties latérales en s'enfonçant jusqu'au corps calleux ; à la partie inférieure de la faulx, on voit le sinus de Fallope, qui prend le sang des arteres de la dure-mere , & va se terminer à la jonction des deux sinus latéraux dans une grosse veine appellée *torcular-galeni* ; au dessus de ces deux sinus latéraux , on voit aussi une autre continuité de la dure-mere qui sépare le cerveau d'avec le cervelet.

Ayant enlevé tout le dessus de la dure-mere avec la faulx détachée du *crista-galli* , & après avoir coupé sa reduplicature qui enveloppe le

V.
Du dessous du cerveau , & de la base du crâne.

cervelet, en la laiſſant attachée vers la fin du
ſinus longitudinal, on releve tout le cerveau
par deſſous de devant en arriere, pour le ſortir
du crâne avec le cervelet & la moëlle allongée, qu'on doit couper auſſi bas qu'il eſt poſſible ; on démontre pour lors les dix paires de
nerfs du crâne, dont nous avons parlé en ſon
lieu ; on fait remarquer la glande pituitaire qui
ſe trouve dans tous les animaux parfaits entre
les nerfs optiques, ſituée au-deſſous de l'*infundibulum* ſur le milieu de la ſelle du Turc ; cette
glande eſt toujours plus grande dans le mouton
que dans l'homme, & plus petite dans le cheval que dans le bœuf. Cette glande pituitaire
n'eſt qu'un ſimple repli des arteres carotides,
& c'eſt préciſément pour cela qu'elle paroît
plus groſſe dans le mouton & dans le bœuf que
dans d'autres animaux, parce que dans ceux-
là les arteres carotides ſe replient ſur la baſe
du crâne, où elles s'entrelaſſent pour former
le rets admirable, qui ne ſe trouve point dans
l'homme ni dans le cheval, où ladite glande
pituitaire eſt fort petite. Si l'on injecte de l'en-
cre à la faveur d'une petite ſeringue, par l'artere carotide, toute la glande pituitaire noircit,
ce qui prouve encore que ce n'eſt qu'un ſimple
repli de ces mêmes arteres. En démontrant
cette glande, on doit faire remarquer en même
tems les principales diſtributions des arteres
carotides & vertébrales, qui fourniſſent le
ſang à tout le cerveau, au cervelet & à leurs
enveloppes. Les carotides entrent dans le crâne
par les trous carotiques, leurs troncs ſont ſitués
à côté de la ſelle du Turc, ils forment une

eſpèce de quarré au tour des nerfs optiques,
& ſe diviſent ſur la baſe du cerveau en quatre
groſſes branches, dont deux vont en haut vers
le ſinus longitudinal, où leurs veines vont
aboutir, & les autres à côté de l'oreille, dont
les veines vont aux ſinus latéraux. Ces deux
dernieres branches de l'artere carotide, en
allant du côté de l'oreille, creuſent deux enfoncemens dans la ſubſtance du cerveau, qui ont
donné occaſion de diviſer la baſe de ce viſcere, en lobes antérieures & poſtérieures. Une
portion de ces arteres carotides, paſſe entre le
cerveau & le cervelet. Les deux arteres vertébrales viennent dans le crâne le long de la
moëlle allongée, & ſe joignant enſemble, forment un gros tronc ſitué au milieu de la moëlle,
celui-ci envoye de côté & d'autre quantité de
rameaux qui arroſent toute la ſubſtance du cervelet, il envoye deux arteres qui vont s'ana-
ſtomoſer avec les arteres carotides. Pour démontrer cette anaſtomoſe, on n'a qu'à ſouffler
de l'air à la faveur d'un petit tuyau, dans une
de ces arteres, l'on voit gonfler en même tems
les branches des carotides & des vertébrales.
Le *rete mirabile* de Galien, qu'on ne trouve
pas dans l'homme ni dans le cheval, eſt fort
conſidérable dans le mouton & dans le bœuf;
c'eſt un tiſſu de vaiſſeaux ſanguins ſitué à côté
de la ſelle du Turc. Au lieu de ce réſeau, l'on
découvre dans l'homme au même endroit dans
la duplicature de la dure-mere, deux golfes de
M. Vieuſſens, d'où part de côté & d'autre un
ſinus qui va dans le trou jugulaire, & un autre
qui coule le long de la roche de l'oreille. Ces

Q iiij

quatre finus prennent leur nom de la felle du Turc , à côté de laquelle ils font fitués, les premiers s'appellent fupérieurs & les autres inférieurs ; tous les finus de la dure-mere, tant du deffus que de la bafe du crâne, reprennent des veines tout le fang que les arteres carotides & vertébrales ont porté au dedans du crâne, & le vont décharger dans les veines jugulaires internes & externes , pour fuivre le cours de la circulation.

V I.
De la pie-mere , des deux fub-ftances du cerveau & de fes ve tricules antérieures.

La pie-mere eft la feconde membrane du cerveau qui enveloppe ce vifcere de toutes parts, non-feulement à l'extérieur, comme la dure-mere, mais encore dans tous fes replis & jufques dans fon intérieur. Cette membrane eft très-mince & parfemée d'un grand nombre de vaiffeaux ·fanguins , elle eft fi tranfparente qu'on voit à travers d'elle la fubftance extérieure du cerveau dont les replis reffemblent aux circonvolutions des inteftins. Cette fubftance extérieure du cerveau que la pie-mere couvre , eft appellée corticale & glanduleufe ; on la nomme auffi fubftance grifâtre ou cendrée , parce qu'elle paroît de cette couleur lorfqu'on en a féparé la pie-mere ; au lieu que la fubftance intérieure du cerveau qu'on nomme médullaire , eft blanche ; pour découvrir ces deux fubftances, & démontrer les autres parties du cerveau & du cervelet, on commence par écarter les deux parties latérales du cerveau qui répondent au finus longitudinal de la dure-mere , & qui font naturellement féparées par la faulx ; on voit pour lors un corps blanc en forme de bande , que les Anciens

appelloient corps calleux , & que les Modernes regardent comme la grande commiſſure du
cerveau, pour communiquer d'un côté à l'autre.
Si l'on coupe cette commiſſure de part & d'autre , ſelon ſa longueur , & en derriere pour la
relever ſur le devant , & qu'on coupe la ſubſtance du cerveau des deux côtés , un peu obliquement en dehors , depuis ſa partie antérieure juſqu'au deſſus du cervelet , on découvre
par ce moyen les deux ſubſtances corticale &
médullaire du cerveau , celle-ci conſtitue
l'*emporium* de M. Vvillis ou le centre ovale de
M. Vieuſſens. On développe ainſi par ce
moyen les cavités des deux ventricules ſupérieures & antérieures du cerveau, qui ont à peu
près la figure de l'oreille externe, dans leſquelles
on remarque une membrane flotante parſemée
d'un grand nombre de vaiſſeaux ſanguins qui
la rendent rouge , nommée le lacis choroïde ;
dans chacun de ces ventricules , il y a deux
éminences dont la ſupérieure étant raclée du
dehors en dedans avec le dos d'un ſcapel , fait
voir des traits blancs aſſés délicats qu'on nomme canelures dont l'éminence a pris ſon nom
de corps canelés ou ſtriés , c'eſt ce que M.
Vieuſſens appelle *proceſſus* antérieurs de la
moëlle allongée , ſur leſquels on obſerve outre
le lacis choroïde , une petite membrane propre , parſemée de quelques vaiſſeaux ſanguins
qui rendent la ſurface extérieure de cette éminence , d'une couleur un peu cendrée ; l'autre
éminence ſituée au deſſous & en derriere de
celle-là , eſt beaucoup plus conſidérable & un
peu plus blanche que l'autre ; on la nomme

couche des nerfs optiques, en raclant ces couches avec le dos d'un fcapel un peu profondement, M. Vieuſſens y fait auſſi obſerver d'autres traits blancs approchans de ceux qu'on découvre aiſément dans les corps canelés ordinaires, ce qui a donné occaſion à cet Auteur d'appeller ces couches, corps canelés ſupérieurs & antérieurs; il nomme auſſi ces couches des nerfs optiques, les cuiſſes de la moëlle allongée. Outre ces corps canelés antérieurs, M. Vieuſſens en démontre des poſtérieurs à la baſe du cerveau qu'il déſigne ſous le nom de ſupérieurs moyens & inférieurs par rapport à leur ſituation, comme on peut voir dans les figures de ſa Névrographie. Tous ces corps canelés ſont compoſés de pluſieurs traits blancs entremêlés de traits d'une couleur griſâtre ou cendrée, où l'on ſeroit obligé d'admettre des glandes comme à la ſubſtance corticale, ſuppoſé qu'on en eût beſoin; mais cette derniere couleur de ſubſtance ne vient à mon avis que de la différente ſituation des vaiſſeaux ſanguins que l'on trouve dans tout le tiſſu du cerveau, du cervelet, de la moëlle & des nerfs, tantôt plus, tantôt moins apparens, ſuivant qu'ils ſe trouvent libres ou preſſés.

V I I.
De la voute
du troiſième
ventricule,
du lacis cho-
roïde, de la
glande pi-
néale, &c.

Entre les deux ventricules antérieurs du cerveau, immédiatement au deſſous du milieu du corps calleux ou grande commiſſure, on voit un corps blanc appellé vulgairement la voute, ſous laquelle on fait remarquer une petite membrane tranſparente qu'on nomme corps lucide, où l'on voit une petite cavité appellée la poche de Duncan, parce que cet

Auteur prétendoit y placer l'ame. Le milieu de cette voute est regardé comme son corps ou sa base, & ses deux appendices qui s'étendent à droite & à gauche sur le derriere des couches des nerfs optiques, se nomment les bras ou les cuisses de la voute. Sous le corps de cette voute, on remarque deux petites productions blanches, qu'on nomme ses racines; d'une racine à l'autre, il y a en travers un autre corps blanc appellé commissure antérieure du cerveau; cet espace vuide qui se trouve au dessous du corps de la voute, constitue le troisiéme ventricule, dans lequel on remarque un trou un peu ovale appellé *vulva*, qui conduit à l'*infundibulum*, on le nomme encore trou antérieur. Il faut ensuite enlever les cuisses de la voute du devant en derriere, & les emporter pour achever de mettre à découvert le lacis choroïde des deux ventricules antérieurs qui se communiquent en cet endroit, où il ne paroît qu'une même continuité de membrane; ce lacis choroïde n'est qu'un simple tissu de vaisseaux, de même que les autres membranes du corps. On n'y découvre aucune glande dans l'état naturel, & les grosseurs qu'on y observe quelquefois comme dans l'épilepsie, ne sont que des vaisseaux sanguins trop distendus & bouchés, qui forment des anévrismes dans les arteres & des varices dans les veines. Les arteres viennent des carotides, & les veines vont aboutir à un gros tronc qu'on appelle *torcular Galeni*, qui se décharge dans la jonction des sinus latéraux; après avoir levé le lacis choroïde, on voit en derriere des couches des nerfs optiques, un trou qu'on appelle l'anus ou le trou postérieur ; il est couvert d'une glande qu'on nomme pinéale, à cause de sa ressemblance à une pomme de pin qui est attachée par ce qu'on appelle *glandula pinealis habena*, c'est dans cette célebre glande où M. Descartes avoit mis le siége de l'ame ; à côté de cette glande, il paroît deux autres éminences qu'on nomme natés, entre lesquelles antérieurement est la commissure postérieure du cerveau, qui est une petite fibre blanche ; au derriere de ces natés, on voit deux autres productions qui sont dites restes, d'où partent deux corps blancs appellés *processus* qui vont au cervelet. Ces *processus* sont unis par une commissure ; l'expension de ces *processus* avec une partie de la dure-mere, forme la valvule de M. Vieussens, cette valvule empêche que les sérosités qui se séparent contre nature dans les ventricules, ne se répandent de côté & d'autre. C'est sur cette valvule que se croisent les nerfs pathériques, de sorte que celui qui vient du côté droit, va au côté gauche, & *vice versâ.*

VIII.
Du cervelet.

On passe ensuite au cervelet, où l'on fait voir les productions vermiformes postérieures & antérieures. En coupant le cervelet en long par son milieu, on découvre toute la valvule de M. Vieussens & une expension qui vient d'un côté & d'autre du cervelet, qu'on nomme le pont de Varole, qui est comme un pont de communication d'un côté à l'autre. On met aussi à découvert le quatriéme ventricule qui va se terminer dans la moëlle de l'épine en forme de plume à écrire, c'est pour cela qu'il est dit *calamus scriptorius*. De la substance blanchâtre du cervelet, sortent deux corps blancs qui environnent la moëlle allongée, on les appelle *processus* annulaires grand & petit, les fibres de ces *processus* se mêlent avec celles de la moëlle allongée par couches; derriere ces *processus* on voit les deux corps piramidaux, & à côté les deux corps olivaires du cervelet à la moëlle allongée, on voit un gros corps blanc qu'on appelle aussi *processus*. Enfin on remarque dans le cervelet ouvert, comme dans le cerveau, deux differentes substances, l'une blanchâtre & l'autre grisâtre, lesquelles sont ici plus entremêlées que dans le cerveau, & elles représentent les branches d'un arbre, lorsqu'on a coupé le cervelet en long, au lieu qu'elles représentent du marbre, lorsqu'on le coupe en travers.

Ceux qui supposent des esprits animaux, croyent que la substance grise & corticale du cerveau & du cervelet, est un amas de glandes destinées à la sécretion de l'esprit, & que la substance blanche ou médullaire de ces deux visceres est un amas de vaisseaux excrétoires de ces mêmes glandes, lesquels communiquent tous ensemble pour constituer l'*emporium* ou réservoir commun; ils supposent aussi que ces vaisseaux excrétoires qui constituent l'*emporium*, se continuent dans les corps canelés pour former les principes de tous les nerfs. Ils veulent que les commissures du cerveau, les *processus* du cervelet & autres traits blancs soient comme autant de points de communication qui servent à porter les esprits d'un côté à l'autre de l'*emporium*; on prétend prouver la nécessité de cet *emporium*, de ce que les fonctions animales persistent dans un animal vivant dont on a emporté un côté de la substance corticale du cerveau, ce qui n'arriveroit pas, disent-ils, si tous les esprits animaux qui se séparent dans le cerveau, n'avoient un réservoir commun à la faveur duquel ils passent librement passer d'un côté à l'autre, sans quoi toutes les parties de l'animal qui répondent au côté du cerveau emporté, devroient être paralitiques, ce qui répugne à l'expérience. D'ailleurs dans l'hypothèse des esprits, comment joindre ensemble ou séparer toutes les idées qui nous viennent par les sens extérieurs, si l'on ne supposoit quelqu'endroit du cerveau où toutes les sensations vont aboutir? Pour se former une idée des usages du cerveau, conformément à l'opinion vulgairement reçûë de MM. Vvillis & Vieussens, on n'a qu'à jetter les yeux sur cette figure où A. représente le grand *emporium* des esprits, B. les glandes du cerveau, CC. les vaisseaux excrétoires qui se jettent dans l'*emporium*, DD. les corps canelés; de sorte que quand une partie est affectée, elle reçoit des esprits de l'autre partie du réservoir qui lui en fournit; on compare l'*emporium* à la moëlle du sureau, où il n'y a ni fibres ni allongemens, cependant il se termine en branches. C'est ainsi qu'on suppofe que la fubftance médullaire fe termine en corps canelés ou branches.

Tous ces ufages qu'on attribue aux diffe-rentes parties du cerveau, ne fçauroient fe foutenir depuis qu'on a obfervé qu'un bœuf pouvoit vivre avec toute fa vigueur naturelle, quoiqu'il eût la fubftance du cerveau & du cervelet tout-à-fait pétrifiée ou offeufe & hors d'état de recevoir aucune humeur; de plus, on a fouvent remarqué que le fœtus humain pouvoit vivre fon terme ordinaire de neuf mois dans la matrice, quoiqu'il n'y eût au-cune trace du cerveau, du cervelet & de la moëlle allongée. Tous les nerfs de ce bœuf & du fœtus humain étoient attachés & conti-nus à la dure & pie-mere qui fe trouvoient libres dans le crâne & dans la cavité de la moëlle. Ces deux obfervations ont été faites depuis peu avec toute l'exactitude poffible par MM. de l'Académie Royale des Sciences de Paris. M. Duverney le jeune, l'un des Affo-ciés de cette Académie, m'affura à fon retour de Catalogne, qu'il avoit vû ledit cerveau pé-trifié qu'on avoit trouvé dans un bœuf très-vigoureux égorgé à la boucherie, où l'on avoit eu beaucoup de peine à le tuer, tant il étoit fort & robufte. On a trouvé fort fouvent la glande pinéale appierrie, & j'ai vû les corps canelés du côté gauche convertis en véritable os dans un jeune homme de 24 à 25 ans, qui étoit mort de fluxion de poitrine fans avoir eu aucune incommodité fenfible du côté des fonctions animales, parce que cette offification étant arrivée peu à peu, les humeurs s'étoient pratiquées une nouvelle route pour suppléer à celle des corps canelés offifiés. On doit penser la même chofe du cerveau tout pétrifié, cette pétrification s'étoit faite auffi peu à peu, de maniere que le fang qui ceffoit de couler dans le tiffu de ces vifceres, fe portoit à proportion par les autres branches des arteres carotides & vertébrales dans les parties voifines, fans y produire aucune léfion fenfible, parce que ce changement étoit très-lent & infenfible. Nous voyons tous les jours en pratique, arriver la même chofe dans la formation des fchirres où les parties s'appierriffent peu à peu par congeftion d'humeurs, fans exciter aucune fluxion aux parties voifines du fchirre ; les fluxions ne fe forment que lorfque le cours des humeurs eft interrompu, de maniere que le fang ne pouvant fe diftribuer également dans les vaiffeaux collatéraux, çeux-ci fe gonflent au-delà de leur portée, ils s'embourbent & produifent bientôt la tumeur phlegmoneufe ou érélipelateufe qui eft accompagnée de chaleur & de douleur. Le cerveau eft fujet à ces fluxions lorfque le cours du fang eft troublé tout à coup, comme il arrive dans l'apopléxie & dans l'épilepfie qu'on peut expliquer plus fimplement & plus aifément, par ce feul embourbement du fang dont tout le monde convient, que par des efprits animaux qui n'exiftent pas, comme nous l'avons prouvé dans le Cours précedent en parlant des nerfs. L'inutilité de ce liquide fpiritueux eft auffi confirmée par les obfervations ci-deffus qui font voir que les differentes parties du cerveau, telles qu'on

a coutume de les démontrer, ne servent nullement à la sécretion & au transport de ce prétendu liquide qui ne sçauroit certainement se
séparer & rouler par un viscere tout pétrifié,
& encore moins par le cerveau qui manquoit
tout-à-fait dans le fœtus humain ci-dessus.

Le cerveau, le cervelet & la moëlle allongée, sont un simple amas de vaisseaux sanguins,
arteres & veines qu'on y découvre par tout,
conformément aux observations de M. Leyve-
noech, rapportées dans une de ses Lettres;
écrite à la Societé Royale de Londres le 25
Juillet 1684, où il dit qu'en examinant la
structure du cerveau de differens animaux, il
y a constamment observé que toutes les substances de ce viscere, tant médullaire que corticale ne sont autre chose qu'un nombre indéfini de vaisseaux sanguins remplis de sang,
dont il remarque les parties globuleuses à tous
les endroits où il est obligé de les couper. Ces
globules du sang sont ici comme par tout ailleurs, rouges dans les gros vaisseaux & blanches dans les plus petits, & c'est précisément
pour cela que la substance du cerveau qu'on
nomme corticale est un peu plus grise que la
médullaire, parce que les vaisseaux sanguins y
sont un peu plus gros. En examinant de près
l'intérieur du cerveau, on y découvre par tout
un mélange de ces deux substances grise &
blanche, ce qui vient de ce que les vaisseaux
sanguins y sont plus ou moins petits, lâches
ou resserrés. Ce qu'on appelle corps canelés,
(& que M. Vieussens fait observer dans presque tout l'intérieur du cerveau) n'est qu'un

R

vrai mélange de ces deux fubftances qui repréfentent des canelures, parce que les traits
blancs qui renvoyent plus de lumiere que les
gris, fe font plus appercevoir, on les découvre
longs, parce qu'on les a raclés en long, car fi
on les racle en travers, on n'y obferve plus
ces mêmes canelures ; c'eft pour cela que le
cervelet repréfente des branches d'arbre quand
il eft coupé en long, au lieu qu'on y voit de la
marbrure lorfqu'il a été coupé en travers, comme nous l'avons fait remarquer ci-deffus. En
coupant en travers le corps d'un tefticule, on
y découvre un pareil mélange de deux fubftances grife & blanche qui fe trouvent dans l'intérieur du cerveau & du cervelet, ce qui ne
peut venir ici que du different preffement &
de la diverfe fituation des vaiffeaux dont on
fçait que le tefticule eft un fimple peloton qu'on
peut aifément défiler dans le tefticule d'un rat.
M. Ruifch a auffi trouvé le moyen de défiler la
fubftance corticale du cerveau, lorfqu'après en
avoir rempli tous les vaiffeaux à la faveur de
fon injection de cire rouge, il fufpend une
portion injectée dans une liqueur ou par le
mouvement d'un liquide, tous les vaiffeaux fe
développent, comme on le peut voir dans fes
Tréfors anatomiques, furtout dans le 6e. n°.
73e. & n°. 75e. dont la figure eft repréfentée
dans le prodome de ce même Tréfor, fig. 6e.
Cet Auteur n'a pas pû défiler de même la fubftance médullaire dont les vaiffeaux font trop
petits & trop délicats pour que cette injection
puiffe les pénetrer ou y féjourner fans les rompre ; mais il nous doit fuffire que M. Levve-

hoech n'ait trouvé dans tout le cerveau que
des vaiſſeaux ſanguins, pour être pleinement
convaincus que la véritable ſtructure de ce
viſcere ne conſiſte que dans un ſimple aſſemblage des arteres carotides & vertebrales que
nous y voyons aller & des differentes veines
qui vont ſe terminer aux jugulaires où nous les
voyons aboutir, ſans qu'il ſoit néceſſaire d'y
ſuppoſer aucune glande ni aucun vaiſſeau excrétoire qui ne ſont pas plus ſenſibles que l'eſprit animal dont nous ne ſçaurions convenir
avec une telle ſtructure.

L'union de l'ame au corps humain, conſiſte
uniquement dans la mutuelle dépendance de
leurs opérations. Nous éprouvons à tous mo-
mens que notre ame eſt differemment modifiée, en conſéquence des differentes motions
de notre corps, & que celui-ci eſt auſſi ſujet
à des differens mouvemens, par rapport aux
differentes modifications de notre ame. Nous
avons prouvé en parlant des nerfs, que toutes les modifications de notre ame, qu'on
nomme ſenſations, ſe font en conſéquence des
motions des fibres du cerveau ; il reſte donc
à examiner qu'elles ſont ces motions, & qu'eſt-
ce qui les produit. Or, puiſque toutes les
fibres du cerveau ne ſont qu'un compoſé de
vaiſſeaux ſanguins, il eſt aiſé de voir qu'elles
doivent être continuellement mûës & ſecoüées
par l'oſcillation de leurs arteres; celles-ci battent
ſans ceſſe par tout où elles ſont libres, & par-
conſéquent dans le cerveau, depuis le premier
moment de la vie de l'animal juſqu'à la mort ;
& c'eſt principalement par là que ſe conſerve

XII.
De l'union
de l'ame a-
vec le corps,
& des cauſes
des ſenſa-
tions.

cette mutuelle dépendance de l'ame avec le corps, dont l'union conftitue l'homme vivant. Ainfi l'ame, c'eft-à-dire l'efprit uni, dont l'effence eft de penfer en conféquence des motions du corps, penfe pendant tout le cours de la vie de l'homme, elle ne fe reffouvient pourtant pas toujours de ce qu'elle a penfé, lorfque l'ofcillation des arteres du cerveau a été par tout à peu près égale & très-foible, au lieu qu'elle fe reffouvient toujours de ce qu'elle a penfé, en conféquence d'une commotion de quelque fibre du cerveau, dont les arteres ont ofcillé avec plus de force que fes voifines. Cette forte motion excite dans l'ame une idée vive fuivie d'un jugement vif, comme il arrive affez fouvent pendant le fommeil rempli d'infomnies; les mêmes fibres du cerveau font encore mûës & fecoüées par l'entremife des fens extérieurs, dont nous parlerons au Chapître fuivant, & ces émotions font toujours beaucoup plus fortes que les précedentes, ce qui fait que notre ame en eft plus occupée & que nous pouvons mieux nous reffouvenir des idées qui en ont été excitées.

X I I I.
Du pouvoir de l'ame fur le corps.

Notre ame eft une fubftance purement fpirituelle qui ne fçauroit avoir des parties, elle ne peut par-conféquent pas toucher ni mouvoir aucun corps. Son pouvoir confifte à prêter fon attention aux differentes penfées qui lui viennent à l'occafion de la motion des fibres du cerveau, & c'eft uniquement en conféquence de cette attention, que la machine bien difpofée, eft obligée de faire certains mouvemens que nous appellons libres & volontaires, lorſqu'ils ſont ſimplement accompagnés d'un acte libre de notre volonté. Pour que l'ame raiſonne en conſéquence des motions des fibres du cerveau, il faut que deux ou trois de ces fibres ſoient mûës un peu plus fortement que les autres. Son pouvoir conſiſte pour lors à réfléchir ſucceſſivement ſur les deux ou trois idées attachées à la motion de ces fibres, & comparer les idées enſemble pour en tirer les conſéquences qui lui paroiſſent les plus juſtes. Par là elle ſe détermine librement à vouloir, & ce n'eſt qu'en conſéquence de ſa volonté, que tandis que la machine eſt bien diſpoſée, il ſe paſſe en nous différens mouvemens libres. Lorſque joüiſſant d'une parfaite ſanté, je veux mouvoir un des doigts, il n'eſt pas néceſſaire, comme on le croit vulgairement, que l'ame y envoye ou y détermine des eſprits ou du ſang, ſur leſquels elle ne ſçauroit agir, il ſuffit que le doigt ſoit bien conſtitué dans ſes principales parties, ſurtout du côté des fibres nerveuſes qui compoſent ſes muſcles, pour que ceux-ci ſoient obligés de ſe contracter par les ſeules loix de l'union. Comme l'Auteur de la nature a voulu que notre ame fut modifiée, en conſéquence de la motion des fibres nerveuſes, il a voulu auſſi diſpoſer la machine de maniere que les fibres ſe meuſſent différemment, en conſéquence des diverſes modifications de l'ame.

L'on peut ſe convaincre par expérience, que notre ame ſpirituelle n'a aucun pouvoir ſur les mouvemens des fibres nerveuſes, pas même dans les parties que l'on dit être ſujettes à la vo-

XIV.
Que l'ame n'a aucun pouvoir ſur les fibres nerveuſes,

R iij

lonté; comme toutes ces fibres se meuvent dans l'état naturel par l'oscillation de leurs arteres, il suffit que cette oscillation leur manque tout-à-fait ou qu'elle soit dérangée, pour que le mouvement des fibres manque aussi ou soit dérangé, pour lors l'ame a beau vouloir exercer son empire, les fibres restent immobiles ou se meuvent involontairement; elles sont immobiles lorsqu'étant relachées par la sérosité, leurs arteres ont perdu l'oscillation naturelle, ou dans le seul cerveau, comme il arrive aux cataleptiques, ou dans les seuls nerfs, comme nous l'avons fait voir ci-dessus en parlant des paralisies particulieres & imparfaites. Le délire mélancolique arrive lorsque quelque fibre du cerveau qui avoit accoutumé d'être mûë, devient immobile par l'obstruction de ses vaisseaux sanguins, & que les autres fibres recevant plus de sang, sont mûës avec trop de violence; alors l'ame doit être occupée des objets que les fibres agitées représentent, & elle ne délire sur un ou deux objets, que parce qu'il lui est impossible d'être modifiée par les fibres immobiles, qui seules pourroient corriger son erreur, & qu'elle ne manqueroit certainement pas de mouvoir si elle avoit quelque pouvoir médiat ou immédiat sur elles. S'il arrivoit dans l'homme vivant comme au bœuf de Paris dont nous avons parlé ci-dessus, que tout le cerveau se pétrifiât peu à peu, l'ame ne sçauroit avoir aucune des idées qui lui viennent naturellement, par les motions des fibres du cerveau; mais elle en auroit d'autres beaucoup plus vives, par les motions des fibres de la dure-mere, qui auroient augmenté leurs mouvemens, à proportion que le cerveau les auroit perdus. Les mouvemens musculaires que nous appellons libres & volontaires resteroient, parce que l'oscillation des arteres qui composent les fibres nerveuses & musculeuses, ne seroit nullement perdue. Dans les fœtus qui viennent au monde sans tête, l'ame ne sçauroit exercer aucun empire sur les fibres du ceveau & de la dure-mere, qui n'existent pas, cependant les mouvemens volontaires restent, parce que les nerfs des parties sont libres, ou que leurs arteres oscillent naturellement, d'où il est aisé de voir que les nerfs, quoique continus au cerveau, ne reçoivent absolument aucun liquide du côté de ce viscere, puisqu'ils ont de même que lui leurs arteres & leurs veines particulieres qui les composent. Ce que j'ai déja dit du délire mélancolique, par rapport à un ou deux objets, se peut étendre aisément aux délires maniaques, dans lesquels le cours du sang est si irrégulier par tous les vaisseaux du cerveau, que l'ame est forcée de penser conformément à l'irrégularité des mouvemens des fibres, que ce sang produit. Les convulsions particulieres & universelles viennent aussi de l'irrégularité avec laquelle le sang coule par les fibres nerveuses qui composent les muscles sans que l'ame ait aucune part à ces differens mouvemens ; il en est de même des autres maladies qui dépendent du mouvement de ces fibres, & qu'il seroit trop long de détailler. Passons aux organes des sens extérieurs.

R iiij

CHAPITRE II.

De l'organe du tact.

I,
Des sens en
général &
des tégu-
mens com-
muns,

ON compte ordinairement cinq sens extérieurs, le tact, la vûë, l'odorat, le goût,
& l'oïïe. Ces cinq sens nous ont été donnés
pour juger des rapport des convenance que les
corps extérieurs ont avec le nôtre. Ces corps
ne sçauroient se faire appercevoir sans secoüer
nos organes, & ils ne peuvent les secoüer sans
un contact immédiat de corps à corps, puisqu'il n'y a que les corps qui puïïïent toucher
& être touchés. Il faut de plus que le contact
secoue nos fibres nerveuses. Ainsi toutes les
parties sensibles de notre corps pourroient être
regardées à cet égard, comme organes. Les
tégumens communs dont tout le corps est couvert, sont au nombre de quatre à cinq; sçavoir, la cuticule, la peau, la membrane adipeuse, le panicule charnu, & la membrane
commune des muscles.

II.
De la Cuti-
cule.

La cuticule qu'on nomme autrement l'épiderme ou la surpeau, est une membrane très-
fine qui couvre l'exrérieur du corps, elle est si
fortement attachée à la peau qu'on ne sçauroit
l'en séparer pour la démonstration, qu'à la faveur du feu. On tient pendant quelque tems
la paume de la main ou la plante du pied d'un
cadavre, sur la flamme d'une chandelle, la
chaleur fait élever l'épiderme, en vessies, à la
faveur desquelles on détache ce premier tégu-

ment de la véritable peau où on le trouve attaché par des petites fibres remplies d'une humeur limphatique, qu'on a coutume de défigner fous le nom de corps muqueux; cette humeur expofée au feu, perd d'abord une partie de fon phlegme, & fe raréfie bientôt après,
de maniere que rompant fes propres vaiffeaux,
elle oblige la furpeau de s'élever en veffies.
Cette membrane eft ordinairement très-fouple
& déliée, fes nerfs font fi petits & fi fort ex-
pofés aux injures externes, qu'elle n'a du tout
point de fentiment. Les Barbiers la coupent
dans leurs mains pour effayer la bonté de leurs
rafoirs. Elle devient quelquefois épaiffe &
calleufe fous la plante des pieds & dans les
mains des laboureurs, parce qu'à force d'être
froiffée, les humeurs s'y portent en grande
quantité. Les Anciens peu verfés dans l'Anatomie du corps humain, avoient crû que l'é-
piderme n'étoit pas une membrane, & qu'elle
étoit formée par la concretion des humeurs qui
tranfpirent & que le froid extérieur arrêtoit
fur la peau; on eft entierement revenu de cette
erreur en obfervant que le fœtus mort dans la
matrice, eft enveloppé de fon épiderme, lequel fe fépare très-aifément & comme de lui-
même, fans le fecours du feu, lorfque le corps
du fœtus commence à fe corrompre. Quelques
enfans naiffent avec un éréfipele fur lequel la
cuticule s'éleve en veffies. Cette membrane
eft de même que toutes les autres, un tiffu de
vaiffeaux continus dans l'œuf, elle fe répare
tous les jours par le fimple allongement de fes
propres vaiffeaux continus à ceux de la peau,

non-feulement pour l'accroiſſement naturel, mais encore pour la réunion des playes, comme toutes les autres parties ſolides de notre corps.

III.
Du corps muqueux.

On croit vulgairement que le corps mu-queux eſt une humeur viſqueuſe & mucilagi-neuſe qui eſt extravaſée au deſſous de la cuti-cule, pour amortir l'impreſſion des objets ex-térieurs & pour donner le coloris à la peau. Je ne ſçaurois être de cet avis, parce qu'il n'eſt pas naturel de ſuppoſer qu'une humeur viſ-queuſe & gluante, ſe puiſſe extravaſer pen-dant tout le cours de la vie, ſans ſe corrom-pre & ſans produire les embarras dont on de-vroit s'appercevoir dans l'état naturel. La peau eſt d'une ſoupleſſe qui ne ſçauroit s'accorder avec l'extravaſion du corps muqueux, on ne trouve cette humeur extravaſée que dans l'état contre nature, & après la mort de l'animal, on la découvre principalement dans le muſeau d'un bœuf ; on a jugé qu'elle étoit extravaſée, parce qu'on ne pouvoit pas bien découvrir les vaiſ-ſeaux qui la renferment & qu'on eſt obligé de déchirer, lorſqu'on éleve la cuticule, comme on a coutume de faire, par le feu. Lorſque dans un animal vivant, les vaiſſeaux de cette humeur ont été déchirés, par la brûlure, par les veſſicatoires, ou dans l'éréſipele, on la voit couler ſi limpide, en ſi grande quantité & ſi long-tems, qu'il n'eſt pas poſſible de ſe per-ſuader qu'elle ſoit naturellement extravaſée, ni auſſi craſſe qu'on la ſuppoſe pour la faire reſter ſans circulation entre la cuticule & la peau ; on doit donc regarder à mon avis, le corps muqueux comme une véritable limphe

renfermée dans ſes propres vaiſſeaux limphatiques qui attachent la peau à l'épiderme ; elle
doit rouler & circuler avec le ſang comme toute
l'autre limphe. Ce corps muqueux eſt blanc
dans les Européens , parce qu'il eſt plus limpide , au lieu qu'il eſt noir dans les Ethiopiens,
parce qu'il eſt plus épais , on doit expliquer à
peu près de la même maniere , les couleurs
contre nature qui ſurviennent à la peau , dans
les différentes eſpèces d'ictere , ſurtout dans
la jauniſſe , où non-ſeulement la limphe qui
conſtitue le corps muqueux eſt jaune , mais
encore toute la limphe qui roule naturellement
dans les parties internes ; ce que j'ai obſervé
par l'ouverture des cadavres , dans ces maladies où la couleur de la peau change ſelon le
différent état du ſang. Comment changeroit
le corps muqueux , s'il étoit extravaſé , &
qu'il ne circulât point avec le ſang ? Au reſte
la couleur de la peau ne vient pas toujours de la
ſeule limphe , qui conſtitue le corps muqueux ,
tout le ſang y contribuë ſouvent par lui-même
comme il paroît par les diverſes couleurs qui
ſurviennent au viſage dans les diverſes paſſions
de l'ame , comme la colere , la crainte & la
peur.

La peau ou le ſecond tégument , eſt uniquement compoſée des différens vaiſſeaux qui
conſtituent les parties internes du corps qu'elle
couvre , comme on peut le démontrer ſur la
cuiſſe d'un chien dont on doit diſſéquer les
tégumens , en conſervant les branches des
vaiſſeaux cruraux , artere , veine & nerfs qui
y vont aboutir. Si l'on ſuit ces trois branches

I V.
De la peau.

avec un peu d'attention, on voit qu'elles compofent la peau, en s'entrelaffant de plufieurs manieres différentes en forme de lacis, à peu près comme les filets d'une toile; on peut auffi fuivre jufques dans ce lacis, quelques filets tendineux des mufcles qui couvrent la cuiffe, ce lacis de la peau eft fait de maniere que les fibres en s'entrelaffant les unes avec les autres, forment plufieurs éminences qu'on peut réduire à trois efpèces par rapport à leur groffeur & à leur ufage. Les plus petites & les plus abondantes de ces éminences, font connus depuis M. Malpighy, fous le nom de glandes milliaires. Ce même Auteur appelle papilles cutanées, les plus groffes éminences qui font difperfées parmi les fillons que forment les fibres de la peau, & qu'on obferve principalement dans l'intérieur de la main & du pied, & furtout au bout des doigts. Ces papilles font très-diftinctes dans la patte de toutes les volailles, dont on a enlevé la cuticule par le feu. M. Malpighy croit que ces papilles de la peau font l'organe immédiat du tact.

V.
Du poil.

Dans le tiffu de la peau, M. Chirac a découvert d'autres éminences moyennes, qu'il nomme capfules, parce qu'elles renferment le poil dont elles conftituent une portion de la racine. Celle-ci fe continue à travers les tégumens jufqu'à la membrane commune des mufcles. La racine de chaque poil eft compofée de deux ordres de fibres dont les extérieures fe réuniffant dans la peau, forment la capfule, & les intérieures font le corps du poil. Ces fibres ne font qu'un amas de vaiffeaux de differente espece, dont les sanguins forment un lacis très-sensible au dedans de chaque capsule d'où sort le poil. Lorsque ces vaisseaux se relâchent de maniere que les humeurs y soient portées en trop grande quantité, tous les poils, surtout ceux de la tête & de la barbe, s'accroissent extraordinairement en grosseur & en longueur, ils se plient les uns avec les autres de plusieurs manieres differentes par l'inégale distribution des humeurs, & si on les coupe pour lors, il en découle une grande quantité de sang; c'est une maladie commune en Pologne, qu'on nomme pour cet effet, *plica-polonica*; on pourroit dire aussi que la rache est une maladie des cheveux, dont le principal siége est dans leur capsule, puisqu'on est obligé de les arracher avec une emplâtre de poix pour déraciner entierement cette maladie cutanée. Lorsqu'en arrachant le poil, on enleve toute la capsule, il ne revient pas, mais pour peu qu'il y reste de racine, le poil repousse, il devient même beaucoup plus gros, lorsqu'on le rase souvent, parce que ses vaisseaux grossissent en montant, de même que les plantes coupées dont la séve ramassée augmente la végétation. On regarde les poils & les plumes de tous les animaux comme des véritables plantes bulbeuses qui croissent naturellement en differens endroits de la peau, suivant la diversité du sol où elles se trouvent placées. Les poils continuent de croître quelque tems après la mort de l'animal, parce que le seul mouvement du liquide, aidé par la pourriture du cadavre, suffit pour faire mon-

ter les humeurs du lacis de la capfule dans toutes les petites fibres du poil qui fe trouvent
toujours remplies. C'eft de là diverfité de ces
humeurs qu'on doit déduire la diverfe couleur
des cheveux, ils paroiffent tous tranfparens,
lorfqu'on les examine avec le microfcope.

V I.
Des glandes milliaires, & de la tranf-piration.

Les petites éminences de la peau, qu'on
nomme glandes milliaires, ne font auffi, à
mon avis, que de fimples replis des vaiffeaux
fanguins qui entrent dans la compofition de
la peau. Ils fervent à féparer l'infenfible tranfpiration de la maffe du fang. Suivant les obfervations de Sanctorius, l'évacuation qui fe fait
par l'infenfible tranfpiration, eft cinq fois plus
abondante que toutes les autres évacuations
prifes enfemble. La tranfpiration fe rend fenfible lorfqu'on fuë; elle eft claire & tranfparente, parce qu'elle fe ramaffe par tout en plufieurs gouttes qui moüillent la fur-peau & les
linges dont le corps fe trouve couvert.

V I I.
De la mem-brane adi-peufe, & du panicule charnu.

Au deffous de la peau, on trouve la membrane adipeufe; c'eft un tiffu de vaiffeaux graiffeux où la limphe la plus groffiere eft obligée
de fe ramaffer à raifon de la diffipation continuelle de la limphe la plus déliée qui fort par les
glandes milliaires & qui monte dans les petits
vaiffeaux du poil. C'eft par la même raifon
qu'on trouve quantité de graiffe aux environs
des deux reins, dans l'intérieur defquels la
limphe urineufe fe fépare pour former l'urine.
Aux endroits où les pores de la peau font très-
délicats & fort petits, comme à la face, on y
trouve par deffous plus de graiffe qu'aux endroits de la même peau où les pores font fort

ouverts, comme à la partie cheveluë de la tête, au front & au scrotum ; c'est uniquement
dans ces trois dernieres parties qu'on trouve
chez l'homme le panicule charnu. Les Anatomistes qui s'efforcent de le démontrer aux autres endroits de la peau, divisent la membrane
adipeuse en deux, dont l'intérieure un peu
rouge, parce qu'elle a moins de graisse que
l'autre, donne occasion d'en imposer pour le
panicule charnu ; on doit, à mon avis, regarder ces deux membranes, sçavoir l'adipeuse
& le panicule charnu, comme ne faisant qu'un
seul & unique tégument qu'on divise aisément
en deux dans les brutes, parce que les pores
de leur peau étant plus ouverts que dans l'homme, les vaisseaux graisseux de la membrane
adipeuse sont plus lâches & plus desunis, parce
qu'une plus grande quantité de la limphe gros-
siere passant par la transpiration, ne permet
pas d'y séjourner si long-tems que chez nous.

La membrane commune des muscles est une
production ou plutôt une continuité des muscles externes qui s'étendent en membrane,
comme on le démontre au devant de la cuisse,
où l'on peut continuer cette membrane jusqu'aux muscles obliques descendans de l'abdomen. L'usage de cette membrane est d'envelopper tous les muscles externes, & d'aider
à leur contraction, comme il a été expliqué
dans la Myologie.

Les principales sensations qui nous viennent
du côté du tact, sont désignées sous le nom
général de qualités tactiles. On les rapporte ordinairement aux corps externes que nous tou-

VIII.
De la mem-
brane com-
mune des
muscles.

IX.
Des qualités
tactiles.

chons ; ces qualités font le chaud , & le froid,
la folidité & la liquidité , la moleffe , l'humidité & la féchereffe , l'égalité & l'inégalité
des furfaces. Nous jugeons de la chaleur des
corps embients par le mouvement en rond ou
de vibration de leurs petites parties imperceptibles qui l'emporte fur celui de nos humeurs & de nos fibrilles nerveufes ; au lieu
que nous trouvons ces corps froids, lorfque nous fommes obligés de leur communiquer
ce mouvement qui nous eft naturel ; pour lors
nos fibrilles nerveufes moins agittées , font fecouées en ligne directe par nos autres parties ,
qui perfiftent dans leur mouvement de chaleur.
C'eft à ce mouvement de nos fibrilles en ligne
directe , que nous avons attaché le fentiment du
froid. Ces deux fenfations de froid & de chaud,
n'ont rien d'abfolu à notre égard , elles font ref-
pectives ; un même corps qui nous paroît froid
ou fort temperé dans la paume de la main , nous
femble chaud , lorfque nous l'appliquons au-
deffus de la main où notre chaleur eft moindre
qu'au-deffous. Nous affurons qu'un corps eft
folide lorfque nous trouvons de la difficulté à
en féparer les parties intégrantes , au lieu que
nous le nommons liquide, lorfque les parties
n'apportent aucun obftacle à leur féparation.
Nous le jugeons dur, lorfqu'en le touchant,
notre peau s'enfonce , au lieu qu'il eft mol fi
fes parties s'enfoncent fans fe féparer. La féchereffe & l'humidité ne different que peu des
deux qualités précedentes ; mais elles font ef-
fentiellement differentes de la dureté & de la
liquidité. Un corps eft dit fec de cela feul qu'il

réfifte

réfifte au tact par le défaut du liquide avec lequel
il eft intimement mêlé ; par exemple, un drap
eft humide lorfqu'il eft imbu d'eau, au lieu qu'il
eft fec lorfque cette eau a été diffipée. Nous
nous appercevons par le tact de l'égalité ou de
l'inégalité des furfaces des corps durs & fecs ,
lorfque les papilles nerveufes de notre peau font
également ou inégalement mûës dans le tems
que nous touchons fucceffivement la furface
de ce corps.

Toutes les parties fenfibles de notre corps
dont les fibrilles nerveufes peuvent être ébranlées , jufqu'au cerveau, doivent être regardées comme l'organe immédiat du tact , néant-
moins, comme les qualités tactiles fe rapportent aux tégumens , & furtout à la peau des
doigts ; où les papilles cutanées font plus abondantes qu'ailleurs , on a coutume de regarder
cette peau comme le feul organe immédiat du
tact ; c'eft celui dont nous nous fervons le plus ,
pour juger commodément des qualités tactiles ,
par les corps extérieurs qui nous environnent
& nous frappent immédiatement , & par eux-
mêmes , ce qui n'arrive pas dans les autres fenfations de la vûë , de l'odorat, du goût & de
l'oüie. Les papilles nerveufes de la peau ne
font pas le feul organe immédiat du tact ,
puifque nous nous appercevons des qualités
tactiles par toutes les parties fenfibles de notre
corps , quoiqu'il n'y ait pas par tout des papilles.

X.
De l'organe
immédiat du
tact.

CHAPITRE III.

De l'organe de la vûë.

I.
L'œil exa-
miné fans
diffection.

L'Oeil eft l'organe de la vûë, à la faveur duquel nous jugeons des couleurs, de la grandeur, de la figure, de la diftance, & de la fituation des corps fenfibles. Cet organe fe prend en Anatomie pour le feul globe de l'œil qui fe trouve enfermé dans l'orbite, entouré de beaucoup de graiffe, attaché dans le fond par fes mufcles & par le nerf optique, dont il eft une continuité. Le globe de l'œil eft auffi attaché à toute la circonférence intérieure de l'orbite, par une membrane nommée conjoh-ctive ou adnate, qui conftituë tout le blanc de l'œil, & qu'on croit fe terminer tout au tour de cette partie du globe, qui paroît en dehors tranfparente comme de la corne, à raifon de quoi on l'appelle cornée; cependant cette membrane adnate ou conjonctive, eft continuë avec la cornée & en conftitue la premiere lame, comme il eft aifé de s'en convaincre, par la fimple diffection d'un œil humain, après l'avoir laiffé tremper dans l'huile de tartre par défaillance; en examinant l'œil par le dehors, fans aucune diffection, on ne voit que la conjonctive qui eft naturellement blanche dans toute la circonférence qui laiffe un cercle tranfparent au milieu du blanc, où elle eft appellée cornée; à travers cette cornée, on obferve dans le milieu, un trou qui fe ma-

nifeste par sa noirceur , dans lequel on peut
se mirer comme dans un miroir. Ce trou est
appellé la prunelle, & se nomme ordinairement
le miroir de l'œil ; ce qui paroît à travers cette
cornée, tout à l'entour de la prunelle, étant
de diverses couleurs dans les différens sujets,
se nomme, iris. Le globe de l'œil se trouvant
sans cesse exposé aux injures de l'air extérieur,
se dessécheroit bientôt , s'il n'étoit recouvert
de tems en tems par cette expension de la peau
qui constitue les paupieres, & s'il n'étoit arrosé
d'une sérosité fine connue sous le nom de larmes.
Les paupieres sont au nombre de deux pour
chaque œil, l'une, supérieur & mobile, &
l'autre immobile & inférieure. L'extrémité de
ces paupieres, est un peu cartilagineuse & gar-
nis de poils tous droits, disposés en petits sil-
lons, nommés les cils ; il se ramasse quelquefois un suc gluant & visqueux, appellé chassie,
qui s'épaissit aisément à l'approche de l'air dans
l'entre-deux de ces cils ; pour lors ces petits
poils s'embarassant dans le suc épaissi, les paupieres se colent ensemble, & il survient des
fluxions aux yeux qui résistent souvent aux
remedes ordinaires ; je me sers pour lors avec
succès d'une pincée de verd-de-gris dissout
dans six onces d'eau de fenoüil, dont je fais
bassiner les yeux, sur lesquels on met une
compresse trempée dans ce collire. Cette expérience réitérée m'a donné lieu de penser
que la chassie est une espèce-de transpiration
épaissie qui se divise par la simple application
du verd-de-gris. Les deux coins de l'œil se
nomment canthus, dont l'un est grand & in-

térieur qui regarde du côté du nez , & l'autre est petit & extérieur.

II.
Du mouvement des paupieres.

Les paupieres ont au-dessous de la peau , un faisseau de fibres charnues , qui constitue leur muscle orbiculaire. Il prend son origine du dessous du grand canthus , en faisant tout le tour des paupieres , il va s'insérer au-dessus du même grand canthus. Tandis que ce muscle orbiculaire est en contraction , la paupiere supérieure reste abaissée sur l'inférieure , & l'œil demeure couvert , comme il arrive au fœtus , pendant les neuf mois de sa prison naturelle ; mais dès que les rayons de lumiere ont battu quelque tems sur l'extérieur de la paupiere supérieure , cette partie est obligée de se relever à la faveur d'un autre faisseau de fibres charnuës , qui prenant origine du fond de l'orbite , va se terminer par un large tendon , à la paupiere supérieure. Ce muscle releveur se trouvant beaucoup plus court & plus foible que l'orbiculaire , ne sçauroit retenir long-tems cette paupiere levée , son propre poid l'oblige de s'abaisser de tems en tems , non-seulement par le sommeil , mais encore pendant la veille , lors même que nous n'y faisons aucune attention particuliere ; sans cette attention , nous ouvrons les yeux mécaniquement , parce qu'on s'est accoutumé à ce mouvement , de même qu'à ceux de la langue que nous remuons de mille manieres differentes en parlant , sans réfléchir à aucun de ces mouvemens.

III.
Des larmes.

L'intérieur des paupieres , est sans cesse arrosé d'une humeur claire & limpide , connuë fous le nom de larmes. On a coutume d'en attribuer la principale fource à un corps glanduleux, fitué fous la partie fupérieure de l'orbite & à cette chair rouge qu'on obferve au grand canthus de l'œil, & que les Anciens ont appellé caroncule lacrymale. Les conduits fécrétoires des larmes fe démontrent aifément fur l'œil d'un bœuf, auquel l'on a emporté le deffus de l'orbite, on peut introduire plufieurs foyes de fanglier dans des petits conduits fécretoires des larmes, qu'on trouve à la partie interne de la paupiere fupérieure. Les larmes répandues entre les deux paupieres, vont fe jetter dans le nez par deux trous qui font d'un côté & d'autre du grand canthus, l'un à la paupiere fupérieure, & l'autre à l'inférieure, ce qu'on peut voir en y introduifant deux ftilets : on nomme ces deux trous, points lacrymaux ; fi l'on coupe l'os en fuivant le ftilet, on verra que les deux trous vont aboutir à un fac, d'où part le conduit nazal qui fe continue le long de la machoire fupérieure, & fe termine dans la cavité du nez, pour y porter les larmes, d'où elles coulent dans la cavité de la bouche, & conftituent une partie de la falive. Les larmes fervent à entretenir l'intérieur des paupieres, dans cette foupleffe naturelle dont elles ont befoin, pour gliffer aifément fur le globle de l'œil ; fans le fecours de cette humeur, les yeux ne fçauroient réfifter longtems à l'impreffion de l'air extérieur & des rayons de la lumiere, ces deux parties defféchées feroient bientôt hors d'état de faire leurs fonctions. Les larmes fe féparent fans ceffe du fang, elles ne fortent par les yeux que lorfqu'elles font trop abondantes par maladie, ou lorfque l'œil eft dans de violentes contractions, par les differentes paffions de l'ame, ou lorfqu'il eft irrité par quelque corps extérieur, comme par la fumée copieufe & par les exhalaifons d'un oignon coupé ; dans tous ces cas, les larmes ne fçauroient entrer librement par les points lacrimaux au conduit nazal. Lorfque l'œil eft ouvert, le point lacrimal fupérieur fe trouve au-deffus du niveau de la liqueur vers la bafe de la paupiere fupérieure, ainfi les larmes ne fçauroient y entrer. Elles y entrent aifément lorfque la paupiere fupérieure s'abbaiffe, comme elle a coutume de faire de tems en tems pendant la veille ; l'abbaiffement de cette paupiere oblige les larmes de paffer dans le trou lacrimal qui fe trouve pour lors abbaiffé, ces larmes font enfuite portées dans le conduit nazal, par l'élevation de la paupiere, à peu près de la même maniere que les poules en buvant puifent l'eau dont elles rempliffent leur bec, & relevant enfuite la tête, la font couler dans leur gofier.

I V.
Des mufcles de l'œil.
On doit couper avec les cifeaux les deux paupieres en cercle, un peu au-deffus de leur mufcle orbiculaire, & les laiffer attachées au globe de l'œil ; on pénetre par ce moyen dans l'intérieur de l'orbite, où l'on découvre d'abord une grande quantité de graiffe qu'il faut emporter avec la pointe des cifeaux, prenant garde de ne pas couper les fibres charnuës des fix mufcles qui fervent à tourner le globe de l'œil en tout fens. Il y en a quatre droits &

deux obliques; le premier des droits eſt appellé ſuperbe ou releveur de l'œil, parce qu'il
ſert à le relever, il s'inſere par une large aponévroſe vers l'endroit ſupérieur où la membrane ſclérotique commence à devenir cornée.
Le deuxiéme qui eſt antagoniſte au premier,
s'appelle l'humble ou capucin, il ſert à abbaiſſer l'œil; le troiſiéme eſt dit adducteur, li-
ſeur ou buveur, parce qu'il ſert à approcher
l'œil du nez, il s'inſere à côté de la cornée
au-dedans; le quatriéme antagoniſte au précédent, ſe nomme abducteur, parce qu'il ſert à
retirer l'œil du nez. Quand ces quatre muſcles
agiſſent ſucceſſivement, ils font faire à l'œil
un mouvement en rond. Ils prennent leur origine du fond de l'orbite avec le grand oblique
ou grand trocléateur, qui eſt le premier des
obliques, celui-ci paſſe ſon tendon dans une
poulie ſituée dans le grand canthus de l'œil,
& s'inſere à côté & en dedans de ce globe; il
ſert à faire faire à l'œil certains mouvemens
qui expriment les yeux doux. Le deuxiéme des
obliques eſt le petit trocléateur, il prend origine un peu au-deſſous du grand canthus, paſſe
obliquement vers le petit canthus, mêle ſon
tendon avec celui de l'abducteur, & fait faire
à l'œil ces mouvemens qui témoignent de l'in-
dignation. Les deux muſcles obliques agiſſant
enſemble & de concert, lorſqu'on veut regarder de près, ſervent à faire allonger l'œil & le
rendent plus convexe. A meſure qu'on découvre les muſcles de l'œil, il faut les lier avec
un fil par le milieu, afin de les conſerver &
de faire voir leur action, en retirant ſucceſſi-
S iiij

vement les differens filets qui les attachent ; on doit attacher le grand oblique en deux endroits & conserver sa poulie libre. Comme nous avons donné dans la Myologie une description plus exacte de ces six muscles, il ne s'agit ici que de la structure de l'œil, par rapport à la vision.

V.
De la structure du globe de l'œil.

Pour découvrir la structure intérieure du globe de l'œil, il faut couper tous les muscles à leur racine, tirer l'œil de l'orbite, en le laissant attaché aux deux paupieres par leur membrane intérieure. En détachant le globe de l'œil du fond de l'orbite, on doit laisser le nerf optique aussi long qu'il est possible. En tenant ledit nerf d'une main, on coupe de l'autre avec des ciseaux les muscles & la graisse qui environnent ledit globe. Celui-ci est une continuité de tout le nerf optique, dont la dure-mere constitue la premiere membrane du globe appellé sclérotique, la continuité de cette membrane est transparente en devant, où elle forme la cornée. La pie-mere du nerf optique qui se continue dans le globe au-dessous de la sclérotique, se nomme choroïde & uvée ; on l'appelle choroïde depuis le trou du nerf optique jusqu'à l'extrémité de la sclérotique qui dégenere en cornée, cette choroïde est fortement attachée en dedans au cercle de la cornée, où elle constitue ce qu'on appelle ligament cilliaire ; de ce ligament la membrane choroïde qui commence à prendre le nom d'uvée, se continue pour former l'iris jusqu'au trou de la prunelle où cette membrane uvée se termine en un petit cercle qui constitue le même trou connu fous le nom de papille ; le ligament cilliaire fournit plufieurs petits filets qu'on nomme *proceſſus ciliaires* qui vont s'attacher en derriere tout à l'entour du criftallin. Les propres filets nerveux du nerf optique s'épanoüiſſent dans l'intérieur de ce globe de l'œil, en une membrane blanche & très-fine, à laquelle on a donné le nom de rétine, elle eft immédiatement placée au-deſſous de la choroïde, enveloppe toute l'humeur vitrée & le criftallin qu'elle couvre en devant où elle forme la premiere membrane connuë chez les Anatomiftes fous le nom de membrane criftalline. Ces trois membranes propres de l'œil, ſçavoir la fclérotide, la choroïde ou uvée & la rétine, forment tout le globe qui contient trois humeurs propres, dont la premiere fituée en devant entre la cornée, l'iris & le criftallin, ſe nomme l'humeur aqueuſe, parce qu'elcoule comme de l'eau. La deuxiéme qui remplit prefque tout le globe, eft appellée vitrée à raiſon de ſa tranſparence, elle reſſemblê à du verre fondu ; la troifiéme humeur ayant quelque rapport à une lentille de criftal de la groſſeur d'un haricot, eft convexe de deux côtés, elle eft connuë fous le nom de criftalline, ce criftallin eft fitué au milieu de l'humeur vitrée tout vis-à-vis le trou de la prunelle couvert de la rétine & attaché tout au tour du ligament cilliaire par des petits filets appellés *proceſſus cilliaires*, qui conftituent l'extrémité de l'uvée.

Pour démontrer toutes ces parties avec ordre ; ayant recouvert tout le globe de l'œil de

V I.
Démonſtration du globe de l'œil.

fa membrane conjonctive, attachée aux deux paupieres &, à la cornée pour faire obferver le blanc de l'œil, on emporte avec les cifeaux toute cette conjonctive avec les paupieres ; après quoi tenant le globe par le nerf optique, on le plonge dans l'eau commune, & l'on coupe tout au tour par le milieu la membrane fclérotique auffi finement qu'il eft poffible fans toucher à l'uvée ; la fclérotique coupée, on retire le globe de l'œil, on le place fur une feuille de papier, on détache de derriere en devant la partie coupée de la fclérotique, on la fépare de l'uvée qui s'attachant tout au tour de la cornée, forme l'iris. Pour lors l'humeur aqueufe fe répand, on fait voir la tranfparence de la cornée féparée qui eft continuë à la fclérotique dont elle eft une partie, on fait enfuite remarquer la prunelle & l'iris. Cet iris eft formé de fibres longitudinales qui fe continuent depuis le bas de l'uvée jufqu'à la prunelle, & de fibres orbiculaires qui font le tour de ce trou ; les fibres longitudinales fervent à dilater la prunelle, & les fibres orbiculaires la refferrent. On prend enfuite fur le papier l'humeur vitrée & le criftallin, celle-là eft enveloppée d'une membrane très-mince appellée aragnoïde, & s'applatit à l'air prenant toute forte de forme comme le verre fondu. Sa membrane étant déchirée, cette humeur fe répand comme de l'eau, au lieu que le criftallin plus folide conferve conftamment fa même figure de lentille convexe, à raifon de laquelle les lettres du papier fur lefquelles ce criftallin eft pofé, paroiffent beaucoup plus grosses; cette humeur blanchit & durcit par la cuite, comme on l'observe tous les jours dans les têtes des poiffons cuits. Ayant examiné les trois humeurs propres de l'œil, on finit la démonftration de cette partie par l'examen de l'uvée & de la rétine; l'uvée fe manifefte par fa noirceur, tout au deffous de la conjonctive emportée, & la rétine fe fait voir au dedans du globe par le renverfement de l'uvée fur le corps du nerf où il eft aifé de fe convaincre que la rétine n'eft qu'une continuité des propres filets nerveux, de même que les deux autres membranes viennent de la pie & de la dure-mere, qui conftituent le nerf optique.

La ftructure de l'œil étant telle qu'on vient de la décrire, il eft aifé de concevoir comment fe fait la vifion. Les rayons de lumiere qui font pouffés en ligne droite depuis le corps lumineux jufqu'à nos yeux, paffent d'abord à travers la cornée dans l'humeur aqueufe; de celle-ci, par la prunelle; ils traverfent le criftallin, & du criftallin ils paffent par l'humeur vitrée pour aller fecoüer les filets nerveux de la rétine; la fecouffe de ces filets fe tranfmettant jufqu'au cerveau, excite en nous le fentiment de la vûë. Le trou de la prunelle fe dilate ou fe refferre à la faveur des fibres charnuës de l'iris, pour qu'il entre plus ou moins de rayons de lumiere dans l'œil, fuivant les differens befoins. Nous dilatons la prunelle, lorfqu'il eft queftion d'examiner un objet éloigné, afin de ramaffer plus de rayons de lumiere, au lieu que nous la refferrons pour voir un objet de près,

VII.
De la vi-
fion.

afin de recevoir moins de rayons qui pourroient ou bleſſer notre rétine en la ſecoüant
trop rudement, ou bien troubler l'ordre des
ſecouſſes dont nous avons beſoin pour y voir
diſtinctement. Ces dilatations & ces reſſerremens de prunelle ne font pas en nous des mouvemens purement mécaniques, occaſionnés
par la ſimple irritation des fibres nerveuſes de
l'iris, ce ſont de véritables mouvemens volontaires qui nous ſont devenus ſi habituels par un
long uſage qu'ils ſe font ſans que nous nous en
appercevions, à peu près comme les mouvemens de la paupiere ſupérieure & de la langue.
Les rayons de lumiere qui ſe réflechiſſent de
tous les points des objets viſibles, ayant pénetré la prunelle & traverſé les humeurs de l'œil,
tracent ſur la rétine qu'ils ébranlent, une eſpece d'image de chaque objet, en ce qu'ils
conſervent à peu près le même ordre qu'ils
gardent en partant de l'objet. Je regarde la
rétine couverte par le derriere de l'uvée noire,
comme une glace de miroir étamée, ſur laquelle nous appercevons les images des objets
viſibles; ce qui favoriſe cette penſée, c'eſt
que tandis que l'œil eſt bien conſtitué du côté
de la tranſparence de la cornée & des humeurs,
nous pouvons nous mirer dans la prunelle d'au-
trui, comme je l'ai fait remarquer ci-deſſus.
Ainſi le véritable uſage de l'uvée, eſt d'amortir
l'activité des rayons de lumiere qui doivent
frapper la rétine ſans la ſecoüer, comme ils
paſſent à travers la cornée & lès humeurs; c'eſt
pour cela que les aigles & la plûpart des animaux dont la vûë eſt très-fine, ont une eſpece

de bourſe remplie d'une humeur fort noire, au même endroit où notre uvée eſt placée ; au lieu que les moutons & autres animaux, dont l'uvée eſt verdâtre ou blanchâtre, ont la vûë plus courte & fort foible ; les chats, les hibouts & les chauve-ſouris voyent plus aiſément dans l'obſcurité que dans le grand jour, parce que leur uvée moins épaiſſe, laiſſe paſſer la plus grande partie des rayons trop forts, ainſi leur rétine ne peut être ébranlée diſtinctement que par les rayons foibles. Nous voyons très-confuſément, lorſque nous paſſons tout-à-coup d'une grande clarté dans un lieu un peu obſcur, ou de celui-ci dans un grand jour, parce que notre rétine ayant pris ſon eſſort d'une forte ou d'une foible ſecouſſe de ſes fibres, a beſoin de quelque tems pour ſe remettre dans ſa ſituation proportionnée au nouveau dégré de lumiere.

On demande pourquoi les rayons de lumiere dépeignant les objets renverſés ſur la rétine, nous les voyons cependant dans leur véritable ſituation ; quelques-uns répondent avec M. Perrault, que ce n'eſt qu'une coutume, qu'étant petits nous les avons vûs la premiere fois renverſés, mais qu'après nous nous en ſommes corrigés par l'expérience que nous avons ſouvent faite ; perſonne ne ſe ſouvient de cela, ainſi ce ſentiment n'eſt pas ſoutenable. D'autres veulent que comme par le moyen de deux bâtons croiſés, nous connoiſſons ſi une choſe eſt baſſe ou haute, de même notre ame, par le moyen des rayons directs, rapporte les parties des objets où elles ſont véritablement. Il y en

V I I I.
Pourquoi on ne voic pas les objets renverſés.

à qui veulent que ce soit un jugement que fasse l'ame, connoissant que les rayons de lumiere qui partent de la partie inférieure de l'objet, ne peuvent toucher que la partie supérieure de la rétine, & *vice versâ*. D'autres prétendent que les filets de la partie supérieure du nerf optique forment l'inférieure de la rétine, & ceux de l'inférieure, le contraire, & quainsi dans le cerveau où se terminent les sensations, la perception doit se faire comme il faut. Ce sentiment paroît assez vrai-semblable de ce qu'on a beaucoup plus de peine à séparer ces fibres du nerf optique, que les fibres des autres nerfs.

I X.
Des objets qui paroissent doubles.

On demande encore pourquoi nous ne voyons pas avec deux yeux les objets doubles dans l'état naturel ? & pourquoi nous les voyons tels en pressant le coin de l'œil ? M. Rohault dont le sentiment doit être suivi, suppose pour cela deux sortes de fibres nerveuses, dont les unes sont simpatiques qui s'unissent au cerveau, & qui agissent lorsque les yeux sont dans l'état naturel ; les autres fibres qui ne sont pas simpatiques, sont secoüées lorsque nous faisons changer à un œil sa situation ordinaire ; tandis que l'autre reste dans l'état naturel ; par-là on peut expliquer pourquoi les personnes yvres voyent les objets doubles ? dans ce tems-là, le sang est dans des mouvemens irréguliers ; il se porte sans ordre dans les muscles des yeux, & leur fait prendre des situations contraires.

X.
Que le reflux des esprits est impossible pour la vision.

Pour que la vision soit claire & distincte, il faut que les rayons de lumiere qui partent de chaque point des objets visibles, aillent frapper en même tems, les fibrilles diftinctes de la rétine qui tapiffe l'intérieur des globes des yeux. Cette membrane étant l'organe immédiat de la vûë, eft néceffairement compofée d'autant de differentes fibres, que nous appercevons des points differens dans tous les objets que nous voyons en plein jour d'un feul coup d'œil en plate campagne; or ce nombre infini de points vifibles, me paroît une preuve démonftrative que les fenfations fe font par les fimples fecouffes des fibres nerveufes, fans le fecours fuppofé de l'efprit animal. Il feroit tout-à-fait impoffible que ce nombre infini de colomnes fpiritueufes traverfaffent l'*emporium* fans fe confondre, en confervant leur même déterminaifon dont on croit avoir befoin pour fécoüer les fibres de l'*emporium*. Peut-on penfer qu'un nombre infini de petits tuyaux qui iroient tous aboutir dans un canal commun, (tel qu'on fuppofe l'*emporium*.) puffent par leur fimple ébranlement, communiquer à chaque colomne du liquide qu'ils renferment, une détermination differente qui fe conferveroit dans le milieu du baffin, pour aller mouvoir l'extrémité oppofée de ce même baffin, avec les mêmes déterminations que ce liquide a reçu dans fon premier tuyau? ne fuffit-il pas pour faire la vifion, que les filets nerveux de la rétine, qui ont été ébranlés par les rayons de lumiere, confervent leur même ébranlement jufqu'aux fibres de l'*emporium* qui leur font continues? n'eft-il pas beaucoup plus aifé d'expliquer cette fenfation & toutes les autres, par un fimple ébranlement des filets

nerveux dont tout le monde convient, que de
suppofer outre cela un reflux d'efprits purement imaginaire & tout-à-fait impoffible dans
le cas préfent ?

De ce que la rétine tapiffe tout le dedans
du globe de l'œil, & que les rayons de lumiere en vont ébranler les petits filets, il s'en-
fuit évidemment que cette fenfation fe fait par
la fimple fecouffe des propres filets nerveux,
dont la rétine eft une expenfion, & non par la
fecouffe de tout le nerf optique, comme fe
l'imaginent ceux qui, pour ne pas admettre la
fecouffe, objectent que les nerfs font adhérens
au crâne, & que pour cela leur fecouffe ne
fçauroit fe tranfmettre jufqu'au cerveau. Pour
réfoudre cette difficulté fur laquelle les Vvillifiens appuyent leur reflux avec tant de con-
fiance, on n'a qu'à faire réflexion que le nerf
optique n'eft adhérent au crâne que par fon
enveloppe extérieure, dont la continuité produit la membrane fclérotique, tandis que l'u-
vée & la retine (qui font une expenfion de la
pie-mere & des fibres nerveufes) fe trouvent
tout-à-fait libres; or puifque les fecouffes ne
fe font que dans la rétine, elles doivent fe
tranfmettre jufqu'au cerveau indépendamment
de l'adhérence du nerf optique. Il en eft de
même de tous les autres nerfs du corps humain
qui ne font jamais adhérens que par l'enveloppe
extérieure. Ils reftent toujours libres dans l'intérieur quant à leurs petites fibres qui font toutes ébranlées pour toutes les differentes fenfations qui nous arrivent.

CHA-

CHAPITRE IV.

De l'organe de l'odorat.

LA membrane pituitaire qui couvre les lames offeufes du dedans des narines, eft l'organe de l'odorat. Pour la découvrir, il faut lever les os du nez. Les Anciens lui ont donné le nom de pituitaire, parce qu'ils croyoient qu'elle fut deftinée à filtrer une efpèce de férofité particuliere qu'on fuppofoit fe former au cerveau & qu'on nommoit pituite; cette membrane eft de même que toutes les autres du corps humain, une trame de vaiffeaux de différente efpèce, entrelaffés les uns avec les autres, à peu près comme les filets d'une toile. Les filets nerveux lui viennent principalement de la premiere paire des nerfs du cerveau, qu'on nomme les olfactoires, à caufe de leur ufage. Ces filets nerveux rempliffent exactement tous les trous de l'os cribleux à la fortie du crâne, & vont compofer cette membrane; celle-ci reçoit encore un rameau du nerf de la cinquiéme paire, lequel étant forti du crâne par le premier trou déchiré, entre dans l'orbite, d'où il fort par un trou fitué à côté du grand canthus, il rentre dans le crâne à côté du *crifta-galli*, & paffe enfuite par un trou de l'os cribleux dans la membrane pituitaire, où il forme un gros rameau qui fe divife en plufieurs petites branches. Tous ces filets nerveux de la membrane pituitaire qui tapiffe le

I.
De la
membrane
pituitaire.

T

dedans des narines, fervent à tranfmettre par leur fecouffe, les impreffions des corps odoriférans jufqu'au cerveau, & les vaiffeaux fanguins qui font ici d'une extrême délicateffe & très-faciles à rompre, font deftinés à féparer de la maffe du fang, une férofité très-fine dont on s'apperçoit aifément en preffant cette membrane entre les doigts, furtout vers fa partie inférieure qui couvre le dedans du bout du nez, d'où l'on voit couler en preffant, plufieurs petits jets de férofité limpide.

I I.
Des finus frontaux, fphœnoïdaux & maxillaires.

Les finus frontaux qui font fitués au-deffus de la racine du nez, dans l'épaiffeur de l'os coronal, les finus fphenoïdaux fitués à la bafe du crâne, & les finus maxillaires qu'on trouve au-deffus de la pomette, font tous tapiffés intérieurement d'une continuité de la membrane pituitaire dont les vaiffeaux fanguins féparent la même férofité que les Anciens appelloient pituite, & qui n'eft point du tout une humeur excrémenteufe; elle fert d'abord à humecter la membrane pituitaire, & l'empêche de fe deffécher, par le paffage continuel de l'air qu'on refpire, elle fert auffi à diffoudre les particules odoriférantes que l'air entraine dans le nez. Si ces particules n'étoient diffoutes & agitées par le mouvement du liquide de cette férofité, elles ne produiroient qu'un fentiment de tact fur la membrane pituitaire qu'elles toucheroient extérieurement, fans en pénétrer le tiffu, pour fecoüer les fibrilles nerveufes qui font l'organe de l'odorat. Les particules odoriferantes doivent fe diffoudre dans la férofité des narines qui moüille la membrane pituitaire, de même que les corps favoureux doivent être diſſouts par la ſalive, pour pénétrer les papilles nerveuſes de la langue, ſans quoi nous ne ſçaurions avoir aucun ſentiment de goût.

Le ſentiment de l'odorat, conſiſte en ce que les filets des nerfs olfactoires & de la branche de la cinquiéme paire, qui entrent dans la compoſition de la membrane pituitaire, ſont ſecoüés à l'occaſion des corpuſcules qui s'élevent des corps odoriferans, ces corpuſcules ſont diſſouts par la ſéroſité des narines & pénétrent le tiſſu de la membrane pituitaire, dont ils obligent les arteres d'oſciller avec plus de force & plus inégalement qu'auparavant, par ces nouvelles oſcillations, les fibres nerveuſes ſont ſecoüées, & c'eſt en conſéquence de ces ſecouſſes depuis le nez juſqu'au cerveau, que ſuivant les loix de l'union de l'ame avec le corps, nous nous appercevons des differentes odeurs. L'air eſt le véhicule abſolument néceſſaire pour le tranſport des corpuſcules odoriferans qui entrent dans la cavité des narines, lors de l'inſpiration ; ſi l'on ouvre la trachée-artere à un chien, & qu'on ne le laiſſe reſpirer que par cette ouverture , de maniere que l'air n'entre pas dans ce conduit par le nez , cet animal n'aura point du tout d'odorat, quoique ſon organe ſoit d'ailleurs bien conſtitué.

I I I.
Comment
ſe fait l'odo-
rat.

La diverſité de l'odorat, dépend ſouvent de l'état où ſe trouvent la ſéroſité des narines & la membrane pituitaire. Lorſque cette membrane eſt trop abreuvée de ſéroſités, comme dans le rhume du nez, elle eſt ſi relachée,

I V.
Des divers
odorats.

T ij

qu'elle ne peut pas recevoir les impreſſions des corpuſcules odoriférans , ceux-ci trop diſſouts ne ſéjournent pas aſſez dans le tiſſu des fibrilles, pour tranſmettre leur impreſſion juſqu'au cerveau , ils ne ſe diſſolvent point lorſque la ſéroſité manque , & ils ne font aucune impreſſion lorſque la membrane eſt devenuë comme calleuſe par un mauvais uſage des odeurs trop fortes du tabac , & autres corps ſemblables. La délicateſſe de cet organe fait que bien des perſonnes n'ont point d'odorat , faute d'avoir donné au commencement l'attention qu'il faut pour s'appercevoir des odeurs. Les brutes qui font obligées de flairer tout ce qu'elles doivent manger , ont ordinairement l'odorat plus fin que nous. Parmi les chiens , ceux qu'on a ſoin de dreſſer pour la chaſſe , ont beaucoup plus d'odorat que les autres , parce que l'uſage les y a accoutumés ; ils ont tous en général l'odorat plus étendu que les autres animaux , parce que les lames oſſeuſes de leur nez font pluſieurs contours dans la cavité des narines.

V.
Uſage des lames oſſeuſes du nez.

Les lames oſſeuſes du nez ſervent à la propagation de l'organe , entant qu'elles ſoutiennent une plus grande quantité de membrane pituitaire ; cette membrane ainſi diſpoſée & aſſez tenduë , eſt d'autant mieux ſecoüée , que les corpuſcules odoriférans ſe répandent dans tous ces differens contours. Pour envelopper l'intérieur d'une narine , il ne faudroit pas deux pouces de membrane pituitaire , elle s'y trouve large de plus de ſix pouces , parce qu'elle fait dans chaque narine quantité de contours au-deſſus de ces lames oſſeuſes. Ces expenſions de la membrane pituitaire ont été faites pour recevoir les impreſſions de tous les corpuſcules odoriférans qui entrent dans le nez ; s'ils entroient tous en un volume & dans une cavité uniforme, ce volume n'auroit que fort peu de ſuperficie, & ne feroit pas beaucoup d'effort ; au lieu que ſe diviſant en quantité de parcelles, & s'appliquant par une grande ſuperficie, toutes les particules pénetrent un endroit ou l'autre de l'organe, deſorte qu'il y en a fort peu d'inutiles. Ces cavités ſervent encore en rétreciſſant le paſſage de l'air, à faire exciter un ſentiment plus vif, parce que les corps odoriférans venant d'un grand canal dans un petit, pénetrent plus facilement les filets des nerfs dans leur partie ſupérieure. Le ſentiment eſt beaucoup plus vif en cet endroit, parce que les nerfs y ſont plus tendus qu'à l'extrémité du nez, où les incommodités du froid & du chaud extérieures, & les impreſſions qu'on y fait en mouchant ou en prenant du tabac, rendent la membrane pituitaire moins ſuſceptible des légeres impreſſions.

L'organe de l'odorat n'eſt pas à beaucoup près ſi étendu que la membrane pituitaire, il conſiſte uniquement dans la partie de cette membrane qui tapiſſe les cavités des narines par où paſſe l'air qu'on reſpire ; la plus grande partie de cette membrane répanduë au-dedans des ſinus de la ſelle du Turc, des ſinus frontaux & des ſinus maxillaires, ſert à ſéparer du ſang la même ſéroſité des narines qui coule naturellement dans la bouche par le *lacunar faucium*, pour y conſtituer une partie de la ſalive, dont

VI.
Du cours
& des uſages
de la pituite.

T iij

nous parlerons au Chapitre suivant ; si toute la sérosité qui se sépare sans cesse par la membrane pituitaire étoit un pur excrément, comme le croyoient les Anciens, elle devroit sortir par le nez pour être rejettée comme inutile ; on seroit obligé de se moucher sans cesse, & on ne sçauroit s'appercevoir d'aucune odeur, parce que les corpuscules odoriférans se trouveroient trop dissouts & l'organe trop relâché. Plusieurs personnes ne se mouchent jamais, & rien ne coule par le nez des brutes, quoique l'odorat ne laisse pas de subsister dans son entier ; il faut très-peu de sérosité, pour conserver la souplesse de cet organe, & pour dissoudre les corpuscules odoriférans ; ainsi la plus grande partie de cette liqueur a dû se porter dans la bouche, où on doit la considérer comme une portion de la salive.

CHAPITRE V.

De l'organe du Goût.

NOtre propre expérience nous apprend chaque jour, que la langue est le véritable organe du goût. Le tissu de cette partie étoit inconnu aux Anciens, les uns la regardoient comme un parenchime ou concrétion de sang, les autres croyoient qu'elle ne fut qu'une seule glande. Sténon a été le premier qui y a découvert des fibres charnuës. La langue est enveloppée de toute part de la cuticule & du corps muqueux, qu'on peut enlever de

toute fa furface par le fecours du feu, comme
du deffus de la peau; ces deux parties ont ici
le même ufage que fur l'habitude du corps,
par rapport au fentiment du tact, dont nous
avons parlé au Chapitre II. de ce Cours. Ayant
enlevé la cuticule & le corps muqueux du deffus de la langue, on y découvre une membrane
propre parfemée de plufieurs papilles nerveufes, qu'on a coutume de divifer en trois efpeces, par rapport à leur figure & à leur fituation.

I I.
Des pa-
pilles ner-
veufes de la
langue.

Les premieres papilles fe terminent en
pointe droite, comme des épines, elles fe
trouvent principalement vers la pointe de la
langue; on peut les nommer petites papilles
épineufes. Les fecondes fe terminent en corne
de limaçon, elles occupent le milieu de la
langue, & font en très-petite quantité; nous
les appellerons papilles moyennes ou à limaçon. Les troifiémes fituées vers la bafe de la
langue, ne font point pointuës comme les précédentes, elles ont au bout une large fuperficie & font renfermées dans une capfule, comme dans un calice; toutes ces papilles font un
tiffu de nerfs, d'arteres, de veines & des tendons des mufcles qui entrent dans la compofition de la langue, ce qu'on peut voir en attachant les groffes papilles avec un filet, & en
les difféquant proprement. Après une exacte
diffection, on ne fçauroit tirer le filet à foi
fans attirer toute la langue. Ces papilles font
dites nerveufes, parce qu'elles font très-fenfibles & qu'elles font principalement compofées
de filets nerveux; ceux-ci leur viennent de la
neuviéme paire des nerfs du cerveau, & d'une

T iiij

portion de la cinquiéme. Les arteres de la langue font une continuité des carotides, & fes veines vont aboutir aux jugulaires.

III.
De tiſſu
intérieur de
la langue.

Pour démontrer le tiſſu intérieur de la langue, il faut la faire bouillir dans de l'eau avec du fon & un peu de fel, juſqu'à ce qu'elle devienne aſſez ferme, on enleve aiſément la cuticule & le corps muqueux, après quoi on voit le corps papillaire qui n'eſt autre choſe que la membrane de cette partie avec fes papilles qu'on doit couper légerement. On découvre en deſſous du corps papillaire, une rangée de fibres charnuës longitudinales qui s'étendent depuis la racine de la langue juſqu'à fa pointe, & s'inferent peu à peu dans une eſpece de tendon qui fe trouve au milieu de la langue; ces fibres font attachées au corps papillaire, elles fervent à replier la langue par deſſous.

IV.
Des fibres
charnuës de
la langue.

Ayant enlevé ces fibres longitudinales, on en trouve d'autres à côté de la langue, qui viennent obliquement depuis fa racine juſques fort près de fa pointe. En les enlevant, on découvre qu'elles font une continuité du muſcle ſtilogloſſe qui prend fon origine de l'apophiſe ſtiloïde, & qui fe continue à la partie latérale de la langue juſqu'au bout, pour la tirer de côté. On voit enſuite que la continuité du baſiogloſſe avec le ceratogloſſe, forment un même muſcle dans la langue, quoiqu'on en faſſe deux differens par rapport à leur origine qui eſt à la baſe & à la corne de l'os hyoïde; ce muſcle s'infere un peu au deſſous du ſtilogloſſe, il fert à tirer la langue en derriere, &

à faire paſſer les alimens dans le pharinx , par deſſus l'épiglotte. Ce cartilage s'abbaiſſe & ferme le trou du larinx lorſqu'on avale , parce que la langue preſſe les alimens qui doivent néceſſairement forcer l'épiglotte de s'abbaiſſer, pour paſſer au deſſus comme ſur un pont , & aller dans l'œſophage qui eſt par derriere le larinx. Le muſcle génioglofſe qui porte la langue en dehors, & qui vient du menton, ſe jette dans le milieu de la langue , où ſes fibres ſe répandent tout droit. L'entre-deux de ces fibres eſt rempli de fibres particulieres qui viennent de côté & d'autre du corps papillaire , & s'y vont inférer vers le deſſus de la langue ; celles-ci s'entrelaſſent ſi fort avec les fibres du ſtiloglofſe & baſioglofſe , qu'elles forment un tout aſſez reſſerré qu'on ne ſçauroit bien développer. On diſtingue toutes ces fibres , en coupant la langue en travers vers le milieu , par ce moyen on découvre auſſi les fibres tranſverſes qui paſſent d'un côté & d'autre de la langue , elles prennent leur origine du même corps papillaire , & s'y inferent en faiſant des demi-cercles ; quand ces fibres agiſſent de concert avec les autres , elles arrondiſſent la langue & la font plier.

La langue outre ces muſcles dont elle eſt compoſée , ſe trouve attachée en devant par un ligament appellé *frenulum* qui vient du dedans de la ſimphiſe du menton à la jonction des deux os de la machoire inférieure ; on voit ce ligament, lorſqu'on tient la pointe de la langue levée vers le palais ; ce frein eſt quelquefois ſi court dans les enfans nouveaux nés , qu'il les

V.
Des ligamens ou attaches de la langue.

empêche de porter la langue en dehors pour embraſſer le mammellon de leur nourrice, auquel cas on eſt obligé d'y donner un coup de ciſeau, ce qu'on apelle vulgairement couper le ſous-langue. A côté de ce *frenulum*, on remarque deux éminences appellées ranules, parce qu'étant compoſées de beaucoup de vaiſſeaux ſanguins très-apparens, elles ſe gonflent aiſément & reſſemblent pour lors au derriere d'une grenouille. La langue eſt auſſi attachée en derriere à l'os hyoïde par pluſieurs petits ligamens qui ſe trouvent entre ſes muſcles, elle eſt couverte vers ſa baſe de beaucoup de graiſſe, & on y remarque pluſieurs inégalités, qu'on a coutume de déſigner ſous le nom de glandes.

VI.
Des conduits ſalivaires.

Il n'eſt point de partie du corps humain, où l'on admette en plus grand nombre des glandes que dans la bouche, parce qu'on y voit couler ſans ceſſe de toute part, une grande quantité de ſalive; celle-ci ne differe du ſang, de même que toutes les autres humeurs, que par la couleur. Ses vaiſſeaux prennent leur origine des vaiſſeaux limphatiques arteriels qui ſont la continuité des arteres aux veines. On ne doit leur donner le nom de glandes, que parce qu'ils ſe trouvent ramaſſés en differens pelotons, comme il a été prouvé dans le Cours d'Angéiologie. Or la ſalive coule ſenſiblement dans la bouche par pluſieurs endroits differens; outre le *lacunar faucium*, par où paſſent la matiere des larmes & la ſéroſité de toute la membrane pituitaire (dont nous avons parlé dans les deux Chapitres précedens) à chaque côté des lévres qui répond au milieu des deux der-

nieres dents molaires de la machoire fupérieure, on voit un canal qui porte la falive des
glandes parotides fupérieures. Cette glande
placée à la racine de l'oreille, couvre l'apophife condiloïde de la machoire inférieure,
& defcend jufqu'à fon angle inférieur où elle
finit ; ce conduit porte auffi la falive de la petite parotide fupérieure, couchée au deffous
de la grande. Ce canal falivaire dans les brutes
fe continue le long de la bafe de la machoire
inférieure, & remonte enfuite fous l'angle,
jufqu'au même endroit, il eft preffé par le mouvement de la machoire, pour que la liqueur
paffe avec plus de viteffe dans la bouche des
brutes, où il faut humecter le foin & d'autres
chofes féches ; dans l'homme il ne paffe pas fur
l'angle de la machoire inférieure, il rampe fimplement le long de cet os, en defcendant depuis l'oreille jufqu'à l'endroit où il fe termine,
parce que les hommes ne mangeant pas des
chofes trop féches, & pouvant boire quand ils
veulent, n'ont pas befoin de tant de liqueurs
pour humecter ce qu'ils mangent. Le mufcle
maffeter en fe contractant, comprime fuffifam-
ment ce canal falivaire, ce qu'on peut expéri-
menter en preffant la machoire inférieure contre la fupérieure, on trouve une petite tumeur
à côté tout le long de la bafe de la machoire
inférieure ; on voit une autre éminence qu'on
nomme glande parotide inférieure, il en fort
un canal qui fe continuant le long de cette machoire, paffe entre le mufcle digaftrique & la
machoire, & va fe terminer à une papille au-
deffous des dents incifives, où cette papille

décharge la liqueur qu'elle contient. On voit aifément cette papille falivaire dans les perfonnes qui crachent beaucoup. On trouve auffi dans la bouche au-deffous de la langue , les ranines; elles déchargent leur falive par un petit canal qui fe continuë le long du grand qui va à la même papille , mais un peu à côté ; on y peut introduire des foyes de fanglier dans la bouche d'un bœuf. (Bartholin le jeune a trouvé ces canaux.) On nomme conduits buccaux , ceux qui font à côté des lévres de la machoire inférieure , vers l'endroit où les jouës commencent, on y peut auffi introduire des foyes; au palais & à la racine de la langue , il y a une infinité d'autres petits canaux qui portent la falive.

VII.
Des amig-
dales.

En avaçant en derriere vers le gofier , on voit paroitre les amigdales avec deux ouvertures de chaque côté du *lacunar faucium* , dans une membrane qui eft une continuité de celle du palais , c'eft par ces deux ouvertures que les amigdales fe déchargent d'une humeur gluante & épaiffe qui fert à lubrifier les alimens & à les enduire , de maniere que par leur furface raboteufe , ils ne puiffent bleffer le paffage étroit de l'œfophage, où la langue les pouffe avec force , en fe relevant fur le derriere. Les amigdales font vefficuleufes, en leur foufflant de l'air dedans , on peut les gonfler comme les poumons , la falive eft obligée de féjourner dans ces vefficules , ce qui fait que ces glandes s'enflamment aifément & produifent la difficulté d'avaler qu'on nomme vulgairement fquinancie; cette feule inflammation

produit quelquefois une véritable angine,
dans laquelle on est obligé de couper une partie de ces glandes pour sauver la vie au malade, ce séjour de la salive rend l'entrée des
amigdales ordinairement sale, ce qui fait
croire quelquefois, qu'il y a des ulceres,
surtout dans le soubçon de vérole. C'est de
ces glandes qu'on tire les gros crachats jau-
nâtres qu'on jette souvent le matin avec peine,
& qui se sont épaissis pendant la nuit.

Outre les conduits salivaires ci-dessus qu'on
a coutume de démontrer, il y en a dans la
bouche un nombre infini d'autres, que leur
extrème pétitesse empêche de découvrir. On
peut aisément s'en convaincre, en pressant
avec les doigts, la langue, les gencives, le
palais, l'intérieur des joües & des lévres; on voit
suinter la salive du tissu de toutes ces parties,
elles doivent en être toujours humectées afin
de conserver leur souplesse naturelle qui leur
est absolument nécessaire pour la mastication,
la déglutition, l'articulation de la voix, la respiration & le gout, ces parties se desséche-
roient bientôt par le passage continuel de l'air
qu'on respire, si elles n'étoient toujours ab-
breuvées d'une salive claire & limpide, telle
qu'elle se trouve dans l'état naturel.

VIII.
De la na-
ture & des
usages de la
salive.

Quoiqu'on soit convaincu par sa propre expérience, que la langue est le véritable organe
du goût, on ne laisse pas de disputer laquelle
des parties de cet organe est proprement destinée à produire cette sensation. Quelques-uns
prétendent que c'est la membrane propre de la
langue qui se trouve au dessous de la cuticule

IX.
Quel est
l'organe im-
médiat du
goût.

& du corps muqueux , & qui répond à la véritable peau des tégumens communs; si cela
étoit, nous ne sçaurions distinguer avec la
langue le sentiment du tact d'avec celui du
goût, cependant nous jugeons de la chaleur
ou de la froideur, de la dureté, de la mo-
lesse, de l'égalité ou l'inégalité & des autres
qualités sensibles, des corps extérieurs, que
nous touchons avec la langue , de même qu'a-
vec la peau. Ces espèces de sensations sont essentiellement differentes de celle du goût , par
lequel nous jugeons qu'un corps est savoureux.
Si la membrane propre qui enveloppe la langue
de toute part, étoit l'organe immédiat du
goût, nous devrions avoir cette sensation en
quel endroit de la langue qu'on appliquat les
corps savoureux, cependant on a beau les tenir au-dessous de cette partie qui répond au
frenulum, on n'a que le sentiment du tact. Pour
s'appercevoir du gout , il faut appliquer les
corps savoureux à la pointe de la langue & à
sa surface supérieure, où l'on découvre les
trois espèces de papilles linguales, dont nous
avons parlé; par là on est forcé d'avouer que
ces papilles nerveuses, sont l'organe immédiat
du goût, leurs petits filets nerveux doivent être
secoués par leurs arteres contre les parties longues & roides des corps savoureux que la salive
a dissouts & cette dissolution doit avoir pénetré le tissu des papilles pour en faire osciller
les arteres. Si la langue n'étoit continuellement abbreuvée d'une juste quantité de salive ,
si cette liqueur ne pénétroit l'intérieur des
corps savoureux pour en tirer l'extrait , nous

ne ſçaurions avoir aucun gout ; il faut auſſi que la ſalive ſoit naturellement inſipide pour pouvoir ſe charger des corps ſavoureux. Lorſque la ſalive manque, qu'elle eſt trop abondante, trop ſéreuſe ou trop épaiſſe, quoique les papilles de la langue, ſoient d'ailleurs bien conſtituées, nous ne ſommes pas en état de bien juger des différentes ſenſations du goût, comme il arrive dans pluſieurs maladies.

Le goût ou la ſaveur en général eſt un ſentiment de l'ame occaſionné par l'ébranlement des papilles nerveuſes de la langue que les corps ſavoureux ont pénetré après avoir été diſſouts par la ſalive. Comme on croit communément que le ſel eſt le ſeul principe des mixtes qui peut exciter le goût, l'on a coutume de diviſer d'abord les ſaveurs en autant de principales eſpeces qu'on établit ordinairement de differens ſels ; ſçavoir, en ſaveur acide ou aigre, en ſaveur alkaline ou âcre, & en ſaveur ſalée & ſuivant la differente maniere qu'on ſuppoſe ces ſels mêlés avec d'autres principes, tels que ſont l'eſprit, le ſouffre, l'eau & la terre, on aſſure que les goûts ſont differens ; ainſi l'on ſuppoſe que le doux eſt produit par un acide mêlé avec un ſouffre, comme dans le ſucre, le miel, la manne & la caſſe ; que l'amer eſt produit par un ſel alkali modifié auſſi par un autre ſouffre groſſier, comme dans la bile, la mirrhe, la coloquinte & l'aloës, &c. Mais comme tous ces prétendus principes des mixtes, n'exiſtent que dans l'imagination des Chymiſtes, j'aime beaucoup mieux dire que les corps ſavoureux agiſſent ſur nos papilles do

X.
Du goût & de ſes principales differences.

la langue par leurs parties intégrantes, & cela suivant qu'elles sont plus ou moins faciles à s'unir à notre salive, & par rapport à la diversité de ces mêmes papilles & à l'attention que nous prêtons à ces sortes de sentimens ; par rapport aux differens noms que l'usage leur a donnés.

XI.
Raison de la diversité des papilles linguales.

Les papilles linguales sont differentes entr'elles par leur grosseur, leur situation & leur figure pour la perfection de l'organe & pour nous accommoder à la diverse texture des corps savoureux. Les premieres situées à la pointe de la langue sont plus petites que les autres & faites en forme d'épine, afin de recevoir les premieres impressions des corps savoureux qui sont assez délicats pour se dissoudre au premier abord de la salive qui humecte le bout de la langue où ses papilles épineuses sont les premieres secouées. Lorsqu'un aliment est d'un tissu trop resserré pour se faire sentir par les premieres papilles, il faut que la salive le pénetre davantage par le secours de la mastication, pour que ses parties intégrantes se développent & pénetrent avec la salive les secondes papilles moyennes situées au milieu de la langue ; celles-ci sont faites en forme de limaçon, pour pouvoir être plus long-tems secouées. Lorsque les alimens solides dissouts & bien mâchés sont prêts à passer dans le gosier, ils trouvent à la base de la langue des grosses papilles larges & faites en forme de calice, ces papilles sont non-seulement pénetrées par les parties les plus massives des alimens, mais elles retiennent dans leur calice une partie de cet

extrait

extraït favoureux, qui fait que nous avons encore le goût des mêmes alimens, quelque tems après les avoir avalés, & quoiqu'il n'en reste rien de visible dans la bouche. Toutes ces papilles occupent le dessus de la langue où elles sont implantées dans la membrane propre, mais elles sont couvertes du corps muqueux & de la sur-peau, ce qui les empêche de s'user contre la dureté des dents & du palais, dans les differens mouvemens de la langue ; cela sert aussi à émousser un peu la trop grande action des corps savoureux & piquans, dont le long usage rend souvent les papilles calleuses & hors d'état d'être ébranlées, comme elles doivent être, pour transmettre leur impression jusqu'au cerveau.

CHAPITRE VI.

De l'Organe de l'Oüie.

L'Oreille est l'organe de l'oüie. On a coutume de la diviser en interne & en externe ; celle-ci comprend les cartilages qui paroissent extérieurement couverts de la peau, plus tendüe qu'ailleurs, d'où vient la sensibilité de cette partie. On trouve sur ces cartilages quelques fibres musculeuses qui constituent leurs muscles, les supérieures viennent du crotaphite, & s'inserent à la partie supérieure de l'oreille, les inférieures naissent de l'apophise mastoïde, & s'inserent à la partie inférieure de la même oreille. Ces fibres musculeuses servent quelquefois à remuer les cartilages de l'oreille ;

1.
Des muscles externes de l'oreille.

V

elles peuvent contribuer à élargir sa cavité, ou à la retrécir par leurs differentes actions. Chez les animaux qui remuent l'oreille, ces muscles font qu'ils entendent mieux.

II.
De l'oreille externe.

Les Anciens divisoient l'oreille externe en plusieurs parties; le premier cercle qu'on y remarque en haut, s'appelloit helix, le second anthelix, & le canal circulaire qui suit, se nomme faulx, ces deux petites éminences qui avancent proche le petit lobe de l'oreille, font appellés *tragus* & *antitragus*, sous lequel est le lobe de l'oreille, c'est-là où l'on met les pendans d'oreille; la cavité qui est formée par toutes ces éminences & sinuosités, est appellée la concque, elle sert à ramasser les rayons sonores. Ceux à qui on a coupé les oreilles n'entendent pas si bien, & sont obligés pour y suppléer, de se servir d'un cornet, ou de mettre la main en forme de concque autour de l'oreille, quand ils veulent mieux entendre. L'oreille externe reçoit des arteres de la carotide externe qui produit celle qu'on sent battre aux tempes, & c'est de celle-ci que le sang est porté par deux branches aux cartilages. Ces cartilages ne se continuent qu'environ un travers de doigt en dedans où le canal est osseux & un peu recourbé, afin que l'air n'agisse pas sur le timpan perpendiculairement; il est aussi interrompu par des avances qui diminuent un peu le mouvement de l'air.

III.
De la crasse de l'oreille.

La peau de la concque est un peu inégale dans le trou de l'oreille, où l'on suppose des glandes qui séparent cette matiere crasse & jaunâtre, qu'on trouve dans le conduit, elle est fort

amere à peu près comme la bile ; c'est à mon
avis, la transpiration ramassée qui acquiert de
la consistance par l'évaporation des parties les
plus fines ; elle sert par sa viscosité, à empêcher
que les insectes n'entrent dans ce trou, & les
tue par son amertume.

Le trou externe de l'oreille se termine au
timpan, celui-ci est une membrane qui bouche
exactement le conduit, & qui est placée obliquement dans l'homme, au lieu que dans les
animaux elle est située ensorte que son plan est
paralelle à l'horison. Elle ne fait pas face à l'air
qui entre par le meat auditoire, mais elle est
un peu de côté ; cette membrane qu'on nomme
le timpan, sépare l'oreille externe d'avec l'interne, elle est attachée à un cartilage autour
d'un cercle osseux, mais vers sa partie supérieure elle s'attache à l'os même. Ce cercle se
sépare dans les fœtus d'avec le reste de l'os.

Au-delà de la membrane du timpan, on voit
la premiere partie de l'oreille interne, qu'on
nomme la caisse du tambour, où l'on remarque
deux conduits, dont l'un appellé aqueduc, va
au palais & sert à vuider l'humeur mucilagi-
neuse qui se trouve entre les vessicules qui sont
dans cette cavité ; il sert encore à y porter &
renouveller l'air qui y est contenu ; la disposition de l'ouverture de ce conduit dans le fond
des narines, fait bien voir qu'il n'y a que l'air
qui vient des narines qui puisse y entrer, & non
pas celui de la bouche qui n'agit que sur une
languette & se ferme lui - même le passage,
L'autre conduit est à l'opposite de celui-ci, il
aboutit aux sinuosités de l'apophise mastoïde.

V ij

IV.
Du timpan.

V.
De la caisse
du tambour,
de l'aqueduc,
du marteau,
& de ses deux
muscles,

La caiſſe du tambour eſt intérieurement couverte d'une membrane, elle eſt plus longue que
large; on y voit quatre oſſelets, dont le premier eſt le marteau, ainſi dit à cauſe de ſa figure; par ſa tête qui eſt placée dans une petite
cavité qui eſt à la partie ſupérieure de la caiſſe
du tambour, il eſt articulé avec l'étrier par une
eſpece de ginglime, & par ſa plus longue branche il s'attache fortement au timpan. Il y a en
cet endroit une petite branche où s'attache un
petit muſcle qu'on nomme l'externe, il naît de
la partie inférieure & antérieure de l'aqueduc,
& s'inſere en paſſant dans une eſpece de rénure
creuſée dans l'aqueduc, à cette petite branche;
celui-ci tire le timpan en dehors. Il y a un autre muſcle qui appartient au marteau, on l'appelle l'interne, il naît de la partie intérieure de
l'aqueduc, en paſſant dans une rénure qui eſt
dans le côté oppoſé au timpan, ſe recourbe &
vient s'inſerer en traverſant ſa cavité, un peu
au deſſous de l'autre; il tire le timpan en dedans.

V I.
De l'en-
clume, & de
l'os orbicu-
laire.

　　　Le ſecond oſſelet eſt l'enclume qui s'articule
par ſa tête avec le marteau, il a deux racines,
dont l'une eſt attachée à l'os pétreux, & l'autre
en s'étendant dans la cavité ſe recourbe un peu
& s'articule par le moyen du troiſiéme oſſelet
qu'on nomme orbiculaire, avec le quatriéme
dit l'étrier, à cauſe de ſa figure; l'orbiculaire
eſt convexe du côté qu'il s'articule avec l'étrier,
& concave où il ſe joint avec la baſe de l'enclume.

V I I.
De l'étrier,
de ſon muſ-
cle, de la fe-
nêtre ovale,
& de la ron-
de.

　　　L'étrier eſt placé horizontalement dans la
caiſſe du tambour, il repréſente exactement

un étrier. Il y a un autre muscle qui naît par un principe charnu, d'un trou qui se trouve au fond de la caisse, & ensuite par un tendon grêle, s'insere à la tête de l'étrier. La base de cet os remplit exactement un trou ovalaire de sa même figure; il est situé ensorte qu'il peut bien tant soit peu entrer dans la seconde cavité, mais il n'en peut pas sortir, à cause qu'il est attaché par une petite membrane au dessous de ce trou, un peu à côté tirant vers l'aqueduc, il y a un autre trou bouché exactement par une membrane mince attachée dans une rénure comme celle du timpan; le premier est dit fenêtre ovale, le second fenêtre ronde. Elles sont placées dans l'os pétreux vis-à-vis le timpan, ces deux fenêtres donnent entrée dans la seconde partie de l'oreille interne.

La seconde cavité de l'oreille interne est appellée labirinthe, qui comprend trois parties, sçavoir le vestibule, les conduits semi-circulaires & la coquille. Dans tout le labirinthe est contenu un air qu'on nomme implanté; dans le vestibule viennent aboutir trois canaux semi-circulaires, par cinq trous, à cause qu'il y en a deux qui ont un trou commun. On nomme le premier vertical conjoint, ou le supérieur, il s'étend depuis le vestibule jusqu'à la partie moyenne & postérieure de la roche de l'oreille où il se joint avec le second qu'on nomme vertical séparé, ou inférieur; il commence où l'autre finit, & vient s'ouvrir dans le vestibule vers sa partie inférieure & postérieure. Le dernier qui est l'horizontal ou le mitoyen, commence à l'endroit où com-

VIII.
Du labirinthe & de ses trois parties.

mence le supérieur. Leurs embouchures ne sont séparées que par une cloison osseuse qui fait un cercle horizontalement vers la partie postérieure de l'os pétreux dans le vestibule, où il vient aboutir encore par deux trous. La coquille qui est la troisiéme partie du labirinthe, est composée d'une lame spirale & d'un canal spiral double, & c'est dans ces canaux, où se répand principalement la portion molle de la septiéme paire des nerfs du cerveau.

I X.
Distribution du nerf dur.

Il y a deux sortes de nerfs qui vont à l'oreille, le dur & le mol ; le dur séparé du mol se divise en deux branches dont l'une va passer au-dessus du marteau en traversant la caisse du tambour, & se joint avec un rameau de la cinquiéme paire qui vient par l'aquéduc du faisseau qui va à la langue ; c'est ce rameau qu'on nomme la corde du tambour, l'autre rameau sort par un trou qui est entre l'apophise mastoïde & stiloïde, & se répand par toute la face.

X.
Du nerf mol.

Le nerf mol en s'écartant du dur, se divise en trois, dont l'un va à la rampe supérieure de la coquille & s'y perd ; les autres deux vont dans le vestibule du labirinthe se distribuer dans les canaux semi-circulaires, & dans le vestibule, où ils sont étroitement liés : il y a aussi un artere qui s'y distribue, & qui entre par le trou acoustique interne.

X I.
Comment se fait l'oüie.

Ayant démontré toutes les parties de l'organe de l'oüie, il faut sçavoir comme elle se fait, & quel est son organe immédiat ; surquoi il est d'abord sûr que l'impression du son est portée à l'ame par le nerf mol qui se distribuë au dedans de cet organe. L'air extérieur venant à frapper le timpan, le fait entrer en dedans, deforte que le manche du marteau qui y eft attaché, s'abbaiffe, ce qui fait hauffer la tête de l'enclume, qui doit pouffer l'étrier contre la fenêtre ovale, à caufe de l'étroite liaifon qu'ont ces offelets entr'eux ; l'air qu'on peut appeller implanté & qui eft enfermé dans le labirinthe, eft néceffairement comprimé par la fecouffe qu'il a reçu de l'étrier ; cet air en fe remettant par fon reffort en fon premier état, caufe des impreffions dans les nerfs qui tapiffent le labirinthe, ces impreffions fe tranfmettant jufqu'au cerveau, excitent l'idée de ce fon.

On ne fçauroit dire que le timpan foit le véritable organe de l'oüie & que l'air enfermé dans le tambour l'air foit implanté, l'expérience fait voir le contraire, puifqu'il y a eu des gens qui ont eu le timpan emporté fans perdre l'oüie. M. Vieuffens a vû l'oreille d'un homme mort phtifique de laquelle il fortoit du pus depuis trois mois ; ayant féparé l'oreille, il trouva un abcès tout auprès des alvéoles de l'apophife maftoïde, la cavité du tambour pleine du pus, les os des environs cariés, jufques là même que le marteau & l'enclume l'étoient auffi, & le timpan entierement rongé ; cependant cet homme entendoit de cette oreille, quoiqu'il en fut un peu dur. Par là il paroit que le timpan ne fert qu'à remuer avec plus de diftinction le marteau & l'enclume qui ont communication avec l'étrier. L'air qui eft dans la cavité du tambour renouvellé par celui qui vient des narines par l'aquéduc, ne fert qu'à tenir le

XII.
Ufage du timpan.

V iiij

timpan plus tendu, afin qu'à la moindre vibration qu'il reçoit, le marteau se remue.

XIII.
Usage des muscles internes de l'oreille.

Les muscles qu'on remarque au marteau & à l'étrier, ont le même usage. L'externe sert à faire que le timpan d'enfoncé qu'il étoit dans la cavité, se mette sur un plan paralelle à lui-même, enforte qu'il se plie & ne reçoive pas si vivement les vibrations de l'air. L'interne sert à le tirer en dedans & à le tendre davantage ; par là il le rend plus capable de recevoir les impreffions des rayons fonores. Dans le tems que nons entendons des grands bruits, le timpan eft plié par l'externe, de peur que ces bruits ne caufent quelque ruption ou quelque fâcheufe vibration, au-conrraire quand nous voulons entendre des fons fort petits, le muscle interne se met en contraction & tend davantage le timpan.

XIV.
Le labirinthe eft l'organe immédiat de l'ouïe.

L'organe immédiat de l'ouïe eft dans le labirinthe, fi on entend, le timpan étant ôté, & les offelets qui y font attachés. Il faut que l'étrier foit encore attaché à la fenêtre ovale, & que l'air externe, furtout lorfqu'il eft pouffé avec violence, le pouffe en dedans, ou bien qu'il agiffe immédiatement fur la fenêtre ronde, la comprime en dedans & remuë ainfi tout l'air du labirinthe : & parce qu'il eft plus difficile à remuer l'étrier & la fenêtre ronde dans cet état, il faut crier fortement pour fe faire entendre à ces gens-là. En ouvrant la bouche on entend mieux, non pas parce qu'une plus grande quantité d'air entre par la bouche dans la caiffe du tambour par l'aqueduc, comme veulent quelques-uns, mais parce qu'on ne fçauroit ouvrir la bouche fans que le condile de la machoire inférieure defcende, ce qui ne peut fe faire fans attirer en bas les parties voifines, deforte que l'entrée de l'oreille s'élargit, une plus grande quantité de rayons fonores y entrènt, & le timpan eft plus tendu; l'expérience favorife cela, car en mettant le doigt dans l'oreille & ouvrant la bouche, on fent que le paffage de l'oreille s'élargit. Les voleurs nocturnes ouvrent ordinairement la bouche, ou bien ils tiennent le pommeau de leur épée dedans, afin de mieux entendre.

On eft en peine de fçavoir en quel endroit précifément du labirinthe eft l'organe de l'oüie; il y en a qui croyent que la fenfation ne fe fait que dans la coquille, mais l'on voit des efpeces d'animaux, comme font tous les volatiles, & la plûpart des poiffons, qui ne laiffent pas de bien entendre, quoiqu'ils n'ayent point de coquille. Ainfi nous avons raifon de dire que l'oüie fe fait principalement dans le veftibule du labirinthe, où eft l'air implanté; cet air, fuivant les differentes vibrations qu'il reçoit, (ou par l'étrier ou par la fenêtre ronde quand le timpan eft emporté), fecoue le nerf mol qui y eft répandu en forme de rets, pour fe diftribuer dans les canaux femi-circulaires.

X V.
La coquille n'eft pas abfolument néceffaire pour l'oüie.

L'ufage qu'on peut donner à la coquille & aux canaux femi-circulaires, eft que dans les fortes impreffions où l'air implanté eft comprimé, il eft néceffaire qu'il trouve de la place pour s'étendre vers la coquille & dans les canaux femi-circulaires, autrement la fenfation étant vive, on feroit incommodé au moindre bruit.

X V I.
Ufage de la coquille, & des conduits femi-circulaires.

Il n'eft pas moins difficile de trouver l'ufage des parties externes & d'expliquer comment l'air agit fur le timpan. Cependant il y a lieu de croire que le trémouffement de l'air contre le timpan, fe fait par fes parties élaftiques. Si l'on renferme dans la machine de M. Boyle (après en avoir pompé l'air) une montre fonante, elle ne s'entend que fort peu, au lieu qu'on l'entend de beaucoup mieux, fi la machine eft pleine d'air, quoique fermée. On pourroit objecter que le fon traverfant facilement le verre du récipient qui eft très folide, peut bien traverfer nos organes fans y faire aucune impreffion. Je répond que les parties qui tranfmettent le fon font celles qu'on nomme elaftiques, qu'il faut concevoir comme autant de petits refforts qui fe touchent & qui forment une efpèce de rayon. La propagation du fon fe fait affez vîte, parce que le premier reffort du rayon ne peut pas être preffé par le corps fonore, qu'il ne preffe celui qui le touche, & celui-ci l'autre, & ainfi de fuite, deforte que le reffort joüant avec une plus grande viteffe, & comme s'il étoit feul, le fon doit néceffairement fe tranfmettre en peu de tems. La lumiere fe fait avec plus de viteffe, parce que les rayons qui la tranfmettent font très-folides, ils fe touchent les uns les autres, & forment un corps continu; au lieu que les parties élaftiques de l'air font fouples & fléxibles, elles ont entr'elles quelques autres parties qui les empêchent d'agir auffi immédiatement les unes fur les autres, que les rayons qui font la lumiere.

On peut rendre raifon dans ce fyftême, de

l'augmentation du ſon, par certains inſtrumens qui le réuniſſent, comme les rayons de lumiere ſont réünis par différens verres. Quand l'air paſſe de la bouche dans une flute, allant d'un lieu large dans un étroit, il lui arrive la même choſe*, au lieu que quand elle va d'un grand lieu dans un petit & étroit, c'eſt-à-dire, que deux rayons allant donner contre les côtés de l'embouchure de la flute, ils ſe réfléchiſſent à angles droits, ſi bien que ſe réuniſſant, l'effort de tous les deux ſe fait dans une même ligne, ce qui fait que le ſon s'augmente. Les trompettes parlantes ſont compoſées de maniere qu'elles réüniſſent & déterminent preſque tous les rayons ſono-res vers un même endroit, le ſon s'étend à la vérité plus loin, mais on ne l'entend que d'un certain endroit, ſurquoi l'on pourroit objeſter que les rayons du ſon ſe doivent confondre; à cela je réponds qu'il y a deux mouvemens dans l'air qui font le ſon, celui du tout & celui de chacune de ſes parties à reſſort; celui de cha-que partie a un caractere tout-à-fait particulier qui ſelon qu'il eſt conſtitué fait la difference du ſon, ſans que l'autre s'y oppoſe, parce que le mouvement propre n'a rien d'oppoſé au mouvement commun, comme la Phiſique nous l'apprend.

CHAPITRE VII.

Du Cœur & de son mouvement.

APRE's avoir démontré les visceres de la tête & examiné leurs usages qui regardent principalement les fonctions animales, l'ordre veut que nous passions à la poitrine, pour y développer les visceres qu'on croit être les principaux organes de la vie, & dont les fonctions retiennent le nom de vitales. Ces visceres sont le cœur & les poumons, l'un sert à recevoir & à envoyer le sang qui vivifie & qui circule dans toutes les parties, & l'autre est destiné à la respiration, sans laquelle nous ne sçaurions vivre un seul moment. Pour découvrir ces deux visceres, après avoir disséqué les tégumens & les muscles qui couvrent le devant de la poitrine, il faut enlever le sternum à la maniere accoutumée, en coupant les cartilages de toutes les vrayes & fausses côtes, & détachant les articulations des deux clavicules; on doit lever le sternum de haut en bas, le laissant attaché au diaphragme, en le relevant on est obligé de couper une membrane qui lui est fortement attachée au milieu, & tout le long de sa partie interne; cette membrane se nomme médiastin, parce qu'elle tient le milieu de la poitrine, & qu'elle la divise en deux cavités égales, l'une à droite & l'autre à gauche, de maniere que dans l'empiême & dans l'hydropisie de poitrine, le pus extravasé ni l'eau ra-

maſſée ne ſçauroient paſſer d'un côté à l'autre.

Après avoir levé le ſternum, on voit les
poumons dans les deux cavités de la poitrine,
& dans leur milieu une capſule membraneuſe
qui étoit continuë au médiaſtin. Cette capſule
renferme le cœur & eſt appellée péricarde. Dans
l'homme le péricarde eſt attaché au diaphragme,
& l'oblige par ſon reſſort de remonter dans la
poitrine, lors de l'expiration; pour vaincre la
réſiſtance des viſceres du bas-ventre qui ſont
attachés par deſſous au diaphragme, & qui par
leur poids obligeroient ce muſcle de reſter dans
la contraction où il eſt dans l'inſpiration. Dans
les animaux à quatre pieds qui ne ſe tiennent
pas de bout comme l'homme, les viſceres du
bas-ventre bien loin de tirer le diaphragme
en bas, le pouſſent au-contraire dans la poitrine, ainſi il n'a pas été néceſſaire que le péricarde y fut attaché pour le faire remonter
dans la poitrine, au-contraire cela eût été un
obſtacle, car alors le diaphragme n'auroit pas
pû deſcendre ſi facilement dans l'abdomen.

Pour découvrir le cœur, il faut ouvrir le
péricarde par le milieu ſelon toute ſa longueur.
On trouve ordinairement dans cette capſule
membraneuſe une humeur ſéreuſe que les Anciens ont crû s'y former des vapeurs qui ſe
condenſent au ſortir du cœur. Il y a lieu de
penſer que c'eſt la tranſpiration de ce viſcere
qui doit naturellement pénétrer le péricarde &
qu'on obſerve quelquefois dans cette cavité,
comme dans toutes les autres, où l'on n'eſt
pas obligé d'admettre une humeur particuliere.

I I.
Du péri-
carde.

I I I.
De l'eau du
péricarde.

M. Louver a crû que cette liqueur du péricarde, venoit des glandes qu'il suppose à la base du cœur, parce qu'on y découvre quelquefois des vaisseaux limphatiques, mais ceux-ci vont aboutir comme les autres dans la souclaviere, ainsi ils ne sçauroient porter l'humeur du péricarde. M. Peyer Suisse, a crû que cette liqueur se filtroit à travers certaines glandes qu'il dit avoir découvert dans la superficie interne du péricarde & qu'on n'y trouve pas. Lorsqu'on ouvre un animal en vie & bien constitué, on ne voit aucune liqueur renfermée dans le péricarde. J'ai ouvert plusieurs cadavres dans lesquels le péricarde étoit entierement adhérent à la substance du cœur, & d'autres qui n'avoient aucune goute d'eau dans cette cavité ; c'est donc envain que les Anatomistes s'attachent à découvrir la source & les usages de cette humeur contre nature ; ce n'est qu'une transpiration qui se sépare des vaisseaux sanguins du tissu du cœur & du péricarde, & qui se ramasse toujours par accident.

I V.
Situation & figure du cœur.

Le cœur est suspendu dans son péricarde, où il est attaché par quatre gros vaisseaux qui entrent & qui sortent de ses cavités, sçavoir par la veine-cave, par l'artere & veine du poumon, & par l'artere aorte ; il est appuyé sur les vertebres du dos, il ressemble à une pomme de pin attachée à son arbre dont la pointe regarde en bas. Quoiqu'il soit placé au milieu de la poitrine, sa pointe est pourtant tournée du côté gauche où nous sentons son mouvement ; cette situation vient de ce que la veine-cave ascendante perçant le diaphragme, & montant du côté droit du cœur , empêche que la pointe de ce viscere ne se tourne de ce côté-là , au lieu qu'il ne se trouve aucun obstacle du côté gauche.

A la base du cœur on trouve deux éminences , l'une du côté droit & l'autre du côté gauche, qui ressemblent un peu aux oreilles d'un petit chien , & qu'on nomme pour cela oreillettes du cœur ; elles reçoivent le sang de deux grosses veines , l'oreillette droite le reçoit de la veine-cave , & la gauche de la veine du poumon. Ces deux oreillettes vont aboutir dans deux grandes cavités du cœur , l'une à droite & l'autre à gauche, qu'on nomme ses ventricules, & ceux-ci envoyent le sang qu'ils ont reçu , dans les arteres ; le ventricule droit l'envoye dans l'artere pulmonaire , & le ventricule gauche dans l'artere aorte. Ce chemin que le sang perçoit dans les oreillettes & dans les ventricules du cœur, est une suite nécessaire de la structure de ces quatre cavités qui ne sçauroient se resserrer alternativement, comme elles ont coutume de faire dans l'état naturel, sans obliger le sang de parcourir ce chemin. Pour se convaincre de cette vérité, il faut ouvrir successivement ces quatre cavités du cœur dont nous venons de parler , sçavoir , ses deux oreillettes & ses deux ventricules , & l'on voit que tout le sang de la veine-cave va aboutir dans l'oreillette droite , laquelle en se contractant doit nécessairement pousser le sang dans la cavité du ventricule droit qui lui répond ; lorsque le sang est entré dans ce ventricule, il ne sçauroit revenir dans l'oreillette, parce qu'il y

V.
Des oreilles & des ventricules du cœur,

a dans le ventricule droit trois valvules appellées tricuspides à raison de leur figure, qui
s'opposent à ce chemin en se relevant du côté
de l'oreillette ; ainsi le sang est obligé de passer
au dessous de ces valvules pour aller dans l'artere pulmonaire, par laquelle il se distribue
dans tout le tissu des poumons, d'où il revient
par la veine pulmonaire à l'oreillette gauche,
de laquelle il passe au ventricule gauche sans
pouvoir revenir dans l'oreillette, à raison d'autres trois valvules tricuspides ou mitrales, sem-
blables à celles du ventricule droit, au dessous
desquelles le sang est aussi obligé de passer pour
aller dans l'artere aorte se distribuer dans toutes les parties du corps. Au commencement de
cette artere aorte, dès sa sortie du cœur, on
remarque trois valvules faites en forme de
croissant ou demi-lune, qu'on appelle sig-
moïdes ou semi-lunaires, elles s'affaissent lorsque le sang passe du ventricule gauche dans
l'aorte, & par-là elles ne s'opposent point du
tout à sa sortie, mais elles font un obstacle in-
surmontable à ce même sang pour revenir dans
le ventricule lorsque l'artere aorte se contracte,
parce que pour lors elles ferment exactement
l'entrée de ces ventricules. Ce que je dis des
valvules semi-lunaires de l'artere aorte, se doit
entendre de pareilles valvules qu'on trouve aussi
au commencement de l'artere pulmonaire ; elles laissent sortir le sang du ventricule droit,
pour aller dans cette artere, mais elles ne lui
permettent pas de revenir de cette artere con-
tractée dans le même ventricule droit.

VI.
*Des arteres
& des veines
coronaires.*

En démontrant les valvules semi-lunaires
de

de l'artere aorte, il faut obferver que les deux
arteres coronaires du cœur font fituées au deffous de ces valvules, de maniere que le cœur
ne fçauroit recevoir le fang dans le tiffu de fes
fibres lorfqu'il fe contracte, puifque pour lors
les valvules abbaiffées bouchent l'orifice des
arteres coronaires. Ces arteres font ainfi appellées, parce qu'elles rampent tout à l'entour
de la bafe du cœur qu'elles embraffent comme
une couronne. Les branches de cette artere
vont fe diftribuer dans toutes les fibres du
cœur où elles s'anaftomofent avec les racines
d'une groffe veine qu'on nomme auffi coronaire, parce qu'à fon tour elle embraffe la bafe du
cœur; cette veine va fe décharger au dedans
de l'oreillette droite, du côté de la veine-cave.

Les valvules tricufpides qu'on obferve dans
les ventricules du cœur, font attachées dans
l'intérieur de ces deux cavités par des filets
tendineux qui font une continuité des tendons
des fibres charnuës de ce vifcere; ces tendons
font continus avec un nombre prefqu'infini de
pelotons de fibres charnuës qu'on obferve dans
l'intérieur des deux ventricules & qu'on appelle colonnes du cœur. Ces colonnes, ou
plutôt ces fibres tendineufes, laiffent entr'elles beaucoup de petits vuides au dedans defquels le fang s'arrête contre nature, pour y
former ce qu'on appelle vulgairement les racines des polipes, qui fe trouvent affez fouvent
dans l'ouverture des cadavres, furtout dans le
ventricule droit où le fang véneux eft moins
agité que l'arteriel du ventricule gauche. Les
parois du ventricule droit font plus minces &

V I I.
Des colon-
nes du cœur
& du *Septum
medium.*

X

moins charnus que ceux du ventricule gauche, parce que celui-ci doit pouſſer le ſang par l'artere aorte dans tout le corps, au lieu que l'autre ne le doit pouſſer que dans les poumons; ces deux ventricules du cœur ſont ſéparés l'un de l'autre, par une cloiſon charnuë qu'on appelle *ſeptum medium.*

VIII.
Le cœur eſt un véritable muſcle digaſtrique.

Depuis que MM. Sténon & Louver ont travaillé à l'anatomie du cœur, il n'eſt plus permis de douter que ce ne ſoit un véritable muſcle, puiſqu'on y découvre par tout des fibres charnuës & des tendineuſes, recouvertes de leur membrane propre, compoſées d'arteres, de veines, de nerfs & de vaiſſeaux limphatiques & graiſſeux, de même que tous les autres muſcles du corps humain. Par rapport au mouvement du cœur, on doit regarder ce viſcere comme un double muſcle ou comme un muſcle digaſtrique; les oreilles ſont le premier muſcle ou le premier ventre, & les ventricules conſtituent le deuxiéme muſcle ou le ſecond ventre du même muſcle. On obſerve conſtamment dans l'animal vivant que les oreillettes ſe reſſerrent les premieres, tandis que les ventricules ſont relâchés, au lieu qu'elles s'ouvrent & ſe relâchent dans le tems que les ventricules ſe contractent.

IX.
De la direction des fibres du cœur.

Pour bien faire voir la direction des fibres du cœur, il faut prendre un cœur entier de veau, (au défaut de celui de l'homme qu'on vient de diſſequer) couper les deux oreillettes, & remplir les deux ventricules avec des étouppes pour les tenir dilatés autant qu'il ſe pourra; on doit enſuite mettre le cœur cuire avec du vin, du ſon & un peu de ſel, pendant

une demi-heure , afin que ſes fibres deviennent plus fermes ; enſuite on ôte la graiſſe.
Tous les gros vaiſſeaux qui rampent ſur la ſurface de ce cœur & ſa membrane propre pour
mettre à découvert les fibres longitudinales qui
s'obſervent d'abord & qu'on voit naître de la
baſe du cœur pour s'aller inſerer vers ſa pointe ;
il faut lever cette couche de fibres longitudinales ; en diſſequant le cœur vers ſon milieu de
bas en haut pour les développer , & conduiſant
le ſcapel en dedans , il faut couper ſpiralement
ſuivant la direction des fibres qu'on trouve ſe
replier en forme de cornet ; on voit que les fibres ſpirales qui prennent leur origine de la
baſe du cœur , vont juſqu'à ſa pointe , & ſe repliant en dedans comme un cornet ; forment
les deux ventricules avec le *ſeptum medium.*

Puiſque le cœur eſt un véritable muſcle dont
on développe ſans peine toute la ſtructure , il
eſt aiſé de conclure que la cauſe de ſon mouvement eſt la même que celle des autres muſcles
dont nous avons ſuffiſamment parlé dans le
Cours de Myologie. Cependant comme la diverſité des ſentimens que les Auteurs ont eu
ſur cette matiere, les a engagés à faire pluſieurs expériences que chacun explique à ſa
maniere ſelon ſon ſiſtême , nous ne ſçaurions
nous diſpenſer de traiter ici en particulier de
la cauſe du mouvement du cœur , en examinant les principaux ſentimens qu'on a eu ſur
cette matiere.

Les Anciens regardoient ce viſcere, comme
un ſang concret qu'ils déſignoient ſous le nom
de parenchime ; ainſi ils ſe contentoient de di-

X.
Du mou-
vement du
cœur.

XI.
Sentiment
des Anciens
& des Car-
téſiens , ſur
la cauſe du
mouvement
du cœur.

re , que le cœur avoit une qualité pulsifique ,
qui se transmettoit par irradiation dans toutes
les arteres. Cette opinion ne mérite pas d'être
refutée. M. Descartes a cru , que le sang acqueroit une nouvelle fermentation en entrant dans
les oreillettes & dans les ventricules du cœur, &
qui l'obligeoit à sortir de ces cavités , à peu près
comme l'eau boüillante est forcé de se répandre
hors du pot , dans lequel elle boult avec trop de
véhemence ; ou plutôt de la même maniere que
deux liqueurs qui fermentent vivement dans un
matras se raréfient, & sortent par l'ouverture de
ce vaisseau. Le résidu du sang que M. Descartes
suppose rester dans les ventricules , sert selon
lui de levain au nouveau sang qui y arrive. Quelques Cartésiens comparent ce résidu du sang
aux pierres de chaux vive qui boüillonnent par
l'effusion de l'eau ; d'autres supposent qu'il se
sépare dans les ventricules du cœur , un ferment
capable de fermenter le sang à mesure qu'il entre dans ces cavités. Ce sentiment de Descartes
& de ses Sectateurs, répugne à la raison & à l'expérience ; à la raison, parce qu'il suppose un
résidu du sang , des parties de chaux , ou un
ferment dont on n'a pas besoin ; si le sang ac-
quéroit dans le cœur une nouvelle fermentation, celui qui va du ventricule droit dans l'artere pulmonaire , devroit être essentiellement
différent de celui qui entre dans le ventricule
par l'oreillette droite, & qui y va par la veine-
cave , ce qui répugne à la raison ; ce sentiment
de Descartes est encore tout-à-fait contraire à
l'expérience , en ce qu'il suppose que le sang
sort du cœur par ébullition lors de la dilatation

des ventricules, tandis qu'il en fort au-contraire
lorfqu'ils fe refferent.

Ceux qui prétendent avec Borelli, que le
mouvement mufculaire fe fait par le feul influx
de l'efprit animal, difent que ce liquide fuppofé
eft porté au cœur, par le nerf du plexus car-
diaque, où il gonfle les veficules qu'on y fuppofe auffi, pour racourcir les fibres & refferrer
fucceffivement les oreilles & les ventricules du
cœur. Les Explofoniftes ou Vvillifiens ajoutent
à ce fentiment, une matiere alkaline du fang
qu'ils fuppofent fe féparer dans le tiffu de chaque fibre charnuë, pour concourir avec l'efprit
animal à la contraction du cœur. On en trouve
quelques-uns parmi les Vvillifiens qui baniffent
l'efprit animal de cette contraction, ils veulent
que le fang feul fourniffe dans les fibres du
cœur, une partie nitreufe acide, qu'il a puifée
dans les poumons, & une partie alkaline fulphureufe qu'il contient naturellement. Ces derniers pour foutenir leur fentiment, rapportent
qu'ayant coupé tous les nerfs du cœur, ce vifcere continuë non feulement de fe contracter
pendant vingt-quatre heures, mais il fe contracte plus fort qu'auparavant, ce qui ne fçauroit arriver, fi les efprits étoient la caufe du
mouvement du cœur; ils prétendent prouver
que le nitre aërien en eft la véritable caufe, de
ce que le cœur d'une anguille étant arraché de
fon tronc, continuë de battre pendant trois
jours de fuite, pourvu qu'il foit expofé à un
air libre & un peu chaud. Ce cœur arraché ceffe
de battre, lorfque l'ayant renfermé dans le récipient de la machine de Boyle, on a pompé

X I I.
Sentimens
des Borel-
liens & des
Vvillifiens.

l'air groffier, au lieu qu'il recommence à battre,
lorfqu'on y fait revenir l'air , fi la froideur de
l'air extérieur ralentit le mouvement de ce cœur,
on n'a qu'à le tremper dans de l'eau chaude, pour
le voir rebattre de nouveau , ce qu'on a coutume de déduire de la groffiereté du fang de l'anguille , qui conferve , dit-on , affez de mouvement pour fournir la matiere alkaline , qui
doit concourir avec le nitre de l'air , pour faire
le mouvement du cœur.

XIII.
Ces fenti-
mens répu-
gnent à la
raifon.

Ces trois fentimens répugnent pour le moins
autant à la raifon & à l'expérience , que celui
de M. Defcartes & de fes Sectateurs , puifqu'on
y fuppofe avec M. Borelli & Bernoulli des vefficules qu'on ne fçauroit démontrer dans aucune
fibre charnuë ; fi ces vefficules n'éxiftent pas ,
comment pourroient-elles fe remplir des efprits
animaux feuls ou accompagnés d'une matiere
fulphureufe , qu'on fuppofe auffi fe féparer du
fang par des couloirs imaginaires ? L'expérience
qu'on rapporte de tous les nerfs cardiaques coupés, ne produit d'abord aucun changement confidérable aux quatre gros vaiffeaux fanguins ,
par lefquels le cœur refte toujours attaché , &
les poumons reftent libres , ainfi ils pouffent le
fang au cœur qui doit le leur renvoyer pendant
vingt-quatre heures que le reffort de fes fibres
fubfifte. Sur la fin , le mouvement du cœur augmente , parce que le cours du fang devenant
inégal & irrégulier , oblige ce vifcere à palpi-
ter , comme il a coutume de faire dans plufieurs maladies , toutes les fois que le fang ne
fe porte pas également aux ventricules du cœur.
Les autres expériences ne prouvent rien ; peut-

on concevoir de bonne foy que le peu de fang
qui refte dans le cœur arraché d'une anguille,
fourniffe pendant trois jours affez de matiere alkaline fulphureufe , pour concourir avec le nitre aërien , à faire tant d'explofions dans chacune defquelles la matiere hetérogene eft fi
fort détruite , qu'elle ne fçauroit fervir pour
une feconde explofion ? n'eft-il pas plus naturel
de penfer que les feules parties rameufes de l'air
dont tout le monde convient, fuffifent dans tous
ces mouvemens du cœur , pour exciter le reffort
des fibres charnuës, dans lequel confifte le mouvement mufculaire , comme nous l'avons prouvé dans la Myologie ? Il me paroît donc que ces
trois derniers fentimens fur le mouvement du
cœur , répugnent à la raifon , voyons comment ils répugnent à l'expérience.

On fuppofe 1°. que les fibres charnuës du
cœur , fe gonflent dans leur contraction , par
l'entrée de quelque liquide du fang , cependant
il eft très-fûr , que fes fibres ne peuvent abfo-
ment pas recevoir une goutte de fang dans le
rems qu'elles fe contractent , puifque leurs
deux arteres coronaires font bouchées au-deffous des valvules femi-lunaires , du commencement de l'artere aorte , & que ces valvules s'a-
baiffent , lorfque le fang fort du cœur par la
contraction du ventricule droit ; le fang ne peut
donc entrer par l'artere coronaire dans les fibres
charnuës du cœur, lorfque l'artere aorte fe dilate
par l'impulfion du fang qui fort du ventricule
contracté ; ce n'eft que lorfqu'elle fe refferre ,
auquel tems ce ventricule eft ouvert & dans le
relâchement. On fuppofe en fecond lieu, que

X iiij

dans la contraction du cœur , ses fibres charnuës grossissent de maniere qu'elles acquierent
en largeur ce qu'elles perdent en longueur ;
cependant l'on observe constamment dans un
chien vivant , que lorsque ce viscere se contracte , son volume diminue en tout sens , puisque sa pointe se releve vers sa base , & que ses
deux cavités latérales se raprochent du *septum
medium* , & que toutes ces fibres charnuës blan-
chissent , au lieu qu'elles font rouges , lorsque
le cœur est dans le reclachement.

X V.
Le cœur se contracte par le ressort de ses fibres.

S'il est vray , comme nous l'avons prouvé
dans la Myologie , que tout mouvement musculaire consiste dans le resserrement des fibres
charnuës & tendineuses , il est aisé de conclure
que le ressort de ces même fibres , est la cause
prochaine & immédiate de leur resserrement.
L'état naturel de ces fibres , est d'être resserrées,
ainsi lorsque par quelque cause que ce soit , les
deux oreillettes du cœur d'un animal vivant ,
font forcées de se dilater , elles passent dans
un état violent , d'où leur propre ressort les
oblige de sortir ; pour lors cette élasticité agis-
sant , les oreillettes se contractent tant par leurs
fibres charnuës , que par les tendineuses qui
font attachés à la base du cœur , à l'entrée des
deux ventricules ; or ces deux oreillettes ne
sçauroient se resserrer , qu'elles ne poussent le
sang dans les deux ventricules ; ceux-ci font
forcés de se dilater par l'impulsion du sang qu'ils
reçoivent , cette même impulsion force toutes
les fibres charnuës du ventricule dilatées , de se
resserrer en tout sens par leur propre ressort, ainsi les deux ventricules se resserent , & poussent

le sang dans les arteres, celles-ci se dilatent à leur tour, & se resserrent bientôt après, pour pousser le sang dans les oreillettes, qui sont forcées à se dilater pour le recevoir des veines, & cette dilatation donne occasion à leur resserrement, dont nous venons de parler, & ainsi de suite, toutes ces parties se contractent. Ce que je dis des oreillettes & des ventricules, se doit entendre des fibres du cœur qui reçoivent le sang dans leur dilatation, & le renvoyent par leur contraction, comme il a été remarqué ci-dessus. Toutes ces parties se contractent successivement les unes après les autres également & à proportion de la force élastique des fibres qui les composent ; tandis que l'animal jouit d'une parfaite santé.

Si l'on injecte à reprises de l'eau tiede, par la veine cave d'un chien récemment mort, on verra dilater l'oreillette droite par l'impulsion du liquide, laquelle se resserrera bientôt après, pour dilater le ventricule droit, en y poussant l'injection ; c'est de la même maniere qu'on voit battre les arteres, en y injectant de l'eau à reprises. Personne ne disconvient que les arteres ne se resserrent naturellement par la vertu de leur ressort, lorsqu'elles ont été dilatées par l'impulsion du sang que le cœur leur envoye ; pourquoi ne doit-on pas dire la même chose de la contraction du cœur, puisque l'expérience le confirme ? Le cœur doit battre plutôt, & plus longtems que les arteres, parce que ses fibres ont beaucoup plus de ressort, & qu'elles sont naturellement plus répliées, & tournées au lieu de vis ou de cornet.

XVII.
Du cœur
arraché.

Le cœur arraché, continuë de battre tant que ses fibres spirales conservent leur ressort, par la simple chaleur qui leur reste, ou par celle qu'on leur communique à la faveur de l'eau chaude ; l'air extérieur ne contribue au mouvement du cœur arraché d'une anguille, qu'en ce qu'en pénétrant l'entre-deux de ses fibres, il les écarte assez, pour les obliger de se resserrer par leur propre ressort.

XVIII.
Expérience pour prouver que les fibres du cœur se meuvent par leur ressort.

Pour s'assurer que le seul ressort des fibres du cœur produit leur resserrement ou contraction, on n'a qu'à injecter trois ou quatre onces de bon esprit de vin, dans la veine jugulaire d'un chien vivant, pour tuer cet animal dans l'instant. Qu'on ouvre ensuite la poitrine, qu'on développe le cœur de son péricarde ; on le verra trémousser à l'approche de l'air ; qu'on arrache le cœur de la poitrine, pour laisser entrer l'air dans ses quatre cavités, il battra par tout très-sensiblement. Si on coupe le cœur en autant de piéces que l'on voudra, chacune trémoussera à l'approche de l'air, & se resserrera très-sensiblement, surtout si en le piquant avec une épingle, on y introduit l'air. Tous ces mouvement persistent dans le cœur, à raison du ressort de ses fibres, qui leur vient de l'esprit de vin injecté. Personne ne doute que cette liqueur spiritueuse ne soit très-propre à conserver les chairs, en les rendant plus fermes.

CHAPITRE VIII.

Des Poumons, du Diaphragme, & de la Respiration.

LEs Poumons constituent ce viscere vesiculeux, renfermé dans la poitrine, qui sert à recevoir & à renvoyer l'air que nous respirons. On doit commencer sa démonstration par le larinx & la trachée-artere ; le larinx est la tête de la trachée-artere, il est composé de cinq cartilages unis de maniere, qu'il n'y a que l'air qui y puisse entrer. Le premier de ces cartilages, est le tyroïde ou scutiforme, qui forme en devant ce que nous appellons la pomme d'Adam ; par sa partie supérieure, il est attaché à l'os hyoïde, & par son inférieure au cartilage annulaire ou cricoïde, qui est le second des cartilages placé au dessous des autres. L'ariténoïde est au derriere du tyroïde, il est composé de deux cartilages, dont la figure ressemble au bec d'une aiguiere par où l'eau sort, ce qui a donné lieu de nommer ce trou, glotte ou biberon. L'épiglotte, ou le dernier des cartilages, se trouve par dessus, & forme l'orifice du larinx, parce qu'autrement la boisson & les viandes qu'on avale y entreroient.

La trachée-artere est le canal qui porte l'air dans les poumons, elle est située à la partie antérieure du col, au devant de l'œsophage ; elle est composée de plusieurs cartilages qui

font en forme de demi cercle fur le devant , &
elle eſt ſimplement membraneuſe , à la partie
poſtérieure où ce canal touche immédiatement
l'œſophage. Si elle étoit cartilagineuſe en cet
endroit , comme nous avalons très-ſouvent des
gros morceaux , l'œſophage ſeroit preſſé , ce
qui nous incommoderoit beaucoup. Dès que la
trachée-artere a quitté l'œſophage , & dès ſon
entrée dans la poitrine , chacun de ſes cartilages
forme un cercle parfait.

I I I.
Des bron-
ches.

Les petits cartilages dont la trachée-artere eſt
compoſée , ſont attachés les uns aux autres ,
par des fibres charnuës qu'on peut appeller des
petits muſcles ; ils ſont également diſtans les
uns des autres , & plus ils approchent du poumon , plus ils ſont petits , enſorte qu'ils peuvent facilement entrer les uns ſur les autres ,
comme des écailles , afin que la trachée-artere
puiſſe s'alonger & ſe racourcir dans le beſoin.
Ce canal cartilagineux ſe continue juſques dans
la poitrine , où il ſe diviſe en deux gros troncs
que l'on nomme les bronches , leſquelles vont
ſe diſtribuer dans toute la ſubſtance du poumon , ou plutôt la forment. Les bronches ſont
compoſées de canaux cartilagineux qui ſont faits
de pluſieurs ſegmens de cercle , ſeparés les uns
des autres , afin de pouvoir ſerrer le paſſage
quand il s'agit de chaſſer les crachats du poumon , & autres corps étrangers qui pourroient
s'y trouver. Les anneaux retréciſſant le paſſage,
l'air ſort avec plus de violence , & entraine avec
lui , ce qui ſe trouve dans ſon chemin.

I V.
Du tiſſu des
poumons.

Les poumons ſont placés dans la poitrine ,
ils ſont diviſés en deux parties par le mediaſtin,

& chaque partie eſt diviſée en deux lobes , l'un petit & ſupérieur, l'autre plus grand & inférieur. La figure des poumons reſſemble aſſez bien à un pied de bœuf , étant un peu convexe par derriere & concave pardevant ; ils ſont attachés en devant au ſternum , & par derriere aux vertebres du dos. La ſubſtance de ce viſcere eſt un tas de petitee veſſies membraneuſes faites en forme de cellules, qui ont communication les unes avec les autres , comme il eſt facile d'obſerver en ſoufflant de l'air dans quelque morceau des poumons. Les bronches ſe diviſent en une infinité d'autres , qui ſe répandent dans toute la ſubſtance des poumons. Chacune de ces bronches fait un lobe , & chaque rameau de ces mêmes bronches, un lobule , qui enſuite dégenere en veſſicule , de telle ſorte que toutes les les veſſies communiquent entr'elles.

Pluſieurs vaiſſeaux ſe diſtribuent dans la ſubſtance des poumons, & ſuivent exactement les ramifications des bronches. Il y a l'artere pulmonaire qui ſe diviſe en y entrant en deux gros rameaux , dont l'un va à droite & l'autre à gauche, ils rampent ſous les bronches & en ſuivent exactement les ramifications. La veine du poumon en fait de même , lorſque les rameaux de ces deux vaiſſeaux ſont parvenus aux veſſicules pulmonaires ; ils s'y entrelaſſent diverſement, & forment une eſpece de rézeau. L'uſage de l'artere eſt de recevoir le ſang du ventricule droit du cœur, & celui de la veine eſt de le rapporter dans l'oreillette gauche ; la veine eſt placée par deſſus les bronches. L'artere de M. Ruiſch ſe diſtribue encore dans les poumons; elle vient à deux travers de doigts du cœur, de l'aorte defcendante, & comme elle fuit auffi la diftribution des bronches, on l'appelle bronchiale, elle fe termine en une veine du même nom. Outre ces vaiffeaux fanguins, il y a une affez grande quantité de nerfs qui fe répandent dans les poumons; ils viennent du plexus pneumonique qui eft formé par la huitiéme paire & par quelques nerfs des vertebres, ils fervent pour donner de la tenfion aux veffies du poumon & pour fon mouvement.

VI.
Le diaphragme eft un mufcle triceps & digaftrique.

Le diaphragme eft un mufcle different des autres en ce qu'il ne fert à retirer aucune partie & que toute fon action confifte à fe rendre plat, de courbe qu'il étoit & enfoncé dans la poitrine. Il eft triceps, c'eft-à-dire qu'il a trois têtes ou tendons, dont deux fe trouvent placés fur les deux premieres vertebres des lombes, & l'autre fait le centre nerveux. Il eft digaftrique ou à deux ventres, dont l'un eft à l'entour des côtes, & l'autre à l'entour des lombes où il eft attaché. Le ventre fupérieur prend fon origine de toute la circonference interne du thorax, fes fibres fe refferrent en fe rangeant les unes à côté des autres, elles forment une aponévrofe qu'on nomme fon centre nerveux, dont les mêmes fibres forment l'autre ventre qui fe continue jufqu'à la premiere & feconde vertebre des lombes où il fe termine par deux tendons qui font formés par le rétreciffement de ces mêmes fibres. C'eft entre ces deux tendons que l'aorte defcendante paffe, & au deffous eft placé le réfervoir de Pequet.

L'œſophage ne paſſe pas par le centre nerveux,
comme diſoient les Anciens, mais par une ouverture que laiſſent entr'elles les fibres charnuës
du ventre inférieur. Il n'y a que la veine-cave
qui paſſe par le centre nerveux de ce muſcle.

La reſpiration eſt un mouvement mécanique, compoſé d'inſpirations & d'expirations.
L'inſpirarion conſiſte dans la dilatation de la
poitrine, qui donne occaſion à l'air extérieur
d'entrer dans les poumons, & l'expiration eſt
le reſſerrement de cette même poitrine, qui
fait que l'air eſt obligé de ſortir du poumon,
ce qui ſe fait ſucceſſivement pendant tout le
cours de la vie depuis la naiſſance. Ces ſuccef-
ſives dilatations & reſſerremens de poitrine, ſe
font par le ſecours des muſcles de la reſpiration
dont nous avons parlé dans la Myologie. Lorſque la poitrine ſe dilate par l'inſpiration, les
côtes ſe relevent en haut, elles obligent le
diaphragme de ſe racourcir par le tiraillement
de ſes fibres qui leur ſont attachées. Ce muſcle
digaſtrique s'allonge enſuite & ſe relâche,
lorſque la poitrine ſe reſſerrant, les côtes s'abbaiſſent. On peut faire voir ce mouvement mécanique du diaphragme dans un gros chien vivant; après l'avoir attaché ſur une table à la maniere ordinaire, il faut lui faire deux grandes in-
ciſions au bas-ventre, l'une ſur la ligne blanche,
& l'autre le long des hypocondres juſqu'aux lombes, deſorte qu'en laiſſant ſortir les inteſtins,
on voit le centre nerveux du diaphragme; enſuite il faut faire une fenêtre aſſez ample au
ſternum pour voir ce qui ſe paſſe dans la poitrine & au diaphragme d'un côté & d'autre.

VII.
De la reſ-
piration, &
du mouve-
ment du dia-
phragme.

Tandis que le chien vit en cet état, il respire avec des grands efforts, & l'on observe pour lors que pendant l'inspiration la poitrine se dilatant & toute sa cavité devenant plus grande, les côtes se relevent en haut, & tirent à elles les fibres du diaphragme qui leur sont attachées. Tout ce muscle s'applanit, & l'on voit à l'œil toutes ses fibres se racourcir de près de la moitié, au lieu qu'on les voit s'allonger & se relâcher à mesure que la cavité de la poitrine diminue dans l'expiration, & que les côtes s'abbaissent. Lorsque celles-ci sont entierement abbaissées, le diaphragme relâché & tout recourbé se trouve si fort enfoncé dans la poitrine, qu'il remplit la plus grosse partie de cette cavité, que lui laissent les poumons vuides d'air par l'expiration ; il est pour lors dans le même état où on le trouve à l'ouverture de tous les cadavres ; ce diaphragme se releve comme auparavant, & s'applatit dans l'instant, pour se relâcher & se recourber de nouveau dans l'expiration, & ainsi de suite pendant toute la vie de l'animal.

VIII.
Usage du diaphragme.

Puisque le diaphragme ne se contracte dans l'inspiration que par accident, en ce que ses fibres sont tiraillées par les côtes relevées, & quoiqu'on puisse le considerer à cet égard comme l'antagoniste des muscles de l'abdomen qui n'agissent dans l'expiration que pour tirer les côtes en bas ; on ne doit regarder dans l'état naturel ce muscle triceps & digastrique, que comme une simple cloison qui divise les visceres de la poitrine de ceux du bas-ventre. Il ne concourt en rien de lui-même pour la respiration , tation, puisque tous les oiseaux ne laissent pas de respirer pour le moins avec autant d'aisance que les animaux terrestres, quoiqu'ils n'ayent point de diaphragme; cette cloison leur eut été inutile & nuisible pour pouvoir se soutenir dans l'air, parce qu'il faut que leur poumon se porte dans le bas-ventre pour rendre tout le corps plus leger, qu'un égal volume de l'air dans lequel ils volent.

On demande pourquoi & comment l'air est porté dans les poumons, dès que la poitrine se dilate. Les Anciens croyoient que la crainte du vuide en étoit la seule cause; mais ce sentiment ne mérite pas d'être réfuté. M. Descartes dit, qu'il arrive ici la même chose que dans la dilatation des soufflets ordinaires, c'est-à-dire, que l'air extérieur se trouvant déplacé par la poitrine qui se dilate, est contraint d'y entrer, parce qu'il ne sçauroit être pressé par l'élevation des côtes, qu'il n'entre en même tems par les trous des narrines, & de la bouche dans la trachée-artere toujours ouverte, & delà dans les poumons; la place que cet air inspiré cede en dehors, étant en même tems occupée, par la circonférence extérieure de la poitrine dilatée. Ce sentiment n'a rien qui ne soit très-mécanique, & conforme aux principes de la bonne phisique; cependant il répugne à l'expérience suivante de M. Swammerdam, pour laquelle il faut avoir deux tuyaux d'airain & un estomac entier desseché, auquel on aura laissé la fin de l'œsophage, & le commencement du duodenum. Ayant ouvert la trachée-artere d'un chien vivant, on y introduit le bout d'un de ces tuyaux

I X.
De l'entrée de l'air dans les poumons.

Y

d'airain, fur lequel on lie fortement la trachée-
artere, de maniere que l'air ne puiffe y entrer
que par ce tuyau, l'autre bout de ce tuyau fe
doit introduire dans l'inteftin duodenum continue à l'eftomach deffeché, & l'on y fait par deffus une ligature comme la premiere. On introduit l'autre tuyau d'airain dans le trou de l'œ-
fophage deffeché, à la faveur duquel on fouffle
dans l'eftomac pour le bien remplir d'air, lequel
étant rempli, on retire promptement le fecond
tuyau d'airain, & l'on ferme exactement le
trou de l'œfophage, avec une forte ligature,
ou avec de la cire d'Efpagne fur le trou du
tuyau qu'on peut laiffer dedans. Pour lors quoique tout commerce de l'air extérieur avec les
poumons foit interrompu, l'animal ne laiffe
pas de refpirer. Comme l'eftomach, quoique
deffeché fe trouve encore affez fouple, il s'af-
faiffe un peu & fe releve enfuite fucceffivement à mefure que l'animal refpire, & pour
qu'on ne croye pas que l'air extérieur qui preffe
l'eftomach, pouffe l'air dans la poitrine de
l'animal, on peut faire la même expérience,
en attachant à la trachée-artere de ce chien,
un matras de verre au lieu de l'eftomach deffeché ; on verra continuer la refpiration comme auparavant, d'où il paroît évidemment que
l'air n'entre pas dans les poumons, parce qu'il
eft pouffé par l'élevation de la poitrine, comme
l'a cru M. Defcartes. Il me paroît donc plus
naturel de penfer que l'air renfermé dans le
matras étant plus pefant & moins rarefié que
celui qui fe trouve dans la trachée-artere &
dans les poumons de l'animal vivant, doit

entrer par fon propre poids dans ces cavités chaudes, où il n'eft pas plutôt arrivé qu'il fe mêle avec les parties infenfibles de la tranfpiration chaude, réduites en vapeur avec lefquelles cet air rarefié eft dans une efpece d'éolipile naturel, d'où il eft forcé de fortir par l'expiration; & parce que cet air expiré fe condenfe de nouveau en fe mêlant avec l'air froid, il eft obligé de rentrer par la même raifon qu'auparavant, & de reffortir ainfi fucceffivement pendant toute la vie de l'animal. On peut concevoir aifément la facilité avec laquelle l'air extérieur doit pénetrer les poumons dans l'infpiration, fi l'on veut fe rappeller les principes de la Phyfique fur la formation des vents particuliers qui s'obfervent fur la furface de la terre, à l'occafion de la chaleur du foleil ou des feux fouterrains; pour lors l'air eft obligé d'aller avec effort vers l'endroit où l'air fe trouve plus rarefié. De même l'air que nous refpirons étant toujous moins rarefié & plus condenfé que celui qui fe trouve dans les poumons, doit néceffairement y entrer par l'infpiration dès le premier moment auquel le fœtus eft expofé à l'air, furtout fortant comme il fait alors d'un lieu fort chaud. Pour concevoir enfuite comment cet air une fois entré eft obligé de fortir par l'expiration, on doit fe reprefenter comme il fort de l'éolipile ordinaire; c'eft un vaiffeau rempli d'air fort rarefié & d'un peu d'eau qu'on expofe fur un petit feu & dont il fort un vent affez violent formé de l'air & de l'eau réduite en vapeurs; ce vent fubfifte tant que la chaleur dure & qu'il y refte de l'eau dedans. Or pendant toute la vie de l'animal, le sang qui circule dans les poumons a affez de chaleur pour rarefier l'air inspiré, & fournit des vapeurs de la transpiration qui se mêlent avec cet air rarefié, dont l'éolipile naturel subsistant, nous devons expirer bien-tôt après avoir inspiré; & pour cela la respiration se fait mécaniquement, & se continue sans qu'il soit néceffaire que notre volonté y concourt. Nous pouvons pourtant augmenter, diminuer & changer de differentes manieres, la respiration, par rapport au jeu de ses propres muscles, de ceux de la langue & du larinx, qui sont sujets à notre volonté.

X.
Ufage de l'air qu'on respire.

L'usage de l'air qui entre dans les poumons, a été inconnu aux Anciens; ils croyoient que c'étoit pour rafraichir le cœur, auquel les poumons servoient comme de pannaux de souf-flets, de peur que la chaleur ne le consumât. Il servoit aussi à enlever les fuliginosités du sang qu'on suppofoit fortir du cœur, & qu'on croyoit être très-nuisibles à la vie. L'air qu'on respire dilate les poumons & se mêle en partie dans le sang dont il soutient la circulation qui constitue la vie, le sang qui fort du ventricule droit du cœur, étant forcé d'aller dans les poumons, ne sçauroit y pénetrer, si l'artere pulmonaire n'étoit en état de le recevoir; cette artere feroit bien-tôt bouchée, si le poumon naturellement flasque & molasse ne se dilatoit à reprifes, pour pouffer le sang dans le ventricule gauche. L'inspiration est abfolument néceffaire, pour que les petits rameaux de la veine pulmonaire qui rampent sur les bronches

& fur les veflicules où ils font extrêmement
repliés, puiffent fe dreffer & s'allonger pour
être enfuite repliés & racourcis dans l'expiration, ce qui oblige le fang de rouler librement
par les veines, dans la même proportion qu'il
y eft porté par les arteres, une partie de l'air
infpiré fe mêle néceffairement avec le fang qui
y circule; ce qui me paroît démontré par deux
raifons effentielles. 1°. En ce que tout le fang
de ce vifcere s'y trouve plus rouge, plus rarefié & plus écumeux qu'il n'eft partout ailleurs.
2°. De ce qu'on voit conftamment fortir ce
même air avec rapidité par chaque infpiration
dans tous les animaux vivans qui ont une playe
pénétrante dans l'intérieur de la poitrine, fans
que le poumon foit bleffé; c'eft ce que j'ai
fouvent éprouvé fur des chiens, & que j'ai
conftamment obfervé en pratique dans des perfonnes bleffées. Cet air infpiré ne fçauroit fortir ainfi avec rapidité par les playes de poitrine, fi celui qui fait dilater le poumon ne
traverfoit les vaiffeaux fanguins dont ce vifcere
eft compofé, & le même ne peut avoir traverfé ces vaiffeaux fanguins fans s'y mêler en
partie avec la liqueur qu'ils contiennent. L'air
infpiré agit par fon reffort, tant pour la dilatation des poumons, que pour celle des arteres
qu'il dilate avec le fang. Or, que celui-ci foit
par tout-mêlé avec de l'air, on n'en fçauroit
douter, puifqu'on en tire par la machine du
vuide, & qu'il fe forme par tout le corps des
tumeurs venteufes ou emphifémes. L'air extérieur fe mêle auffi dans le fang avec toutes
les parties integrantes des alimens qui le ré-

parent, & qui ne sçauroient y entrer qu'avec les parties de l'air qu'elles renferment toutes. Je pense de même qu'il n'est aucune petite portion de notre peau, par laquelle l'air extérieur n'entre & ne sorte avec la transpiration insensible; ce qui me paroît démontré par les differens changemens qui nous surviennent tout-à-coup à l'occasion du moindre changement de l'air, ce que la plûpart des gens à vapeurs éprouvent très-souvent; & c'est à cet égard qu'on pourroit regarder le corps humain comme un véritable Thermometre par rapport à la température de l'air, & comme un Barometre par rappot aux vents.

CHAPITRE IX.

De l'Oesophage, du Ventricule, des Intestins, du Mezentere, & de l'Epiploon.

1.
Des visceres du bas-ventre.

LES visceres du bas-ventre, sont le ventricule où l'œsophage va aboutir, les intestins continus au ventricule, couverts de l'épiploon, & attachés aux vertebres par le mezentere, le foye situé à l'hypocondre droit, la ratte à l'hypocondre gauche, & le pancréas au dessous du ventricule; il y a encore les deux reins aux lombes, dont les deux ureteres vont aboutir à la vessie situé au dessous des os pubis; entre cette vessie & l'intestin rectum, on trouve dans la femme les parties internes de la généra-

tion. Ce font là tous les viſceres du bas-ventre qu'il nous reſte à démontrer , en commençant par l'œſophage qu'il faut dégager dans la
poitrine, du cœur, & des poumons qu'on a déja
démontré. On doit couper la trachée-artere à
l'entrée de la poitrine , & enlever avec elle le
cœur & les poumons , pour mettre l'œſophage
à découvert.

L'œſophage eſt un canal membraneux , qui I I.
De l'œſo-
phage.
ſert à conduire les alimens de la bouche dans
le ventricule , il eſt couché ſur le corps des
vertebres du col , au deſſous de la traché-artere.
Il eſt compoſé de quatre membranes , la premiere qui eſt fort-mince lui vient de la plévre.
Les deux ſuivantes font charnuës , l'une eſt
formée de fibres longitudinales , & l'autre d'orbiculaires , celles-ci ſe tordent en forme de
fouet de poſtillon. La quatriéme membrane eſt
la nerveuſe , dans laquelle il y a quelques inégalités qui ont donné lieu à M. Vvillis de l'appeller glanduleuſe ou veloutée , & de croire
que la veloutée de l'eſtomach en eſt une continuité. A l'orifice de l'œſophage , il y a un
ſphincter qui en tient l'ouverture fermée , j'ay
parlé de ce muſcle dans la Myologie. A ſon entrée , il y a une glande conglomerée , qui avec
celles qui font parſemées dans la membrane nerveuſe , ſert à fournir une limphe au ventricule pour diſſoudre les alimens , & à lubrifier
la ſuperficie intérieure de l'œſophage , de peur
que les alimens en y paſſant , n'en excoriaſſent
par leur apreté la tunique nerveuſe. Les alimens lors de la déglutition , entrent dans l'œ-
ſophage , parce que la langue ſe retire en der-

riere , par le moyen du basioglosse , elle pousse les alimens , & les force de surmonter la résistance du sphincter de l'œsophage. Ainsi l'orifice s'ouvre pour recevoir les alimens qui ne peuvent rebrousser chemin , à cause de cet étrécissement.

I I I.
De la dé-
glutition.

Les alimens étant portés & pressés par le soulevement de la langue , vers le fonds du gosier , font ouvrir l'œsophage ; ils ne passent pas par le *lacunar faucium* , parce que la luette attachée au fonds du palais , panche de dehors en dedans , desorte que la langue se soulevant pour presser les alimens , fait aussi soulever la luette qui ferme le *lacunar* ; lorsque nous rions en buvant comme la langue bien loin de se soulever , s'alonge , & ne releve pas la luette , la liqueur sort par le nez , aidée par la violence de l'air qui sort alors impétueusement de la trachée-artere. Les alimens passent par dessus l'epiglotte , pour entrer dans l'œsophage , & ne tombent pas dans la trachée-artere , parce qu'ils font baisser l'epiglote qui ferme le trou du larinx.

I V.
Du vomis-
sement.

On demande pourquoi dans le vomissement , les matieres qu'on jette , n'entrent pas dans la trachée-artere au sortir de l'œsophage, puisqu'à-lors ces matieres bienloin de baisser l'épiglote, le relevent ; d'ailleurs l'œsophage est placé plus bas que la trachée-artere , ainsi ce qu'on vomit devroit s'y arrêter en passant. Sur quoi je répond que dans l'action du vomissement , lorsque les alimens montent & sortent , le diaphragme se relache , puisqu'on expire en même tems , ainsi l'air sort de la trachée-artere avec violence , &

repouſſe les alimens, qui ne pouvant entrer dans la trachée-artere, ſont obligés de ſortir par la bouche, ce qui n'arriveroit certainement pas, ſi le diaphragme étoit en contraction lors du vomiſſement, comme quelques-uns l'ont ſuppoſé.

La membrane interne de l'œſophage devroit être d'un ſentiment fort exquis, à cauſe des nerfs qui la compoſent, cependant nous avalons les alimens, & nous vomiſſons ſouvent, ſans ſentir les corps qui y paſſent, ſoit à l'égard de leur appreté, ſoit à l'égard de leur chaleur, du froid &c. à moins que ce qu'on avale, ne le ſoit extrémement, ou que les morceaux ſoient trop gros. Cela vient de ce qu'à meſure que les alimens paſſent dans l'œſophage, les fibres muſculeuſes ſe mettant en contraction, la membrane nerveuſe eſt obligée de ſe plier ; ſes fibres nerveuſes perdent leur tenſion ordinaire, & ainſi les ébranlemens que font les corps en paſſant ne peuvent pas tranſmettre leurs impreſſions juſqu'au cerveau, à moins qu'elles ne ſoient extrémement fortes.

Quand nous avalons des gros morceaux, il arrive quelque fois à certaines perſonnes que le ſang monte en ſi grande quantité à la tête, qu'elles demeurent comme ravies en extaſe, & ne peuvent pas parler. Cela vient de ce que l'œſophage dans l'endroit où il deſcend plus bas que la trachée-artere, en ſe ſéparant d'avec elle, ſe trouve couché ſous la veine-cave deſcendante qui le couvre, deſorte que quand un gros morceau s'arrête dans cette patie de l'œſophage, il faut de néceſſité mécanique, que le sang ne pouvant pas descendre de la tête en aussi grande quantité qu'il y monte par les arteres carotides, on demeure comme extasié, ayant le visage rouge & les yeux étincelans, on ne voit pas, parce que l'artere carotide presse si fort le nerf optique, qu'il l'empêche de pouvoir être ébranlé jusqu'au cerveau; on n'entend gueres non plus, parce que l'artete qui entre dans l'oreille, presse de même le nerf acoustique.

VII.
Du ventricule.

Après que l'œsophage a percé le diaphragme, il forme une bourse en forme de cornemuse qu'on nomme le ventricule. Il est placé au-dessous du diaphragme, auquel il est attaché par son orifice gauche ou supérieur; on le nomme pilore, il est presque à niveau de l'autre, excepté dans l'expiration, à cause que le diaphragme en se haussant, attire avec soi l'orifice supérieur. Le ventricule est appuyé du côté gauche sur la ratte, & du côté droit sur le foye; il est composé de plusieurs membranes, on en compte six, la premiere qu'on nomme commune est continuë au péritoine, on la peut lever aisément, mais d'ordinaire comme on arrache l'œsophage, elle se perd dans cet endroit. Ensuite, on y voit un ordre de fibres longitudinales au-dessous desquelles on découvre les orbiculaires qui coupent les autres à angles droits. Après viennent les transversales qui couvrant la convexité de l'orifice supérieur, se répandent obliquement sur le corps du ventricule, & font vers le milieu deux lignes de fibres longitudinales que Vuillis a cru mal-à-propos être d'une autre espece que les transf-

verfales. La cinquiéme membrane eft la nerveufe qui n'eft qu'un tiffu de nerfs, de vaiffeaux & de petits tendons des fibres charnuës ;
on n'y fçauroit découvrir aucun ordre de fibres , elle eft d'un fentiment très-exquis. La fixiéme eft la glanduleufe ou veloutée qui eft formée par les filets qui viennent de la nerveufe &
qui s'entrelaffent pour former des replis, de maniere que ce qu'on appelle membrane glanduleufe ou veloutée de l'eftomach, n'eft pas effentiel-
lement different de la membrane nerveufe ;
cette membrane fert à féparer un fuc qu'on
connoît fous le nom de limphe ftomacale , &
qu'on voit fuinter de tous les points de ce vifcere , lorfqu'on le preffe entre les doigts. Cette
limphe doit être à peu près de la même nature
que la falive , puifqu'elle concourt avec elle
à la digeftion des alimens ; elle n'eft pas fi
abondante que la falive.

La faim eft une fenfation trifte & défagréa-VIII.
De la faim.
ble dans l'eftomach, en conféquence de laquelle nous fommes déterminés à défirer les
alimens folides que nous fçavons par expérience
nous convenir pour faire ceffer cette fenfation.
Comme nous ne fommes preffés de la faim ,
que lorfque le ventricule fe trouve vuide d'a-
limens , il y a lieu de penfer que cette fenfation fe fait de ce que le cours du fang étant
changé dans le tiffu de ce vifcere affaiffé &
replié, les arteres y ofcillent irrégulierement.
L'organe du goût eft très-different de l'organe
de la faim ; celui-là fe fait par les fecouffes de
plufieurs papilles nerveufes de la langue , à la
faveur defquelles nous nous déterminons plutôt

pour un aliment que pour un autre, suivant que nous le trouvons plus ou moins savoureux, & qu'il s'accorde avec notre goût, où il doit faire un sentiment agréable, pour que nous puissions continuer à manger quelque tems après que la sensation de la faim est amortie ; celle-ci est un sentiment désagréable, par lequel on est déterminé à manger toute sorte d'alimens solides qui nous conviennent ; cependant comme le sentiment du goût nous occupe davantage & plus long-tems que celui de la faim qui se passe dans le ventricule, la plûpart des gens confondent ces deux sentimens ; ils mettent le siége de la faim autant à la base de la langue, qu'à l'orifice supérieur de l'estomach, ce qui se trouve manifestement faux, puisque nous voyons tous les jours quantité de malades ou de convalescens, dont les uns se plaignent d'une faim excessive sans pouvoir manger, parce qu'ils ne trouvent aucun goût aux alimens qu'on leur présente, tandis que les autres n'ont aucun sentiment de faim, & ne laissent pas de manger par raison, ou par le plaisir qu'ils prennent à gouter tous les alimens ordinaires qu'ils trouvent excellens. On voit ce dernier cas dans plusieurs personnes qui jouissent d'une parfaite santé, lesquelles faute d'attention ne se plaignent jamais d'un sentiment de faim dans le ventricule, & ne font consister le siége de leur appétit, que dans le fonds du gosier. Pour éviter cet équivoque, il faut diviser le terme général d'appétit par lequel nous recherchons les alimens, en deux especes, dont l'une regarde le goût, & l'autre la faim ; par celui-là nous choisiſſons un aliment plutôt qu'un autre , & par celui-ci nous nous portons indifferemment à toute ſorte d'alimens ſolides qui peuvent remettre notre eſtomach dans ſa diſtenſion naturelle, & à l'abri de ces oſcillations d'artere qui occaſionnent la faim.

Tous les alimens que nous prenons ſe mêlant d'abord avec la ſalive, ſouffrent dans la bouche une premiere altération qui ſuffit pour former le chile inſenſible dont nous avons parlé dans le traité des vaiſſeaux, & qui répare dans l'inſtant toutes nos forces. Cette altération ne ſuffit pas pour former le chile ſenſible qui doit paſſer dans les veines lactées ; pour former ce chile, les alimens doivent être portés de la bouche par l'œſophage au ventricule, où ils ſont obligés de ſéjourner quelque tems à l'occaſion de la ſoupleſſe, de la figure, de la ſituation& des deux orifices de ce viſcere membraneux que nous venons de décrire. C'eſt dans la cavité de ce même ventricule que ſe fait la principale digeſtion des alimens, ſur laquelle les ſentimens des Auteurs ſont ſi partagés ; la plûpart des Anciens ſe contentoient de dire que le ventricule avoit deux facultés, l'une concoctrice & l'autre expultrice, par leſquelles les alimens étoient cuits & chaſſés du ventricule dans les boyaux.

I X.
De la digeſtion ſuivant les Anciens.

D'autres ont aſſuré que le ventricule digéroit les alimens par ſimple trituration ; ils ſoutiennent que les fibres charnuës de ce viſcere font à peu près le même effet ſur les alimens avalés, que la langue, les machoires & les

X.
De la trituration.

dents ont fait fur les mêmes alimens lors de la maftication ; ces deux fentimens font égalemenr faux & ne fçauroient fe foutenir. Le premier, parce qu'il n'eft fondé que fur des noms qui ne fignifient rien, & le fecond, parce que dans l'eftomach de même que dans la bouche, les alimens folides fe ramoliffent & fe convertiffent néceffairement en une véritable pâte qui ne fçauroit être triturée, mais qui n'eft fimplement que preffée de toute part, pour obliger ce qu'il y a de plus liquide à paffer dans le fang pour le réparer.

XI.
De la fermentation.

Ceux qui font entêtés des principes de la Chimie, croyent que la falive & la limphe ftomacale font deux véritables menftrues ou fermens, d'une nature androgine très-propre à divifer par eux-mêmes les alimens en parties effentielles ; de maniere, difent-ils, que les fels acides qu'on fuppofe dans ces deux menftrues, fervent à dégager les parties terreftres & alkalines des alimens, tandis que les fels alkali de ces mêmes menftrues en dégagent les acides, & en divifent les fouffres. Ce fentiment fe trouve manifeftement faux, puifque la falive & la limphe de l'eftomach ne contiennent certainement aucun acide ; car fuppofé que ces deux liqueurs ne fuffent compofées que d'un pur phlegme, la digeftion ne laifferoit pas de fe faire avec le fecours de la chaleur qui eft abfolument néceffaire à ce deffein, comme il eft aifé de s'en convaincre par l'ex-

XII.
Experience de Papirius fur la digeftion.

périence qui fuit.

Prenez on tuyau de cuivre d'un calibre médiocre dans lequel vous mettrez des morceaux

d'os de bœuf ou de mouton des plus durs &
les plus fecs qu'on pourra trouver, fermez les
bouts du tuyau hermétiquement, & renfermez-
le dans un autre tuyau de même matiere , de
maniere qu'on puiffe mettre tant foit peu d'eau
commune dans les interftices de ces deux
tuyaux ; les interftices étant exactement remplis de cette eau, vous boucherez le grand
tuyau hermétiquement , de maniere que rien
ne puiffe y entrer ni en fortir. Expofez cette
machine ainfi difpofée dans un four ordinaire,
où dans celui d'un Potier à terre , où vous le
laifferez à l'action du feu pendant trois ou
quatre heures , au bout defquelles on trouvera
les os qu'on avoit renfermez dans le premier
tuyau , convertis en une véritable gelée. Cette
expérience que Papirius a inventée, fait voir
l'inutilité des fermens falins qu'on fuppofe fans
néceffité pour la digeftion des alimens , mais
elle fuppofe trop de chaleur pour qu'on puiffe
l'appliquer tout-à-fait à la digeftion naturelle ,
que les alimens fouffrent dans l'eftomach d'un
homme fain , puifque nous fçavons d'ailleurs
que la trop grande chaleur eft fouvent un obftacle à cette digeftion , de même qu'un froid
exceffif, ce qui me perfuade qu'une chaleur
moderée eft une condition fans laquelle les
alimens ne fçauroient fe digerer dans notre eftomach : voici ce que je penfe fur cette matiere.

Lorfque pouffés d'une faim naturelle , &
follicités par le goût, nous avons rempli notre
eftomach d'une fuffifante quantité d'alimens
convenables à notre machine & à notre ufage ,
ce vifcere dilaté fournit une plus grande quan-

XIII.
Que les
alimens fe
pourriffent
dans l'efto-
mach pour la
digeftion.

tité de limphe ftomacale , parce que les vaiffeaux fanguins qui fe trouvoient repliés les
uns fur les autres , reçoivent une plus grande
quantité de fang ; cette liqueur vivifique entretient par le battement régulier de fes arteres,
une douce chaleur dans tout le tiffu de ce vifcere , cette même chaleur eft fomentée par le
voifinage du foye , de la ratte , du pancréas ,
des boyaux & de l'épiploon ; par tous ces fecours , les alimens renfermés dans le ventricule,
arrofés de la falive qu'on avale fans ceffe , &
de la limphe ftomacale , fe diffolvent en des
parties intégrantes très-fines , qui fe mêlent
avec le fang qui roule naturellement dans le
tiffu de l'eftomach , & réparent bientôt nos
forces en augmentant le volume du fang & de
la limphe , qui ne different point effentielle-
ment des alimens dont on fe nourrit.

X I V.
Des intef-
tins.

Les inteftins font un canal membraneux qui
s'étend depuis le pilore jufqu'au fondement , en
faifant divers tours & circonvolutions. Il a plû
aux Anatomiftes de les divifer en fix ; fçavoir ,
en trois grêles qui font le duodenum , le jejunum & l'ileon ; & en trois gros , qu'on nomme
cœcum , colon , & rectum. Le premier des
inteftins eft appellé duodenum , on le fuppofe
long de douze travers de doigts dans l'homme ,
il rampe fur les vertébres des lombes en fe
repliant en forme d'arc , il perce le mezentere ,
& vient fortir en dehors. On y obferve le meat
cholidoque & le canal de Vvirfungus. Le premier fert à porter la bile , & l'autre le fuc pancréatique , qui font deux liqueurs plus épaiffes
capables de pénétrer & de diffoudre les alimens,

qui

qui n'ont pû être diſſouts dans le ventricule.
Dans l'homme, ces deux canaux bilifere &
pancréatique, vont ſe jetter dans l'inteſtin par
un même trou qui en traverſe obliquement les
tuniques, enſorte que la liqueur ne ſçauroit y
entrer quand elle en eſt une fois ſortie : Dans
les animaux, il y a deux travers de doigts d'un
trou à l'autre. Le ſecond inteſtin eſt dit jejunum
parce qu'il eſt preſque toujours vuide, à cauſe
du mouvement vermiculaire qui y eſt plus vîte,
& parce que la matiere y eſt plus fluide. Le troiſiéme inteſtin ſe nomme iléon, ou parce qu'il
s'appuye ſur les os des îles, ou parce que la paſſion îliaque y a ſouvent ſon ſiége, il eſt plus
rougeâtre que les autres, & ſe jette perpendi-
culairément dans le cœcum, qui eſt le quatriéme
inteſtin; celui-ci eſt comme un cul-de-ſac où
les lavemens peuvent aller. Le cinquiéme inteſtin appellé le colon, fait tout le tour des autres, il commence vers le rein droit ſur l'épi-
plóon, il s'attache au fond du ventricule & va
enſuite du côté gauche proche la ratte, il s'attache au rein gauche, & ſe continue en bas;
il eſt tout compoſé de cellules dans l'homme,
pour retenir plus long-tems les excrémens, afin
que le peu de chile qu'il y a, ait le tems de ſe
ſéparer, & que nous ne fuſſions pas obligés d'aller à tout moment à la ſelle. Les gros boyaux ont
beaucoup plus de fibres charnuës que les grêles,
ainſi ils ont plus de force pour comprimer ce
qui eſt contenu dans leur cavité. Le colon a une
force ſupérieure à l'îleon, il ſe reſſerre avec
violence lorſqu'il eſt preſſé par les muſcles de
l'abdomen, dans les efforts qu'on fait pour

aller du ventre. Lés excrémens font pour lors également pouffés vers le haut & vers le bas, de maniere que fi l'inteftin cœcum étoit ouvert, on feroit toujours fujet à la paffion îliaque, & on rendroit les excrémens par la bouche. Le fixiéme inteftin eft le rectum, ainfi appellé parce qu'il eft couché droit dans le baffin, au-deffus de l'os facrum.

X V.
Du mezentere, des tuniques & des glandes des inteftins.

Les inteftins font attachés à une forte membrane qu'on nomme mezentere, celui-ci eft attaché aux vertebres des lombes, il eft d'une figure ronde, & reffemble par fes plis à une fraife; quoique les inteftins foient fort longs, ils ne laiffent pas de s'attacher à la circonférence du mezentere, cette attaché fait qu'ils ne peuvent pas fe noïier & s'engager les uns avec les autres. Ils ont tous les mêmes tuniques que le ventricule; on en compte cinq, la premiere eft commune avec les autres parties du bas-ventre, & leur vient du péritoine; la feconde eft charnuë & compofée de fibres longitudinales; la troifiéme a des fibres orbiculaires; la quatriéme eft nerveufe & d'un fentiment très-délicat; & la derniere eft appellée glanduleufe. Les inteftins font parfemés en dedans d'une infinité de pelotons de vaiffeaux connus fous le nom de glandes. Ces vaiffeaux verfent une liqueur qui fert à humecter les alimens & les excrémens. Outre ces glandes qui tapiffent la fuperficie interne des inteftins, il y en a d'autres que M. Peyer a découvertes le premier, qui font répanduës fur toute la fuperficie extérieure, difperfées pourtant par paquets. Dans leur continuation, tantôt elles font groffes & conglomerées comme aux gros inteftins, & on les appelle *glandulæ racemiatim congeftæ*, à caufe de la reffemblance qu'elles ont à une grappe de raifin ; tantôt ces glandes font petites, comme dans les inteftins grêles, & parce qu'elles font féparées les unes des au-tres, on les appelle *glandulæ folitariæ*. Les vaiffeaux excrétoires de ces glandes vont fe rendre dans la cavité des inteftins, & y verfent une liqueur qui a les mêmes ufages que celle qui fe philtre dans la membrane veloutée. On remarque encore dans les parois internes, des petites éminences ou ragofités, qu'on appelle *valvulæ conniventes* qui fervent à retarder la defcente des alimens, afin que le chile puiffe mieux s'en féparer, c'eft M. Kerkeringius qui les a découvertes.

Les inteftins font couverts en partie d'une membrane graiffeufe qu'on appelle épiploon ou omentum, elle eft double ; par fa duplica-ture, elle reffemble affez bien à une gibbeciere, elle fe trouve couverte de beaucoup de graiffe, c'eft - là que M. Malpighy croyoit que les vaiffeaux graiffeux avoient leur origine, qui felon lui portoient la graiffe dans toutes les par-tiës du corps par des canaux particuliers. Ou-tre l'ufage que peut avoir l'épiploon, à caufe de fa graiffe que noûs avons rapportée à la lim-phe dans le cours des vaiffeaux, il y a apparen-ce que par fa douce chaleur, il fert à la digef-tion, puifque ceux à qui on l'a emporté, ont befoin de porter des peaux ou chofes fembla-bles fur leur eftomach, pour réparer la perte de l'épiploon. Il eft attaché fur la partie gib-

XVI.
De l'épi-
ploon.

Z ij

beufe de l'eftomach, & fe répand fur les inteſtins, cette partie fe gangrene bientôt dès
qu'elle a reftée quelque tems expofée à l'air,
parce que la graiffe dont l'épiploon eft tout
rempli, fe coagulant y empêche la circulation.

XVII.
Du mou-
vement pé-
riftaltique
des intef-
tins.

Les alimens ayant été digerés dans l'eftomach, font pouffés dans les inteftins, tant par
les preffemens alternatifs du diaphragme & des
mufcles de l'abdomen, que par la contraction
fucceffive des fibres charnuës de ce vifcere,
qui commencent à fe refferer à l'orifice fupérieur & qui continuent de même jufqu'au pilore qui eft l'orifice inferieur continu à l'inteftin duodenum, où les matieres pouffées font
forcées d'entrer. Ces matieres qu'on nomme
chileufes parce qu'elles fervent à former le chile
fenfible, en parcourant à reprifes le canal inteftinal, fecouent les filets de la membrane
nerveufe, de maniere à obliger les fibres charnuës de fe contracter fucceffivement, depuis
le commencement du boyau jufques vers le
bas, où la matiere preffée eft obligée de defcendre, fans qu'elle puiffe rebrouffer chemin,
parce que les fibres fupérieures continuent à fe
contracter, & ferment la cavité du boyau,
avant que les fibres inférieures fe mettent en
contraction. Celles-ci font encore relachées,
& laiffent la cavité du boyau libre pour y recevoir la matiere pouffée. C'eft par une femblable mécanique que les excrémens font pouffés
dans les inteftins de haut en bas. Ce mouvement des inteftins par lequel les alimens & les
excrémens font preffés en bas, eft appellé vermiculaire ou périftaltique; il fe fait par la con-

traction successive des fibres orbiculaires &
longitudinales, les orbiculaires par leur contraction resserrant la cavité des intestins, pressent ce qui se trouve dedans, & les longitudinales servent à retirer les intestins,& à rendre
le chemin plus court, afin que dans un égal
tems, la matiere pressée parcoure plus d'espace.

Après avoir examiné l'œsophage, le ventricule & les boyaux, l'ordre voudroit que nous
traitassions de la chilification ; mais parce que
le foye & le pancréas fournissent chacun leur
limphe digestive, qui concourt à cet usage,
nous en parlerons au chapitre suivant, après
avoir examiné ces deux visceres. Il suffira de
faire remarquer ici, que les veines lactées dont
nous avons parlé dans le traité des vaisseaux,
prennent leur origine de la cavité des intestins,
d'où elles puisent le chile qui leur est poussé lors
du mouvement peristaltique que nous venons
d'expliquer. Les intestins ne sçauroient se racourcir ni se resserrer, qu'ils ne pressent toute
la matiere contenue dans leurs cavités. Or , tandis que le gros de cette matiere est poussé en
bas, le plus liquide est obligé d'aller dans les
veines lactées.

CHAPITRE X.

Du Foye, du Pancréas, & de la Ratte.

I.
De la fi-
gure & de la
fituation du
foye.

L E foye eft un vifcere du bas-ventre, fitué à l'hypocondre droit, deftiné à la
fécrétion de la bile, il eft divifé en trois lobes,
deux gros & un petit, ceux-là regardent le diaphragme par leur partie convexe, & font tour-
nés du côté de l'eftomach & des boyaux par leur
partie concave. Le petit appellé le lobe d'Efpi-
gellius, eft placé au deffous des deux gros, &
s'appuye fur l'orifice fupérieur du ventricule ;
on confidere encore à la partie concave du gros
lobe droit de ce vifcere, la vefficule du fiel,
remplie ordinairement d'une bile très-amere,
Le foye a trois ligamens, par le premier, il
eft fortement attaché au diaphragme, le fecond eft la veine ombilicale du fœtus, qui a dé-
généré en ligament, il va s'inférer entre les
deux gros lobes, il attache ce vifcere à l'ombilic ; le troifiéme ligament plus lache que les
deux autres, au milieu defquels il fe trouve
placé, prenant de la partie fupérieure & convexe du foye, va s'attacher au cartilage xiphoïde.

I I.
Des vaif-
feaux du
foye & de
fes membra-
nes.

A la partie cave du foye, on obferve tous les
gros vaiffeaux qui vont fe diftribuer dans fa
fubftance, ou qui en partent, fçavoir l'artere
hépatique, la veine-porte, les nerfs, le pore
biliaire, & les conduits limphatiqnes ; tous ces

vaiſſeaux ſont enfermés dans une même guaine
membraneuſe , appellée la capſule de Gliſſon ;
cette capſule ſe diſtribue dans toute la ſubſtance
intérieure du foye , en enveloppant toujours
les mêmes vaiſſeaux avec leſquels elle forme une
infinité de petits paquets ou lobes ronds , tels
que ceux qu'on obſerve dans les reins du fœtus
humain & du veau ; ces petits lobes du foye
ſont exactement liés enſemble par la continuité
de la capſule de Gliſſon , qui s'épanoüit en une
membrane propre au foye , celle-ci ſe trouve
recoüverte d'une autre membrane appellée commune , parce qu'elle eſt continuë au péritoine.

Les petits paquets de vaiſſeaux enfermés dans
la capſule de Gliſſon , que nous nommerons
lobules , pour les diſtinguer des trois véritables
lobes , & qu'on obſerve principalement ſur la
ſurface d'un foye de cochon , ont donné occaſion à Malpighy , d'aſſurer que ce viſcere étoit
un amas de glandes conglobées ; & quelques-uns prétendent que ce ſont des veſſicules ,
parce que pouſſant de l'air avec force dans le
tiſſu d'un foye de porc , par le trou de la veine-
porte , & par les groſſes branches de cette même veine , qui vont aboutir à la cave , l'on
creve les petits vaiſſeaux capillaires renfermés
dans les bouts de la capſule de Gliſſon , dans
leſquels l'air eſt obligé d'entrer pour relever
cette capſule en un nombre infini de petites
veſſies égales , dans leſquelles on ſuppoſe que
le ſang véneux eſt obligé de ſéjourner pour la
ſécretion de la bile ; cette ſuppoſition eſt ſans
aucun fondement , puiſque ces veſſies ne ſont
remplies que du vent , & qu'on n'y trouve pas

I I I.
Le foye
n'eſt ni glan-
duleux ni
veſſiculeux.

une goutte de fang, tandis que les petits vaiffeaux capillaires qui font dans chaque veffie en
font entierement remplis ; ainfi je regarde ces
veffies du foye de porc, à peu près comme celles que les Bouchers ont accoutumé de produire
dans toutes les membranes, dans l'entre-deux
defquelles ils foufflent de l'air avec violence,
pour gonfler les viandes d'abord après la mort
de l'animal, que fi ces veffies de porc gardent
entr'elles une plus grande égalité que celles des
autres parties gonflées, c'eft que la capfule de
Gliffon enveloppe tous les vaiffeaux du foye,
& que ceux-ci fe diftribuent par tout ce vifcere
en des branches à peu près égales ; ainfi on ne
doit pas être furpris, fi en pouffant de l'air
avec violence dans toutes les principales ramifications des veines du foye, leur capfule par
tout égale, fe bourfoufle en des veficules toutes rondes, & à peu près de la même grandeur.

IV.
**Diffection
du foye.**

Pour bien démontrer les principales ramifications des vaiffeaux qui conftituent ce vifcere,
il faut avoir le foye d'un veau, auquel on aura
laiffé attachées les racines de la veine-porte,
c'eft-à-dire, les rameaux mezenterique & fplénique, avec l'artere hépatique auffi longue que
l'on pourra, & le pore biliaire jufqu'à fon infertion dans l'inteftin duodenum, dont on aura
confervé une partie, il faut encore avoir laiffé
de côté & d'autre, une longue partie de la
veine-cave. On dégraiffe enfuite, & on fépare
tous ces vaiffeaux les uns des autres, après
quoi on n'a qu'à racler avec le dos du fcapel
ce foye, dans la partie concave, en allant du
tronc des gros vaiffeaux, jufques vers leurs pe-

tites branches ; on découvre par ce moyen que
les ramifications de la veine-porte , font comme des branches d'arbres accompagnées des autres vaiſſeaux que nous avons dit être renfermés dans la capſule de Gliſſon , ſçavoir l'artere
hépatique , le nerf , le pore biliaire , & les
vaiſſeaux limphatiques. Le ſang de la veine-
porte , en parcourant ainſi toute la ſubſtance
du foye , fournit la limphe bilieuſe ou la bile ,
à chaque vaiſſeau limphatique bilieux , qui
forme le pore biliaire ; ces vaiſſeaux prennent
ſelon toute l'apparence , leur origine de chaque petite extrémité des vaiſſeaux ſanguins de
la veine-porte , car on trouve toujours ces vaiſſeaux renfermés dans la capſule de Gliſſon. Les
autres vaiſſeaux limphatiques de Bartholin,vont
aboutir au réſervoir de Pequet , comme nous
l'avons fait voir dans le traité des vaiſſeaux. Le
ſang de la veine-porte , après avoir ſéparé la
bile , ſe décharge dans le tronc de la veine-
cave par trois ou quatre gros troncs. Pour ce
qui eſt de l'artere hépatique & du nerf , l'un
ſert à mon avis pour la ſécrétion de la limphe
Bartholinienne , & l'autre pour le ſentiment ,
comme dans les autres parties du corps.

Les Anciens avoient crû que la veine-porte
battoit dans le foye , & quelques Modernes
ont attribué ce battement à la capſule de Gliſſon ; mais ces deux ſentimens ſont également
faux , puiſqu'on ne connoît que le cœur & les
arteres qui ſoient capables de ce mouvement.
L'artere hépatique étant ici renfermée dans
une même capſule avec les autres vaiſſeaux ,
on doit lui attribuer à elle ſeule , le battement

V.
Du batte-
ment de l'ar-
tere hépati-
que , & de la
ſécretion de
la bile.

qu'on y fent. Quoique la veine-porte fe divife dans le foye en une infinité de petits rameaux , qui obligent le fang de paffer d'un grand chemin dans plufieurs étroits , comme il arrive dans toutes les diftributions des arteres , toutes les tuniques de la veine-porte font trop minces, pour avoir le reffort néceffaire au battement , cette veine ne fçauroit fe dilater affez , ni fe refferrer alternativement , pour rendre fon battement fenfible; d'ailleurs il n'y a aucune néceffité que cette veine batte , puifque le feul battement de l'artere fuffit ici comme par tout ailleurs , pour faire rouler les liqueurs. Le fang de la veine-porte deftiné à la fécrétion de la bile , fournit cette humeur par plufieurs petits tuyaüx qui font partout accompagnés d'une petite artere , les tuyaux qui en fuivent les diftributions , fe nomment vulgairement le pore biliaire , ces conduits biliaires à la fortie du foye, s'uniffent tous enfemble , pour fe divifer bientôt après en deux branches , dont l'une qui retient le nom de pore biliaire , va à la vefficule du fiel pour y porter la bile comme dans un réfervoir ; & l'autre qu'on appelle meat cholidoque , va aboutir à l'inteftin duodenum , pour y décharger la bile , qui fert avec le fuc pancréatique à la chilification.

VI.
De la vefficule du fiel.

La vefficule du fiel fituée à la partie concave du lobe droit du foye, où elle eft attachée , s'appuye fur l'orifice inférieur de l'eftomach qu'on nomme le pilore ; elle eft compofée de trois membranes , dont l'extérieure nerveufe s'appelle commune , parce qu'elle eft continuë au péritoine ; la feconde eft charnuë , com-

posée de fibres longitudinales & orbiculaires,
M. Malpighy prétend que la troisiéme membrane qui compose l'intérieur de cette vessicule
est glanduleuse, & qu'elle sert à séparer toute
la bile qu'on trouve dans ce réservoir ; Silvius
Delboë avoit été de cet avis, & il croyoit que
toute la bile se séparoit dans la vessicule du fiel,
d'où elle étoit portée au foye pour se mêler
avec le sang par le pore biliaire. Ce sentiment
de Silvius est manifestement faux, il y a une
valvule à la sortie du pore biliaire qui empêche
le retour de la bile au foye. Si on lie le conduit
du pore biliaire dans un animal vivant, on le
voit gonfler au-dessous de la ligature du côté
du foye, cette expérience prouve incontestablement que la bile se philtre dans le foye, &
qu'elle est portée par les conduits du pore biliaire, en partie dans l'intestin duodenum, &
en partie dans la vessicule du fiel, où elle est
comme dans un réservoir ; afin que quand il
y a trop d'alimens dans le ventricule, la bile
puisse être exprimée en plus grande quantité
dans le duodenum ; cette vessicule étant appuyée sur le pilore, celui-ci ne sçauroit se gonfler, qu'il ne presse la vessicule, & ce pressement oblige la bile de couler dans le duodenum
par le meat cholidoque. Cependant comme la
bile contenuë dans la vessicule, est beaucoup
plus épaisse que celle du pore biliaire, & qu'elle
est extrémement amere, il y a lieu de penser,
qu'il s'en sépare une nouvelle dans le tissu de la
vessicule du fiel, qui rend l'autre plus épaisse,
& lui communique son amertume, sans la changer essentiellement de nature, comme il arrive

dans la femence des tefticules qui fe mêle en paffant avec celle des proftates, dont nous parlerons en fon lieu ; de même que ces deux femences concourent toutes deux à la génération, les deux biles en queftion, fçavoir celle du pore biliaire, & celle de la veflicule du fiel, fervent à la chilification dont nous devons parler, après avoir examiné la nature de la bile, & du fuc pancréatique.

V I I.
Du pan-
créas.

Le pancréas eft un vifcere glanduleux fitué au-deffous du ventricule, fur le repli que le duodenum fait vers la premiere vertebre des lombes, il eft couvert d'une membrane. On découvre dans le cocq-d'inde, quantité de petits lobules, dont chacun eft compofé d'un peloton de vaiffeaux à peu-près comme dans les reins du fœtus & de l'ours, dont nous parlerons au chapitre fuivant. Chaque lobule a fon vaiffeau excrétoire, lefquels fe joignant enfemble, forment le canal de Wirfungus, qui fe confond dans l'homme avec le conduit de la bile, avec lequel il va s'inferer dans l'inteftin duodenum : ce canal eft féparé dans les animaux du meat cholidoque, fon infertion eft difpofée obliquement entre les tuniques de l'inteftin duodenum qu'il traverfe en différens endroits, de maniere qu'une fois que le fuc pancréatique eft entré dans cet inteftin, il ne peut plus revenir dans fon canal, cette infertion tient lieu de valvule. La découverte de ce canal coute la vie à fon auteur, Wirfungus fut tué par fon camarade, pour avoir publié cette découverte fans la lui communiquer, quoiqu'ils euffent travaillé enfemble à Montpellier, pour trouver ce canal.

La bile & le fuc pancréatique font des parties intégrantes de la maffe du fang, qui s'en
féparent fans ceffe par leurs propres tuyaux,
pour être portées dans le duodenum, d'où elles
retournent au fang par le fecours des veines
lactées; la bile eft encore entretenue & formée
en partie par les parties intégrantes des alimens diffouts, dans l'eftomach & dans les
boyaux, qui fe mêlant avec le fang veneux de
ces parties, font entrainées dans le tiffu du
foye avec le fang de la veine-porte, puifque
cette veine eft le produit de celles qui partent
de l'eftomach & des boyaux, comme il a été démontré en parlant de la compofition de cette
veine-porte dans le cours d'Angéiologie. Ceux
qui font encore entêtés des principes de Chimie, fuppofent avec Silvius Delboë, que le
fuc pancréatique eft acide, & la bile alkaline,
ce qu'ils tâchent de prouver par l'expérience
fuivante.

VIII.
De la bile
& du fuc
pancréati-
que.

L'on ouvre le bas-ventre d'un chien vivant
par la ligne blanche, pour éviter l'effufion du
fang, on preffe avec les doigts l'orifice inférieur de l'eftomach jufqu'au bas du duodenum,
pour vuider cet inteftin, auquel on fait deux
ligatures, l'une au pilore, & l'autre à un travers de doigt au-deffous de l'infertion du canal
de Wirfungus. Après avoir coufu l'ouverture
du bas-ventre, on détache le chien pour le laiffer libre pendant une ou deux heures, au bout
defquelles on décout le bas-ventre, pour examiner ce qui fe paffe entre les deux ligatures de
l'inteftin duodénum; on trouve cette partie
rouge, chaude, & extrémement gonflée, en

IX.
Expérience
fur la bile &
le fuc pan-
créatique.

l'ouvrant, on en voit fortir de l'écume, ce qui fait foubçonner qu'il ne fe foit fait en cet endroit, quelque fermentation particuliere; or comme la bile & le fuc pancréatique coulent entre les deux ligatures, on prétend que cette fermentation vient du mélange de ces deux liqueurs; & d'autant qu'on eft prévenu que la bile ordinairement amere doit contenir un fel alkaly, l'on croit être en droit de conclure que le fuc pancréatique eft acide. Pour moi je crois que le gonflement, la chaleur & l'écume qu'on obferve dans cette expérience, dépendent de l'inflammation de l'inteftin occafionnée par les ligatures.

X.
De la chi-
lification.

La chilification, c'eft-à-dire, la formation de ce chile blanc & fenfible qu'on démontre dans les veines lactées, fe fait dans la cavité des boyaux, par le fimple mélange de la bile, du fuc pancréatique, & du fuc inteftinal avec les parties intégrantes des alimens, fans le fecours fuppofé de fermentation & de trituration, de même que le chile infenfible fe forme dans la bouche & dans l'eftomach par le feul mélange de la falive & de la limphe ftomachale, ce n'eft par tout qu'une fimple divifion des parties intégrantes des alimens dont nous nous nourriffons. Il fe paffe à cet égard dans tous les animaux, ce que nous remarquons dans toutes les plantes qui occupent la furface de la terre, où elles font attachées, & qui s'y nourriffent par leurs racines. Toutes ces plantes ont des racines ouvertes de toute part pour recevoir leur nourriture, comme par une infinité de petites bouches, par lefquelles l'eau de pluye ou de l'arro-

fage, fait entrer les parties intégrantes des autres plantes qui leur fervent de fumier , fans
qu'aucune de ces plantes ait befoin de fermentation. Il fuffit qu'elles fe trouvent attachées
à une terre feconde qui foit affez chargée de
plantes & de graines, pour que celles qui
ceffent de fe nourrir & qui fe détachent , puiffent fervir de nourriture aux autres dont les
graines fe développent & s'attachent de nouveau pour pouffer & s'élever , de même tous
les animaux vivans reçoivent leur chile ou leur
fuc nourricier par une infinité de points ouverts
qui partent de la bouche , de l'eftomach , &
des boyaux , comme de tout autant de racines,
par lefquelles le chile eft diftribué à toutes les
parties du corps. Or, ce chile n'eft autre chofe,
que les parties intégrantes des alimens que
nous prenons, & qui s'uniffent à la falive,
au fuc ftomachal, à la bile, au fuc pancréatique, & au fuc inteftinal, qui leur fervent
de fimple arrofage en les diffolvant , & les en-
trainant dans nos vaiffeaux, pour y fuivre le
cours naturel de la circulation, qui fe fait dans
les plantes , comme dans les animaux.

La ratte que les Grecs ont nommée fplend ,
eft un vifcere du bas-ventre, fitué à l'hypocondre gauche entre les fauffes côtes & le ventricule, fa longueur naturelle eft d'environ fix
doigts, fa largeur, de trois, & fon épaiffeur
d'un pouce ; de maniere que lorfque ce vifcere
eft dans fa groffeur & dans fa fituation ordinaire, à peine peut-on en toucher les bords fur
le corps humain vivant, en portant les doigts
au-deffous des fauffes côtes de l'hypocondre

X I.
De la ratte.

gauche. Lorſqu'il arrive en pratique de toucher la ratte depuis l'endroit déſigné juſques vers l'ombilic, ce qui arrive aſſez ſouvent, ce n'eſt que parce qu'elle ſe trouve pour lors exceſſivement groſſe & gonflée, principalement après des accès de fiévre qui ont duré quelque tems ; auquel cas je me ſers pour la rétablir dans ſon état naturel, du ſeul borax réduit en poudre, à la doſe de dix grains juſqu'à vingt, pendant quelques jours de ſuite, ce qui m'a ſouvent réuſſi. Ce viſcere naturellement conſtitué eſt d'un tiſſu aſſez mollaſſe, il approche de la figure d'une langue de bœuf, de maniere qu'il eſt liſſe, un peu convexe, & comme relevé en boſſe du côté qu'il regarde les fauſſes côtes, tandis que de l'autre côté qui tourne vers l'eſtomach, il eſt un peu concave, recourbé, & inégal, à raiſon des gros vaiſſeaux ſpléniques, qui entrent & ſortent de ſon tiſſu, & par leſquels il ſe trouve attaché au ventricule & à l'épiploon. Cette attache de la ratte avec le ventricule, avoit donné occaſion aux Anciens de penſer, qu'il ſe ſéparoit dans le tiſſu de la ratte un ſuc mélancolique, qu'ils croyoient être porté dans l'intérieur de l'eſtomach, par un vaiſſeau court que les Latins ont appellé *vas breve* ; mais depuis la découverte de la circulation, il eſt conſtant que ce *vas breve* n'eſt autre choſe qu'une veine qui portant le ſang du tiſſu de l'eſtomach, va le décharger dans la veine ſplenique dont le tronc va former une partie de la veine-porte, comme il a été démontré dans l'Angeiologie. Le fameux Malpighy dans ſon Traité des viſceres, diſoit avoir découvert

des

des glandes à la ratte comme par tout ailleurs , sans en pouvoir pourtant démontrer les vaisseaux secrétoires , ce qui avoit donné occasion à la plûpart des Anatomistes , d'imaginer que ce viscere étoit composé d'une infinité de petites vessies dans lesquelles ces prétendues glandes dégorgeoient un suc particulier capable d'épaissir ou de diviser le sang au gré de leur imagination , sous prétexte d'aller former dans le foye une bile épaisse , saline & sulphureuse.

XII. Dissection de la ratte.

Pour soutenir cette hypothese vasculeuse de la ratte , on prenoit celle d'un bœuf , dans laquelle on faisoit des injections d'eau commune par l'artere & la veine splenique , jusqu'à ce qu'on eut désempli ces gros vaisseaux sanguins ; après quoi ayant lié la veine , l'on souffloit de l'air par l'artere , jusqu'à ce que toute la ratte fut gonflée comme un lobe des poumons , pour lors en la mettant au grand jour , elle paroissoit toute transparente , & l'ayant ensuite fait sécher , & coupée en piéces , on faisoit remarquer quantité de petites vessies pleines d'air tissuës d'une infinité de petites fibres , qui se croisant en tout sens , sembloient former avec lesdites vessies comme des branches d'arbre ; mais tout cet appareil est un pur effet de l'art , en ce qu'après avoir injecté de l'eau dans les vaisseaux sanguins , sous prétexte de les désemplir , on en a rompu toutes les petites ramifications qui se dessechent ensuite après avoir été pressées les unes contre les autres , pour former d'espèces de vesicules , qui ne font que le gonflement de la membrane propre de la ratte , de la même maniere qu'il arrive à la capsule de

Gliſſon dans le foye , lorſqu'on s'aviſe de les gonfler en veſſicules , comme il a été remarqué ci-deſſus. La ratte n'eſt donc plus un tiſſu de glandes ni de veſſicules, mais un ſimple viſcere vaſculeux comme tous les autres, compoſé d'arteres , de veines, de nerfs, & de vaiſſeaux limphatiques qui ſont tous. enveloppés d'une membrane propre , & d'une membrane commune. Cette ſtructure de la ratte, ſe trouve aujourd'hui démontrée par les découvertes de M. Ruiſch , comme on peut le voir clairement dans ſes tréſors anatomiques.

XIII. Uſage de la Ratte.

Il n'y a point de partie dont l'uſage ſoit moins connu que celui de la ratte , & ſur laquelle on ait déja fait plus de ſyſtêmes ; mais depuis qu'on ſçait par expérience qu'on peut vivre ſans ratte, on s'eſt déſabuſé de mille préjugés que les Anciens avoient touchant ce viſcere ; l'homme pourroit vivre ſans ratte, auſſi bien que les autres animaux , mais on ne ſçauroit la lui ôter ſans faire une playe conſidérable qui pourroit lui cauſer la mort. Un animal à qui on a arraché la ratte devient plus gay , il urine d'avantage ; & ſi c'eſt un chien , il court avec plus de violence après les chiennes , ce qui marque que ſon ſang roule avec plus d'aiſance qu'auparavant aux reins , à la veſſie , & aux parties de la génération ; ſurquoi je crois qu'on devroit regarder la ratte, comme un ſimple réceptacle du ſang , qui eſt obligé de s'y porter en abondance, toutes les fois que par des exercices violens, nous forçons cette liqueur de ſe porter avec rapidité, des muſcles extérieurs du corps dans les parties intérieures, & c'eſt à mon avis principalement par là, que dans les pâles couleurs & dans l'affection hypochondriaque, les malades se plaignent des étouffemens, lorsqu'après avoir un peu fatigué, le sang est obligé de se porter en quantité aux visceres du bas-ventre, surtout au foye, & à la ratte, qui occupent les deux hypochondres.

CHAPITRE XI.

Des Reins, des Capsules atrabilaires, & de la Vessie.

LES reins sont deux visceres du bas-ventre situées aux deux lombes, & destinées à la sécrétion de l'urine, le rein droit étant couché au dessous du foye, se trouve plus bas que le gauche ; ces deux visceres ont deux membranes, dont l'une enveloppe tout le rein comme dans une bourse, elle est appellée graisseuse, parce qu'elle est parsemée de beaucoup de graisse, on la nomme aussi membrane commune, parce qu'elle est continuë au péritoine ; l'autre membrane appellée propre, enveloppe immédiatement tout le rein pénétrant jusques dans sa propre substance.

La figure de ce viscere est differente suivant les differens animaux & leurs differens âges ; il est divisé en plusieurs lobes dans le fœtus humain, le veau, l'ours & le dauphin, surtout dans ces deux derniers où chaque rein ressemble à une grappe de raisin ; dans l'hom-

I.
Situation des reins.

I I.
De la figure & des vaisseaux des reins,

me, le mouton & le chien, tous ces lobes s'étant unis ensemble, paroissent n'en former qu'un seul qui se trouve suspendu & attaché en son milieu par cinq vaisseaux, sçavoir, une artere qui vient de l'artere aorte, une veine qui va à la cave, un nerf qui vient du plexus rénal, un vaisseau limphatique qui va au réservoir de Pequet, & un gros conduit urineux nommé uretere, qui porte l'urine dans la vessie. Les quatre premiers appellés émulgens en entrant dans les reins, sont renfermés tous ensemble dans une même capsule membraneuse avec laquelle ils se répandent dans chaque lobe, cette capsule est une continuité de la membrane propre du rein, de même que la capsule de Glisson dans le foye.

I I I.
Structure interne des reins,

L'artere émulgente pénetrant le rein, se divise en autant de grosses branches qu'il y a eu de lobes; ces branches se communiquant d'un lobe à l'autre, il s'y est formé différens arceaux d'artere qu'on remarque principalement dans les i   des moutons. De chacun de ces arceaux, il part une infinité de petits conduits urineux, entremêlés de plusieurs branches d'arteres, lesquels forment une espèce de papille, d'où l'on voit couler l'urine dans un entonnoir membraneux qu'on trouve aussi dans chaque lobe; ces entonnoirs communiquent tous ensemble au milieu du rein dans ce qu'on appelle bassin, qui n'est qu'une continuité de l'uretere auquel il va aboutir. On peut suivre avec un peu d'attention quelqu'un de ces petits conduits urineux depuis le bout de la papille jusqu'à l'arceau de l'artere qui leur répond, ce qui prouve manifeſtement que l'urine ſe ſépare immédiatement du ſang arteriel, ſans le ſecours des glandes qu'on ſuppoſe comme quelque choſe de diſtinct des vaiſſeaux ſanguins. L'inutilité de ces glandes dans les reins eſt pour le moins auſſi - bien prouvée que l'inutilité des glandes du cerveau, dont nous avons parlé dans le premier Chapitre de ce Traité. Pluſieurs obſervations inconteſtables nous font voir que l'urine peut ſe ſéparer par les ſimples membranes des reins dans leſquelles on a trouvé cette liqueur excrémenteuſe, après l'entiere conſomption de tout ce qu'on appelle ſubſtance glanduleuſe de ce viſcere, qui n'eſt auſſi qu'un tiſſu de vaiſſeaux extrêmément reſſerrés dans les adultes.

Les capſules atrabilaires, qu'on nomme en Latin *renes ſuſcenturiales*, ſont deux petits corps qui reſſemblent un peu aux reins par leur figure, & qui ſont placés ſur la veine-cave un peu au-deſſus où s'inſere la veine-émulgente; ces capſules ont un canal excrétoire qui va aboutir dans la veine émulgente. On y peut introduire un petit ſtilet, pourvû qu'on ait adroitement ſéparé la capſule d'avec la veine ſans rompre ſon canal; on peut ouvrir la capſule d'un bout à l'autre, & l'on y trouve dedans quantité de petits trous, par où découle une humeur qui va ſe terminer au canal, à l'orifice duquel on remarque une petite valvule qui empêche le retour de l'humeur vers la capſule, ce qui fait juger avec raiſon que l'humeur qui ſe philtre en cet en-

I V.
Des capſules atrabilaires.

droit, se remêlant avec le sang de la veine émulgente, doit lui redonner une partie de la férosité & de la lymphe qu'il a perdu en parcourant le tissu des reins, où il a laissé non-seulement de l'urine excrémenteuse, mais encore quantité de limphe & de graisse qu'on observe toujours aux environs des reins.

V.
Des ureteres.
Les ureteres sont deux canaux longs & grêles qui sortent de chaque côté du bassin des reins, dont ils sont une continuité, ils vont se terminer à la partie inférieure de la vessie près de son col, où ils s'inferent obliquement entre les membranes ; de maniere que l'urine qu'ils portent sans cesse dans la cavité de ce viscere, ne peut plus revenir sur elle-même par les mêmes conduits des ureteres.

V I.
De la vessie urineuse.
La vessie est un viscere membraneux de la figure d'une poire, situé entre l'os sacré & le pubis, au-dessus du rectum dans l'homme, & au-dessus du col de la matrice dans les femmes. Son col est en bas & son fond en haut, soutenu par l'ouraque qui dégénere en ligament dans l'homme, & qui n'est qu'une continuité des tuniques dont la vessie est composée ; cette partie est aussi attachée au péritoine par une membrane qui lui est commune ; outre cette membrane il y en a deux autres, dont la premiere a des fibres orbiculaires, & la seconde des longitudinales : ces fibres sont assez fortes & principalement les orbiculaires ; c'est par leur secours que nous resserrons la vessie, lorsque nous voulons uriner, en surmontant par leur contraction le sphincter de la vessie, qui n'est autre chose qu'une rédu-

plicature de la membrane interne qui empêche le flux involontaire de l'urine , fans qu'il
foit befoin d'aucun mufcle particulier qu'on
fuppofe fans néceffité pour former le fphincter. A mefure que l'urine coule par les ureteres dans la veffie , ce vifcere membraneux eft
obligé de fe dilater ; & les fibres charnuës dilatées recevant plus d'humeur , reftent dans le
relâchement , par là le fphincter fe trouve fermé ; mais lorfque par quelque caufe que ce
foit , nous fommes déterminés à uriner , les fibres longitudinales & orbiculaires de ce vifcere membraneux fe contractant , fe refferrent
en tout fens & le fphincter s'ouvre ; il arrive
quelquefois qu'ayant retenu trop long - tems
l'urine dans la veffie , on ne peut pas uriner , parce que ces fibres trop diftenduës &
trop remplies de fang ne fçauroient le chaffer
de leur tiffu comme elles le doivent faire pour
fe mettre en contraction ; pour lors la faignée
eft un fouverain remede , parce que défempliffant les vaiffeaux fanguins de la veffie , les
fibres charnuës peuvent fe refferrer.

CHAPITRE XII.

Des parties de l'homme , destinées à la génération.

I.
Du scrotum
& des testi-
cules.

ON divise les parties génitales de l'homme en internes & externes ; celles-ci font
les bourses, les testicules & la verge; les autres sont les épididimes , les vaisseaux spermatiques, les éjaculatoires ou déferens, les
vessicules séminaires & les prostates. Les testicules sont des glandes vasculeuses destinées
à la sécrétion de la semence, & renfermées
dans une espèce de bourse qu'on nomme scrotum : celui-ci est composé de la peau & du panicule charnu , qu'on nomme ici dartos ; le
panicule est fort considérable dans l'homme ,
il sert en se contractant à faire vuider les
bourses. La premiere membrane qui enveloppe immédiatement le testicule , se nomme
vaginale ou élitroïde , elle est une production
du péritoine , elle sert de guaine pour enfer-
mer les vaisseaux spermatiques & les muscles
cremasters ; au-dedans de cette guaine on
découvre les testicules ; ceux-ci sont formés
de deux substances dont l'inférieure grisâtre &
plus resserrée retient le nom de testicule , &
la supérieure blanche est appellée épididime ;
celle-ci a deux éminences appellées lobes : au
grand lobe de cet épididime sont attachées
quelques fibres charnuës, qui viennent des
muscles transversaux de l'abdomen , c'est ce

qu'on appelle le mufcle cremafter qui fert à
fufpendre & à relever le tefticule. La feconde
membrane eft appellée albugineufe , elle enveloppe immédiatement tout le tefticule , au-
dedans duquel elle pénetre , en liant tous ces
vaiffeaux les uns aux autres.

L'artere fpermatique qui porte le fang aux
tefticules vient immédiatement de l'aorte ; la
veine gauche qui en rapporte le fang fe jette
dans l'émulgente , & la droite dans la cave ;
ces deux vaiffeaux fanguins , artere & veine ,
en fe rencontrant dans l'abdomen , s'enveloppent fi fort par des filamens , qu'il eft très-
difficile de les féparer ; ils fe continuent en
bas jufqu'aux aînes où ils paffent par un trou
qui eft dans le mufcle tranfverfal ; ayant pris
une enveloppe du péritoine ils vont dans cette
guaine jufqu'aux tefticules , où ils fe jettent
vers le petit lobe de l'épididime , faifant plufieurs contours , & furtout la veine dont on
peut voir les replis en preffant un peu le tefticule : cette glande n'eft qu'un tas de petits
vaiffeaux renfermés dans des capfules ; ces vaiffeaux repliés font femblables à de petits inteftins à chacun defquels l'on voit aboutir une
branche d'artere qui fe répand dans la fubftance du petit tuyau où la femence fe philtre ; il
en part une veine pour reprendre le fang que
l'artere y a porté , & la femence qui fe fépare
tombe dans le canal , ce qui fe paffe de même
dans chaque capfule. Toutes les capfules viennent de la membrane albugineufe , qui fait en
dedans un repli qu'on nomme *corpus teres* ; le
corps du tefticule ouvert reffemble , en enve-

loppant les canaux , aux pepins d'orange. De chaque capfule il fort un vaiffeau excrétoire , ces vaiffeaux vont fe terminer tous enfemble pour former ce qu'on nomme épididime ou paraftate , c'eft un corps piramidal fitué au côté du tefticule , il n'eft autre chofe qu'un canal entortillé qu'on peut développer avec une grande patience ; les replis de cet épididime aboutiffent à un canal qu'on appelle éjaculatoire ou déferent , il eft renfermé dans la même guaine que les vaiffeaux fpermatiques ; en entrant dans l'abdomen , il fe recourbe & paffe fur l'uretre pour aller aboutir aux vefficules féminaires proche le col de la veffie.

I I I.
Des vefficules féminaires & des proftates,

Les vefficules féminaires qu'on trouve dans l'homme au-derriere de la veffie près de fon col , ne font qu'une continuité des vaiffeaux déferens qui font en cet endroit une efpèce de cul de fac : la matiere féminale fort par un autre orifice , à peu près comme les excrémens fortent du cœcum , pour aller dans le canal de la veffie entre les deux proftates , comme on peut s'en affûrer en feringuant de l'eau par les vaiffeaux déferens du côté de la veffie ; l'orifice de ce canal forme une petite éminence qu'on appelle verumontanum. Les proftates font fituées derriere le col de la veffie au-deffous du verumontanum ; ce font des glandes vefficulaires qui féparent une femence plus épaiffe que celle des tefticules , pour en amortir l'activité , fans en détruire la nature ; c'eft à ces glandes où vont aboutir les arteres & les veines honteufes internes.

Pour démontrer le corps de la verge, il faut couper les tégumens qui font entre les bourfes & l'anus, laiffant autant de peau qu'il en faut pour ne pas rompre le trou de l'anus, en mettant le corps de la veffie à découvert ; cela fait, on voit la verge compofée de deux corps caverneux qui prennent leur origine du bas de l'os pubis, étant couverts des tégumens communs & fe perdant par une cloifon, ils s'étendent jufqu'au gland où cette cloifon finit, & où ils ne forment qu'un même corps qu'on appelle le gland, dont la partie fupérieure fe nomme la couronne ; le gland eft très-fenfible en cet endroit, à raifon de plufieurs nerfs qui lui viennent du baffin, & qui rampent tout le long de la verge. La peau qui fert à couvrir le gland eft appellée prépuce ; le filet qui s'attache à la peau par deffous eft appellé *frenulum* ; la ligne qui paroît par derriere au milieu de la verge, & qui fe continuë jufqu'au fondement, eft appellée le périnée ou le raffé : c'eft-là où fe trouve l'uretre qui eft une continuité de la veffie, par laquelle l'urine & la femenfe font jettées hors du corps.

I V.
Du corps
de la verge.

Vers l'endroit où les deux corps caverneux naiffent, on voit deux branches d'arteres qui viennent d'un côté & d'autre, & s'anaftomofent en montant le long de la verge où ils fe répandent dans toute fa fubftance ; à côté des arteres un peu au-deffous de l'os pubis paffent les deux veines qui rapportent le fang de la verge. Celle-ci a deux paires de mufcles, les uns font dit érecteurs, ils prennent leur origine de la partie baffe de l'os pubis, & fe ter-

V.
Des mufcles de la verge.

minent aux corps caverneux ; lorfque les mufcles érecteurs fe mettent en contraction., ils
chaffent le fang de leurs vaiffeaux contractés
& n'en reçoivent que peu ; tandis que leur
contraction perfifte ainfi , cette liqueur eft
obligée d'aller en plus grande quantité dans
les corps caverneux , & dans le gland où elle
fe ramaffe peu à peu pour faire l'érection de
la verge ; cette partie refte gonflée jufqu'à ce
que les érecteurs ceffant de fe contracter ,
puiffent recevoir le fang comme auparavant :
les autres mufcles de la verge font appellés accélérateurs , ils prennent leur origine du fphincter de l'anus , & vont s'inferer au bas de l'uretre qu'ils embraffent de toute part : ainfi en fe
contractant ils ferment ce conduit & bouchent
le paffage de la femence & de l'urine ; ces liqueurs étant retenuës un moment , fortent enfuite avec plus de véhémence , lorfque le conduit de l'uretre devient libre par le relâchement des mufcles accélérateurs, qui fe contractent & fe relâchent fucceffivement lors de
l'éjaculation , ce qui oblige la femence de fortir à reprifes par le bout de la verge , où va finir le conduit de l'uretre.

V I.
De la fe-
mence.

    La femence eft une humeur deftinée à la
propagation de l'efpèce, qui fe forme dans les
tefticules & dans les proftates par le fimple dé-
veloppement des vaiffeaux limphatiques, dont
les parties intégrantes fe détachent & fe mêlent
avec la limphe qu'elles blanchiffent vers l'âge
de 12 à 14 ans , qui eft environ le tems de leur
maturité. Les petites concrétions que Lhevven-
noech a pris pour des vers fpermatiques ne font

autre chofe que des parties filamenteufes de la matiere féminale , la plus épaiffe , qui nâge dans ce qu'il y a de plus fpiritueux , qu'on appelle *auea feminalis*. Ces filamens fe forment dans la femence , de même que les parties fibreufes qu'on obferve dans le fang , à mefure qu'il fe refroidit.

Avant l'âge de 12 à 14 ans , cette humeur n'eft pas prolifique , parce que les vaiffeaux font encore fort fouples & cedent facilement à l'impreffion des liqueurs , fans fournir aucune de leurs parties intégrantes , dont la limphe a befoin pour blanchir & former la véritable femence prolifique ; mais lorfque les parties folides font devenuës plus fermes , elles font en état de pouffer les liqueurs de loin , pour développer les plus petits vaiffeaux & en féparer les fragmens ou parties intégrantes , qui fe mêlent avec la limphe pour former la femence.

VII.
Origine de la femence prolifique.

Les animaux chatrés deviennent plus gras qu'ils n'étoient auparavant , parce que toute la limphe qui devoit fervir à former la femence , fe convertit en graiffe. Les Eunuques qu'on a chatrés dès leur enfance , font moins robuftes que les autres hommes , ils ont une voix effeminée , & n'ont prefque point de barbe au menton , parce que la grande quantité de limphe dont ils reftent furchargés , entretient la plûpart de leurs parties folides , plus fouples ou relachées , & les met hors d'état d'acquérir cette fermeté qui leur eft néceffaire pour augmenter les forces , pour former la voix mafculine , & pour faire croître le poil de la barbe.

VIII.
Des Eunuques.

Lorſqu'on emporte les teſticules à un homme
déja robuſte & bien formé, il n'en paroît pas
moins mâle quant à ſa force, ſa voix & ſa
barbe, parce que toutes les parties ſolides de
ſon corps ont déja reçu leur accroiſſement &
leur fermeté naturelle, qui contribuë à la vigueur de ſes fonctions ; on devient ſeulement
plus gras, parce que la limphe ordinaire abonde
ſi fort qu'elle eſt obligée de ſéjourner dans les
conduits graiſſeux. Il peut arriver à ceux à
qui on a emporté les teſticules, d'avoir l'é-
rection & de jetter une eſpèce de liqueur ſéminale qui vient des proſtates, mais qui n'eſt
pas prolifique.

CHAPITRE XIII.

Des parties de la femme, deſtinées à la génération, & de la maniere dont elle ſe fait.

I.
Des Parties
génitales ex-
ternes de la
femme.

LEs parties génitales de la femme ſont internes ou externes. Les internes ne peuvent ſe voir ſans diſſection, & les externes ſe
préſentent d'abord à la vûë. On appelle Pubis,
la partie ſupérieure & externe où les poils
commencent à paroître, comme chez l'homme,
vers l'âge de 12 à 14 ans. La vulve connuë
ſous le nom de *pudendum*, eſt compoſée de
ces deux lévres dont l'entre-deux ſe nomme
la grande fente ; au-deſſus & au-dedans de ces
deux lévres vers leur angle ſupérieur, il y a
un petit corps qui ſe termine en pointe, qu'on

appelle clitoris, & qui a quelque reſſemblance
au membre viril. Ce clitoris eſt couvert de la
membrane des lévres, dans la partie intérieure.
Il eſt compoſé comme la verge, d'un prépuce
qui lui vient de cette membrane, de deux
corps caverneux qui prennent origine de l'os
pubis, qui s'uniſſant enſemble au bout du clitoris, forment une eſpèce de gland qui n'eſt
pas percé d'un trou, comme celui de la verge.
Ce clitoris a auſſi quatre muſcles, ſçavoir,
deux érecteurs qui viennent de l'os pubis, &
deux accelerateurs qui partent du ſphincter de
l'anus. Ces muſcles ſe vont terminer dans le
corps du clitoris & ſervent à le faire gonfler
en ſe contractant, comme nous l'avons dit
dans le Chapître précedent en parlant de la
verge. Un peu au-deſſus du clitoris, on voit
l'extrémité de l'uretre, ou le trou excrétoire
de l'urine, au bout duquel on trouve deux petites caroncules, qu'on nomme nimphes, elles
ſervent comme de ſphincter, en empêchant le
flux involontaire de l'urine ; on voit enſuite le
vagin qui n'eſt autre choſe que l'allongement de
la matrice, qui va juſqu'aux lévres, à l'entrée
de ce vagin, on trouve dans les petites filles
vierges une membrane appellée hymen, elle eſt
percée à ſon milieu pour laiſſer paſſer les men-
ſtruës; elle ſe rompt par l'acte du mariage & par
le frotement que font les filles à ces parties.
Les filles où cette membrane n'eſt pas percée
au milieu comme elle doit être, ſont appellées *imperforata*, & lorſqu'elles ſont avancées en âge, on eſt obligé de les ouvrir
avec le biſtouri, pour donner iſſuë aux mois

mois & pour la confommation du mariage. En écartant un peu les lévres de la grande fente, on voit auffi des replis de la membrane interne du vagin qu'on nomme caroncules mirthyformes, parce qu'elles font pendantes comme des feüilles de myrthe à l'entour du vagin, elles pendent quelquefois jufques dehors de la grande fente ; on ne trouve ordinairement ces caroncules mirthyformes que dans les femmes, ce qui a donné à quelques-uns, occafion de penfer que c'étoit des portions de l'hymen rompuës, cela eft pourtant faux, puifqu'on trouve quelques fois ces caroncules mirthyformes dans les filles où l'hymen fubfifte. Du vagin en allant vers la matrice, on voit l'orifice de ce vifcere qui fe trouve ordinairement fermé, & qui fe préfente dans le haut du vagin, fous la forme du mufeau de chien, compofée de plufieurs rides comme l'entrée d'une bourfe fermée ; aux environs de cet orifice, on trouve plufieurs petites inégalités qu'on a coutume de défigner fous le nom de glandes, par où fe fépare une humeur féreufe que les femmes vuident dans l'acte du mariage, & qu'on nomme improprement leur fémence. Cette humeur fert à tenir la cavité du vagin lubrifiée, & c'eft le fiege ordinaire des gonorrhées & des fleurs blanches des femmes. On trouve auffi dans les femmes deux conduits à côté du trou de l'uretre, qui font appellées lacunes, par lefquels fort une férofité femblable à la précédente, & qu'on prend auffi mal-à propos, pour de la femence ; c'eft là où quelques-uns placent des glandes qui font fonction des proftates,

ſtares, & où on met auſſi le ſiége des gonorrhées des femmes.

Pour démontrer enſuite les parties internes
qui ſervent à le génération, il faut ſéparer
les os pubis, enlever la veſſie, les boyaux, &
tout ce qui peut embaraſſer dans l'abdomen,
pour bien mettre à découvert le corps de la
matrice, lequel avec ſon col dont nous avons
parlé ci-deſſus, reſſemble aſſez bien à une
poire par ſa figure & par ſa groſſeur, dans les
femmes qui n'ont point encore porté. Des
deux côtés du corps de la matrice, on voit
deux appendices flottantes qu'on nomme ſes
cornes; celles-ci ſe terminent d'un côté &
d'autre par un petit canal membraneux & replié en guiſe d'inteſtin, qu'on appelle les trompes de Fallope; ces trompes ont communication avec le dedans de la matrice; à l'extrémité de chaque trompe, il y a une petite
membrane déchirée en forme de frange, qu'on
nomme le pavillon, ou *corpora fimbriata*, ou
morſus diaboli. Au milieu de cette frange,
commence le canal des trompes de Fallope,
par un trou aſſez gros pour y introduire un
ſtilet, ce canal des trompes de Fallope, eſt
ſoutenu par une petite membrane mince qui
reſſemble à un mézentere, & qu'on nomme
ala veſpertilionum, aîles de chauve-ſouris; un
peu au-deſſus des trompes de Fallope, à deux
travers de doigt du corps de la matrice, on
obſerve à chaque côté un corps glanduleux que
les Anciens appelloient teſticules, & qu'on
nomme aujourd'hui avec raiſon, les ovaires.

B b

11.
Des parties
génitales in-
ternes de la
femme.

La matrice est fortement attachée en haut & en bas par quatre ligamens, dont deux sont appellés larges, un de chaque côté, & les deux autres ronds. Le ligament large s'attache par derriére aux vertébres de l'os sacrum, pardevant aux os pubis, & par en haut aux os des îles. Ce ligament se continuë un peu au-dessus des ovaires. Le ligament rond qui est continu avec le large sur le corps de la matrice, se termine aux aînes, où il se perd parmi les tendons des muscles de l'abdomen. La matrice est composée de trois membranes, dont la premiere est continuë avec le péritoine, & n'est parsemée d'aucun ordre apparent de fibres charnuës, à raison de quoi on l'appelle simplement enveloppe membraneuse, la deuxiéme membrane est véritablement charnuë. On y observe deux ordres de fibres, dont les unes sont longitudinales sur le corps de la matrice, & font fonction d'orbiculaires en se continuant vers les cornes; les autres fibres sont orbiculaires sur le corps de la matrice, & longitudinales vers les cornes, la troisiéme membrane est appellée veloutée ou glanduleuse; parce qu'on a crû qu'elle étoit parsemée d'une infinité de glandes qu'on suppose être nécessaires pour l'écoulement des mois, & pour la nourriture du fœtus; on doit à plus juste titre, appeller cette membrane vasculeuse, puisqu'on n'y découvre qu'un nombre infini de petits vaisseaux très sensibles, dans la matrice d'une femme morte dans l'accouchement, ou quelques jours après ses couches. Comme pour lors la matrice est extrémement grosse & fort épaisse, on y découvre en dedans quantité de vaisseaux qu'on ne sçauroit voir dans un autre tems. Ces vaisseaux sont principalement de deux espèces, les uns sont rouges, sanguins, pleins de sang & assez gros ; les autres sont blancs, clairs, & transparens comme des veines lactées : ceux-ci plus petits que les précedens, se trouvent couchés par-dessus les sanguins ; les uns & les autres parroissent repliés comme des intestins, & semblent se terminer par leur dernier bout, dans la cavité de la matrice où je les ai trouvés pendans aux endroits d'où le placenta du fœtus avoit été séparé. C'est par le bout des vaisseaux blancs que s'écoule par périodes le lait utérin dans toutes les femelles, tandis qu'elles sont propres à la génération ; c'est-à-dire dans les filles depuis l'âge d'environ 12 à 14 ans, jusqu'à celui de 45 ou 50. Le lait utérin provient de la maturité & des fragmens des vaisseaux limphatiques, de même que la semence des mâles, dont nous avons parlé dans le Chapitre précedent.

Les femelles de toute sorte d'animaux qui sont propres à la génération, vuident par les parties naturelles en certain tems de l'année ; une partie du lait utérin, qui s'étant ramassé peu à peu dans ses propres conduits, est obligé de sortir avec ardeur & chaleur des parties de la génération. Cela arrive dans toutes les femelles, dans le tems qu'elles sont propres à concevoir, c'est ce qu'on appelle dans les brutes, être en chaleur ; elles entrent en cette chaleur au seul tems de l'année, où elles sont propres à concevoir, les unes une fois l'année seule-

IV.
De l'éva-
cuation uté-
rine.

ment , les autres de fix mois en fix mois , ce qui dépend à mon avis non-feulement de la quantité de lait utérin qui fe ramaffe plus ou moins vîte dans les animaux de différente efpece , mais encore de la différente texture des vaiffeaux laiteux.

V.
Du fang
menftruel.

Cette évacuation utérine arrive une fois chaque mois chez les femmes , & eft ordinairement accompagnée d'un écoulement de fang , qu'on nomme pour cet effet fang menftruel. Les Anciens avoient regardé ce fang comme un pur excrement , qu'ils faifoient pourtant fervir à la formation du fœtus ; ce fentiment ayant été trouvé faux depuis la découverte des œufs , M. Boyle Profeffeur ès Arts en l'Univerfité de Touloufe , s'avifa le premier de fuppofer , qu'il fe ramaffoit peu à peu dans la matrice pendant l'intervale d'un mois à un autre , un ferment utérin qui s'évacuoit avec le fang , & qui le rendoit different de celui des autres parties , différence qu'on peut à mon avis , plus fimplement & plus naturellement déduire du changement que ce fang répandu dans la matrice , fouffre par le mélange du lait utérin. La feule difficulté eft de fçavoir pourquoi & comment le fang menftruel ne fort que de la femme & de la femelle du finge , tandis qu'on ne l'obferve pas dans les autres femelles. On pourroit déduire ce fait , de la fituation des vaiffeaux lactées & fanguins de la matrice que j'ai obfervé , & démontré publiquement dans mon dernier Cours d'Anatomie. Comme les vaiffeaux lactés de la membrane interne de la matrice , fe trouvent placés au-deffus & tout à l'entour des vaiffeaux fanguins , lorfqu'ils fe

trouvent tout-à-fait remplis du lait utérin , &
qu'ils font prêts à fe vuider dans la matrice ,
ils preffent les vaiffeaux fanguins , & obligent
leur liqueur de couler dans la cavité de la matrice , où les bouts de ces vaiffeaux fanguins
vont aboutir , de même que les extrémités des
vaiffeaux laiteux ; ainfi le fang & le lait utérin
fe répandent , & fe vuident par les parties naturelles externes , jufqu'à ce que leurs petits
vaiffeaux fe foient défemplis. Cette évacuation
doit revenir dans un tems jufte & réglé de mois
en mois , pendant lequel les mêmes vaiffeaux
fe font remplis de nouveau , chacun de la liqueur qui leur convient , fçavoir les laiteux de
lait utérin , & les autres de fang. Comme tous
ces vaiffeaux font d'une petiteffe infinie , dans
la matrice naturellement très-petite & fort-ref-
férrée hors de la groffeffe , on ne doit pas être
furpris , s'ils demeurent un mois à fe remplir
de la maniete qu'il faut pour produire les mois.

Lorfque les vaiffeaux de la matrice dont il
s'agit ici , font trop gros , relachés , ou dilatés au-delà de leur état naturel , les pertes uté-
rines font & plus fréquentes & plus abondantes
qu'elles ne doivent être , & l'on obferve quelquefois en pratique que les femmes fujettes
aux pertes de fang , en perdent quelques fois
jufqu'à fe voir à deux doigts du tombeau ,
après quoi elles ne perdent quelque tems
qu'une matiere blanche , laiteufe , ou limphatique , jufqu'à ce que leurs forces étant reve-
nuës , & leur embompoint rétabli , lorfqu'elles
fe croyent jouir d'une parfaite fanté , la perte
de fang revient auffi copieufe qu'auparavant , &

V I.
Du flux im-
modéré des
menftruës.

B b iij

ainſi de ſuite à différentes repriſes , ſans qu'on puiſſe ſoupçonner aucun vice conſtant dans la qualité des liqueurs; celles-ci ne ſe vuident dans ces occaſions , qu'à raiſon de leur trop grande quantité. Preuve inconteſtable que le retour réglé de leur évacuation menſtruelle dans les femmes, vient uniquement de la petiteſſe & du reſſerrement des vaiſſeaux de la matrice, c'eſt que lorſque les vaiſſeaux ſe ſont développés & dilatés naturellement par la conception, pour s'attacher au placenta , pour lors ces humeurs coulent ſans ceſſe dans le fœtus pendant le cours de neuf mois, commme nous le prouverons , après avoir expliqué la maniere dont ſe fait la génération.

V I I.
De la conception.

La ſemence prolïfique de l'homme , étant reçuë dans l'intérieur de la matrice d'une femme diſpoſée à la conception , pénetre ce viſcere de toute part , & ſe mêle immédiatement par les pores des vaiſſeaux , avec toutes les liqueurs qui coulent naturellement dans le tiſſu de la matrice. Le ſang , la limphe , & le lait utérin , ſont les trois de ces liqueurs qui s'alterent le plus par ce mélange, elles s'arrêtent & coulent avec moins d'aiſance ; leur retardement donne occaſion aux vaiſſeaux de ſe diſtendre, peu à peu , par les nouvelles liqueurs qu'ils reçoivent , à peu près par la même raiſon qu'une petite quantité de ſang arrêtée dans l'éreſipelle , ou dans le phlegmon ; donne occaſion à ces tumeurs de groſſir.

V I I I.
Chute de l'œuf fécondé dans la matrice.

Les ovaires & les trompes de Fallope ſont les parties de la matrice , qui ſe reſſentent d'abord le plus du nouveau changement que la matiere ſéminale produit, elles ſe gonflent de maniere ,

que les fibres du pavillon étenduës embraſſent
l'ovaire, celui-ci diſtendu laiſſe échapper celui
de ſes œufs, qui ſe trouve plus mûr & plus à
portée du trou de la trompe ; cet œuf eſt obligé
d'y tomber par la même raiſon que tous les fruits
parfaitement mûrs, & attachés à leurs arbres,
tombent d'eux mêmes, lorſque leur pédicule
ſe deſſéche, à meſure que leur globe groſſit ;
cet œuf mûr & fécondé par la ſemence du
mâle, n'eſt pas plutôt entré par le pavillon dans
la trompe de Falloppe, qu'irritant par ſon ſimple contact cette partie trop tenduë, il oblige
ce canal replié, ou plutôt ce petit inteſtin, de
ſe contracter ſucceſſivement d'un mouvement
vermiculaire, à la faveur duquel ce petit œuf
eſt porté juſques dans la matrice, où il eſt
obligé de ſéjourner pendant neuf mois, ſans
pouvoir en ſortir, parce qu'à proportion que
que le corps de la matrice commence à ſe dilater, ſon orifice reſte exactement fermé.

Les œufs des femmes ſont des petites veſſicules remplies d'une humeur claire & limpide,
dans chacune deſquelles eſt contenu le rudiment
du fœtus humain. Ce fait eſt évident par pluſieurs
obſervations de MM. Graaf & Malpighy. Le
premier de ces Auteurs a remarqué qu'un jour
après la conception, il y avoit phlogoſe dans la
membrane qui enveloppe l'ovaire, que deux
ou trois jours après, il y ſurvenoit inflammation, laquelle augmentoit peu à peu, juſqu'à
ce que cette membrane étant rompuë, l'on trou-
voit la veſſicule détachée de l'ovaire, & tom-
bée dans la matrice, par les trompes de Falloppe. Ces obſerſervations que Graaf a faites

I X.
Des œufs de
la femme.

fur des brutes vivipares, fe confirment dans la femme, en ce qu'on trouve quelquefois des fœtus qui ont affez crû dans l'ovaire pour s'y rendre fenfibles ; on en trouve quelquefois, qui de l'ovaire font tombés dans le bas-ventre, fans aller dans la matrice, tel étoit l'enfant de Touloufe, qui refta vingt-quatre ans dans le ventre de fa mere, où on le trouva pétrifié ; on en a vu d'autres, qui ont crû dans la trompe de Falloppe.

On nomme vivipares les femelles qui font leurs petits en vie, comme la femme, pour les diftinguer des ovipares, ou femelles qui font leurs petits dans des œufs, comme la poule. Les expériences de Malpighy ne nous permettent pas de douter que les fœtus de tous les animaux ne foient contenus dans les œufs, même avant que la matiere féminale du mâle les ait fécondés. A la faveur d'une bonne loupe ou d'un microfcope, cet Auteur a remarqué dans l'œuf de poule un petit corps rond qu'il appelle carine, ce n'eft autre chofe que la tête & tout l'affemblage des verterbres du fœtus, puifqu'on voit dans un autre œuf de poule fécondé, que vingt-quatre heures après cette carine qu'on nomme autrement cicatricule, s'aggrandit confidérablement. Au milieu de cette carine, on obferve une veíficule tranfparente qui commence à battre, & qu'on nomme *punctum faliens*, qui n'eft autre chofe que le cœur. Le fecond jour on voit manifeftement que ce cœur bat, & qu'il eft continu à des vaiffeaux fanguins. On voit encore les membranes du fœtus, & tout fon corps pa roît peu à peu ; de maniere qu'on ne sçauroit douter que toutes les parties du fœtus ne soient renfermées dans l'œuf : ces parties sont d'abord si petites, qu'elles échappent aux meilleurs yeux armés d'un bon microscope ; il suffit d'avoir remarqué avec Malpighy les principales parties d'un poulet renfermées dans son œuf avant la fécondation, pour devoir conclure que tous les animaux qui viennent aussi originairement d'un œuf, y sont formellement contenus. Il en est des animaux comme des plantes, l'on voit manifestement que toutes les parties d'un arbre sont contenuës dans la semence : le pin est contenu dans le moindre pignon ; si on enleve l'écorce de cette semence & qu'on l'ouvre, on y verra la tige, le tronc & les branches du pin : il en est de même de toutes les autres semences, dans lesquelles à la faveur d'un bon microscope, l'on découvre toute la plante en petit.

Les vessicules de l'ovaire qui contiennent l'homme en précis, sont remplis d'une humeur claire & limpide, comme nous l'avons fait remarquer ci-dessus. Cette humeur s'épaissit au feu comme le blanc d'œuf, elle est naturellement contenuë dans des vaisseaux entortillés que Malpighy appelle calazion. Le jaune d'œuf de poulet est aussi un faisseau de plusieurs vaisseaux remplis d'une humeur, tous ces vaisseaux vont aboutir à un canal commun qu'on peut soupçonner vrai-semblablement s'aller inférer à l'appendice vermiculaire de l'intestin cæcum du fœtus, d'où ensuite elle conduit, selon les apparences, le chile

XI.
Usage de
l'appendice
de l'intestin
cæcum.

par les veines lactées dans le fang de ce petit fœtus, pour le nourrir pendant tout le tems que fon petit corps augmente, avant que d'être attaché à la matrice.

Quelque tems après que l'œuf mûr & fécondé eft tombé dans la matrice, il s'attache à la membrane interne de ce vifcere par le fimple allongement des vaiffeaux de l'une & de l'autre partie, qui fe développent peu à peu, & qui s'ajuftent les uns les autres, à peu près comme il arrive dans la réunion des playes, avec cette feule différence, que comme les vaiffeaux de la membrane interne de la matrice font ouverts dans cette cavité, ils doivent vuider leur humeur dans le tiffu de l'œuf qui les reçoit fans ceffe de la mere, fans pouvoir les lui renvoyer, comme il paroît en ce que foufflant de l'air par la veine umbilicale dans le fœtus, tout le corps de ce petit animal fe gonfle avec toutes fes enveloppes, fans que le corps de la matrice en fouffre aucun changement; au lieu qu'en injectant du mercure coulant par l'artere fpermatique dans tout le tiffu de la matrice, ce liquide paffe aifément de ce vifcere dans les enveloppes & dans le corps du fœtus où les liqueurs de la mere font portées fans ceffe, comme nous le ferons voir dans le Chapitre fuivant. Il fuffit de faire remarquer ici que lorfque l'œuf fécondé eft attaché dans la matrice, il reçoit fans ceffe une grande quantité d'humeur du côté de la mere qui l'obligent à croître peu à peu, jufqu'à cette grandeur où nous le voyons réduit dans l'efpace de neuf mois. Cette grandeur eft ex-

XII.
Comme le fœtus s'attache à la matrice.

cessive, si on la compare à l'extrème petitesse où le fœtus étoit réduit avant la conception. Il n'est point surprenant qu'un corps qui reçoit toujours & qui ne renvoye rien, grossisse si fort en si peu de tems, s'il est vrai, comme nous l'avons prouvé dans le Traité des vaisseaux, que la nourriture des parties solides ne se fasse que par la simple distension des vaisseaux; le seul excès de nourriture qui arrive au fœtus dans la matrice, me paroît une démonstration de mon sentiment sur cette matiere. Expliquons à présent la premiere origine du fœtus humain, de la maniere dont le sang circule chez lui, & par quelle mécanique il est obligé de sortir du ventre de sa mere au bout de neuf mois.

CHAPITRE DERNIER.

Du fœtus humain. De la maniere dont le sang y circule, & de son exclusion hors de la matrice.

ON convient assez aujourd'hui que le fœtus humain est contenu en petit dans son œuf, même avant la fécondation, comme nous l'avons prouvé dans le Chapitre précédent; mais on ne convient pas tout-à-fait de la maniére dont il s'y est formé. Quelques-uns soutiennent que les fœtus se forment tous les jours dans leurs œufs, parce qu'on suppose que les pores des vessicules de l'ovaire font proportionnés à laiſſer paſſer certaines parties de limphe, leſquelles avec un certain mouvement peuvent par leur approche ſe réfléchir d'une telle maniere, qu'elles iront préciſément ſe planter en un certain endroit, & s'y ranger de telle ſorte, qu'elles produiront dans cette veſſicule-là, un cœur, ici un cerveau, & toutes les autres parties qui compoſent le fœtus : on prétend appuyer ce ſentiment par certains effets de la nature & de l'art, qui ne ſont produits que par les régles du mouvement, par exemple, dans les caves gouttieres, on remarque ſur les rochers de certaines figures qui repréſentent, l'une un cheval, l'autre un oiſeau, un homme, un lion, &c. cependant ce n'eſt que l'eau qui produit ces effets en tombant ſur ces rochers dont elle enleve certaines parties, laiſſant les autres relevées : les artiſtes des feux d'artifice ajuſtent leurs fuſées ſi à propos, que venant à ſe rencontrer par certains points, lorſqu'elles ſont allumées, & à ſe réfléchir d'une certaine maniere, elles repréſentent par leurs flammes tantôt un homme, tantôt un cheval, une maiſon, &c. Les habiles Fontaniers font à peu près la même choſe, en diſpoſant leurs aqueducs de certaine maniere ; on croit même que l'Auteur de la nature diſpoſe les colatoires des veſſicules, d'une maniere qu'ils ne laiſſent paſſer que de certaines parties, leſquelles ayant certain degré de mouvement ſe réfléchiſſent de telle ſorte & avancent plus ou moins, ſelon que les membres du fœtus qu'elles doivent former ont beſoin d'être plus ou moins reculés.

Ce fentiment me paroît répugner à la raifon & à l'expérience ; on y fuppofe des vefficules déja formées, & on n'y veut pas fuppofer
un fœtus ; il n'y a pas plus de raifon de fuppofer que Dieu a créé toute la veflicule, que d'y
fuppofer celui-ci tout formé. Cette formation,
toute ingénieufe qu'elle paroît, eft impoffible,
puifque la veflicule ne pourroit tout au plus
que donner une certaine forme exterieure
à tout le corps du fœtus, fans y produire aucune partie interne, comme on le fuppofe
fans fondement, vû que les figures qu'on porte pour exemple, des caves gouttieres, des ar-
tifices de feu & des fontaines, n'ont que la
forme extérieure des corps qu'ils repréfentent.
On ne fçauroit prouver par aucune expérience
que la limphe ni aucune de nos humeurs puiffent concrêtre ou s'épaiffir, de maniere à former
le moindre petit vaiffeau du corps humain,
comme nous l'avons fait remarquer au premier
Chapitre du Traité des Vaiffeaux : une limphe
épaifle eft comme un métal fondu, auquel
on peut donner en chimie différentes branches qu'on nomme végétations artificielles ;
mais les branches n'ont point de conduits intérieurs ; ce ne font point des véritables végétations dont elles n'ont que la forme éxtérieure.

N'eft-il pas plus raifonnable de penfer que
l'Auteur de la nature, en créant la veflicule de
l'œuf, a auffi tiré du néant le petit fœtus qui
s'y trouve renfermé, puifqu'il y eft adhérent
par les vaiffeaux du calazion, dont il a été
parlé dans le Chapitre précédent : Cette opinion eft aujourd'hui fi généralement reçuë,

I I.
Réfutation
de ce fénti-
ment.

I I I.
Dieu a créé
tous les œufs
en créant
l'homme &
la femme.

qu'elle n'a pas befoin de grandes preuves pour
fe foutenir ; il fuffira de faire remarquer que
quelques-uns croyent que Dieu au commencement du monde , en créant tous les œufs des
animaux & les femences des plantes , les répan-
dit dans l'air & dans la terre , ce qu'on défigne
fous le nom géneral de fperfémianie. Pour foutenir ce fentiment , on affûre avec le Pere Ma-
gnan , que fi l'on creufe à vingt cannes en terre
pour expofer à l'air de nouvelle terre , celle-
ci produit des plantes dont on ne voit pas que
l'air ait porté la fémence, parce que ces plantes
ne croiffent pas à cinquante lieuës à la ronde.
On fuppofe dans ce fentiment , que les œufs
étant pris par la bouche des animaux , avec l'air
qu'on refpire ou avec les alimens qu'on prend,
s'attachent à l'ovaire de chaque animal , par la
proportion qu'ils ont avec fes pores où ils reftent attachés jufqu'à la fécondation : cette
fperfémianie donne trop au hazard , & fuppofe trop de proportions dont on peut aifément fe paffer, en affûrant avec Svvammerdam
que tous les œufs de l'homme , qui ont été &
qui feront jufqu'à la fin du monde , étoient
contenus dans l'ovaire d'Eve & qu'ils ont paffé
de femelle en femelle , jufqu'à celles d'aujour-
d'hui dont ils fe continueront jufqu'à la fin des
fiécles. Pour fe ranger de ce fentiment , il fuffit de fe repréfenter la divifibilité de la matiere
à l'indéfini que plufieurs expériences confirment , & que les Géometres démontrent.

I V.
Du placenta.
    Pour avoir une idée du fœtus , de fes enve-
loppes & de la maniere dont il eft fitué dans la
matrice , au défaut d'une matrice de femme

enceinte, il faut prendre celle d'une chienne pleine : celle-ci differe de l'autre, en ce qu'elle est infiniment plus mince, & que fes cornes allongées forment différentes cellules, dans chacune defquelles fe trouve un petit chien renfermé, il faut ouvrir en rond par le milieu une de ces cellules, avec la même précaution qu'on ouvre les membranes de l'œil. On trouve la matrice attachée à une bande fpongieufe qu'on fépare aifément avec le bout des doigts. On tire enfuite par cette ouverture le fœtus avec fes membranes, au tour defquelles il paroît d'abord un corps fpongieux appellé placenta, qui eft dans les femmes d'une figure ovale tirant fur la ronde, épais de deux doigts & large d'un demi pied. C'eft par ce placenta que le fœtus humain eft attaché à la matrice, comme dans la chienne. Ce placenta eft fi fortement attaché de l'autre côté, c'eft-à-dire, par la fuperficie concave à la premiere enveloppe commune de tout le fœtus qu'on nomme le corion, qu'il eft du tout impoffible de l'en féparer ; ce n'eft à mon avis qu'une même continuité des vaiffeaux du corion, qui font plus dilatés dans le placenta : celui-ci fe trouve dans la chatte, la lapine & quélques autres animaux qu'on appelle pour cet effet placentiferes, pour les diftinguer de quantité d'autres animaux, tels que font la brebis, la vache, la truïe & la cavale qu'on nomme cotyledonniferes ou umbilies ; parce qu'au lieu de placenta la furface extérieure du corion fe trouve parfemée de petites papilles, qui ont quélque reffemblance à la plante qu'on nomme *umbilicus vene-*

ris, qui reçoivent dans leurs cavités le peloton des vaisseaux qui les attache à la matrice.

V.
Du corion,
de l'amnios
& de l'atlan-
toïde.

Le nombre des membranes du fœtus est différent dans les différens animaux ; les placentiferes, comme la femme, n'en ont que deux, sçavoir, le corion qui l'enveloppe extérieurement, & l'amnios qui vient ensuite ; quelques-uns y en admettent une troisiéme située entre les deux précédentes, qu'on nomme atlantoïde, qui sert pour recevoir l'urine du fœtus. On ne la trouve ordinairement pas dans les fœtus humains ; je crois pourtant qu'elle y est toujours, puisqu'on l'y trouve quelquefois. Cette membrane est située dans le fœtus humain au-dessous de l'amnios où elle flotte dans l'eau qui enveloppe le fœtus ; son extrème délicatesse l'oblige de se rompre la premiere dans l'accouchement, & nous empêche de la voir dans l'arriere-faix, excepté lorsqu'elle se cole sur le visage & sur la tête de l'enfant ; c'est cette atlantoïde affaissée & vuide qu'on nomme la la coëffe avec laquelle plusieurs enfans viennent au monde. Dans la chienne & la chatte on trouve une autre membrane particuliere à ces animaux qu'on nomme rubella ; elle est située près du placenta au-dessous du corion, & s'étend en long dans une cavité que laissent le corion & l'amnios, qui viennent se joindre dans cet endroit, & ausquelles cette rubella s'attache par un ligament cartilagineux & fort blanc, sans s'y attacher par les côtés de la cavité ; cette membrane est grande au commencement de la grossesse & remplie de beaucoup d'humeur ; mais peu à peu elle devient petite,

jusqu'à

jufqu'à ce que n'ayant plus d'humeur elle devient fort flafque. Je crois qu'on pourroit penfer à peu près la même chofe de l'atlantoïde du fœtus humain, qu'on ne trouve pas toujours fur la fin de la groffefle, parce que l'urine fe peut diffiper peu à peu pour fe mêler avec l'humeur dans laquelle le fœtus nâge.

Après avoir ouvert les enveloppes du fœtus jufqu'à percer l'amnios, on trouve une humeur dans laquelle tout le corps du fœtus nâge. Cette humeur femble fe foutenir d'elle-même, tant le corion qui l'enveloppe eft d'un tiffu délicat. On trouve quelquefois la membrane atlantoïde au-deffous de l'amnios, toute remplie de l'urine du fœtus qui lui vient de la veffie par le conduit de l'ouraque dont cette membrane eft une continuité. Quand on peut la conferver dans fon entier, elle reffemble à l'inteftin colon, & a deux pieds de long. On obferve à la fin de l'ouraque proche de cette atlantoïde une valvule qui empêche l'urine ramaffée dans cette membrane de retourner dans la veffie. Les trois membranes dont nous venons de parler, fçavoir, l'amnios, le corion, & l'atlantoïde, s'obfervent principalement dans les cotyledonniferes; au lieu que dans les placentiferes on voit rarement cette derniere membrane par la raifon donnée ci-deffus.

L'humeur de l'amnios qui enveloppe les fœtus, tant des placentiferes que des cotyledonniferes, eft d'une couleur blanchâtre, femblable en confiftence, en couleur & en goût, à l'humeur qu'on trouve dans le ventricule du fœtus : ce qui a fait croire qu'elle fervoit à le

VI.
Des eaux qui enveloppent le fœtus.

VII.
De la nourriture du fœtus.

C ç

nourrir par la bouche. Ce fentiment eft infou-
tenable , non-feulement parce qu'on trouve
des fœtus fans tête , mais encore parce que les
vaiffeaux umbilicaux font des routes certaines
par lefquelles le fœtus communique avec fes
enveloppes, & par celles-ci avec la matrice,
d'où il puife fans ceffe toutes les humeurs qui
lui font néceffaires pour fa nourriture & fon accroiffement. L'humeur de l'amnios doit être regardée comme une fuite de la tranfpiration &
de la férofité urineufe , qui ne pouvant fe diffiper à travers le tiffu de la matrice , ni par
fon orifice exactement fermé , doivent refter
aux environs du fœtus pour lui fervir comme
d'élément naturel , dans lequel il peut aifément remuer tous fes membres , fans fe faire
violence contre la fermeté de fes membranes
& de la matrice où il eft renfermé.

V I I I.
Des vaif-
feaux umbi-
licaux.

Les vaiffeaux umbilicaux ainfi dits , parce
qu'ils percent l'umbilic du fœtus, compofent
ce qu'on appelle le cordon par lequel le fœtus eft attaché à fes enveloppes ; ces vaiffeaux
font ordinairement au nombre de quatre, fçavoir , deux arteres , une veine & l'ouraque :
les deux arteres umbilicales prennent leur origine dans le fœtus humain des arteres iliaques , elles s'attachent à chaque côté de la veffie , & accompagnent l'ouraque fitué au milieu
d'elles , depuis l'umbilic jufqu'à la fin du cordon : là ces arteres fe féparent d'abord en deux
gros rameaux , & enfuite en une infinité de petites branches qui fe répandent dans les membranes du fœtus jufqu'à la furface convexe du
placenta qui s'attache à la matrice : ces arteres

umbicales portent le fang du fœtus au placenta ; l'ouraque va aboutir dans la membrane
atlantoïde, pour y porter l'urine de la veſſie.
La veine umbilicale compofe auſſi le cordon ,
elle eſt deſtinée à rapporter au fœtus le fang
qui en eſt forti par les arteres , & qui lui doit
venir du côté de la mere. Cette veine umbilicale eſt toujours fimple au-dedans de l'umbilic.
Dans les animaux elle eſt double en-dehors ,
& compofées de beaucoup de ramifications ;
mais dans l'homme elle eſt unique dans tout le
cordon , elle eſt beaucoup plus groſſe que les
arteres umbilicales.

Pour démontrer la maniere dont le fang circule dans le fœtus humain , il faut ouvrir fon
bas-ventre , enlever les inteſtins , & développer la veine umbilicale d'avec les autres vaiſ-
feaux ; il faut auſſi enlever le ſternum pour
mettre le foïe , les poumons & le cœur à découvert ; on n'a qu'à fouffler enfuite par la veine umbilicale, on remarque un peu au - delà
du foïe un petit canal qui va fe terminer à la
veine-cave afcendante , c'eſt ce qu'on appelle
canal veineux , c'eſt l'aboutiſſement de la veine umbicale qui traverfe la veine-porte à angles
droits au milieu & en-deſſous des deux lobes du
foïe. Pour découvrir cette communication de la
veine umbilicale au canal veineux, il faut racler
la fubftance du foïe par fa partie gibbeufe avec
le dos du fcapel jufqu'à fa partie cave , puis
mettre les gros vaiſſeaux du foïe à découvert ;
le fang veineux fe jette dans la veine-cave afcendante & fe continue vers le cœur ; mais au lieu
de fe mêler avec le fang de la veine-cave deſ-

I X.
De la cir-
culation du
fang dans le
fœtus.

C c ij

cendante pour aller dans l'oreillette droite, il passe par un trou situé au-deſſous de l'iſtme, qu'on nomme trou ovale. A la faveur de ce trou le ſang ſe jette par la veine pulmonaire, & l'oreillette gauche dans le ventricule gauche d'où il eſt exprimé dans l'artere, ſans avoir paſſé dans le ventricule droit, ni par-conſéquent par les poumons. Le ſang qui vient au cœur par la veine-cave deſcendante, ſe jette dans l'oreillette droite & de-là dans le ventricule droit, d'où il eſt pouſſé dans l'artere des poumons; mais au lieu de traverſer ce viſcere, la plus grande partie de ce ſang paſſe par un canal ſitué au commencement de l'artere pulmonaire qu'on nomme canal arteriel, qui va ſe décharger dans l'artere aorte deſcendante, parce que le ſang du fœtus doit ſe diſtribuer en plus grande quantité par l'aorte deſcendante que par l'aſcendante, afin de fournir du ſang aux arteres umbicales qui vont ſe diſtribuer au placenta, d'où il doit revenir au fœtus par la veine umbilicale, comme il a été dit, & ainſi de ſuite; c'eſt en cela que conſiſte la circulation du ſang dans le fœtus.

X.
Comment le canal artériel & le trou ovale ſe ferment après la reſpiration.

A l'extrémité du canal artériel, il y a une petite valvule très-mince, pour déterminer le cours du ſang qui vient par ce canal, à ſuivre le torrent commun de l'artere aorte deſcendante; ce canal & le trou ovale empêchent que le ſang ne ſe diſtribuë en grande quantité dans les poumons, où il ne ſçauroit paſſer qu'avec peine, parce que le fœtus n'ayant point encore reſpiré, les principaux vaiſſeaux du poumon ſont repliés les uns ſur les autres, & leur ca-

libre très-petit , eſt diminué par l'affaiſſement
des veſſicules pulmonaires;c'eſt pour cela qu'une
piece du poumon du fœtus qui n'a pas reſpiré, ſe
précipite au fonds de l'eau , au lieu qu'elle y
ſurnage , pour peu qu'il ait reſpiré après ſa
naiſſance , c'eſt une des preuves ordinaires dont
on ſe ſert en juſtice , pour aſſurer ſi l'enfant
eſt mort avant ou après ſa naiſſance. Dès que
l'enfant commence à reſpirer , les vaiſſeaux du
poumon ſe dilatent tous , de maniere que le
ſang qui vient du ventricule droit , trouvant
ſon paſſage plus libre à tɩavers les poumons dilatés , que par le canal artériel , continuë ſa
route vers l'artere pulmonaire ; il heurte en paſſant contre la valvule du trou ovale , & l'abbaiſſe en la comprimant , de maniere que le
trou n'étant plus ouvert, le ſang qui vient par la
veine-cave aſcendante , eſt obligé d'entrer dans
l'oreillette droite , & enſuite dans ſon ventricule , où il trouve le paſſage plus libre , quoique le ſang faſſe effort pour ouvrir la valvule
du trou ovale , il ne peut pourtant pas , parce
qu'il n'a pas autant de force que celui qui lui
réſiſte , lequel ayant été agité dans les poumons ,
a plus de force que lui; par là le ſang de la veine-
cave aſcendante , ſe mêle avec celui de la
veine-cave deſcendante , pour ſuivre la route
ordinaire , & aller dans les poumons , d'où il
eſt repris par la veine pulmonaire , & l'oreillette gauche dans le ventricule gauche , pour
être enſuite envoyé par l'aorte dans toutes les
parties du corps , ſans qu'il en paſſe aucune
goute par le canal artériel , parce que le ſang
de l'aorte , ayant acquis dans les poumons un

mouvement plus rapide , heurte contre la valvule du canal artériel , qui va de bas en haut ,
& qui fe cole fans peine contre les parois de
l'aorte , parce que la petite quantité de fang qui
venoit par ce canal artériel , n'ayant pas paffé
par les poumons , n'a pas tant de force que celui
de l'artere aorte , qui y a déja paffé.

Dans les adultes, l'oreillette droite du cœur,
eft beaucoup plus grande que la gauche , parce
qu'elle reçoit le fang qui vient de tout le corps,
tant par la cave afcendante que defcendante;
tandis que l'oreillette gauche ne le reçoit que
du poumon. Dans le fœtus au-contraire, l'oreillette gauche eft plus grande que la droite ,
parce qu'elle reçoit plus de fang , fçavoir , celui qui lui vient de la veine-cave afcendante
par le trou ovale , & celui qui vient du poumon , aulieu que l'oreillette droite ne reçoit
pour lors que le fang qui vient de la veine-cave
defcendante. L'iftme qu'on trouve à la jonction des troncs afcendant & defcendant de la
veine-cave & qui fert dans l'adulte à déterminer le fang qui vient de ces deux veines ,
dans l'oreillette , n'eft produit à mon avis , que
par l'effort que fait le fang de la veine-cave
afcendante , pour entrer par cet endroit dans
le foramen ovale , ce fang heurte contre les
fibres de la veine-cave , les fait élever pour
produire cette élévation , à laquelle on a donné
le nom d'iftme.

Le thymus fitué entre les membranes du médiaftin , au-deffus de la bafe du cœur , eft une
glande qu'on remarque beaucoup plus grande
dans le fœtus que dans les adultes , par deux

raifons principales : la premiere eft que cette
glande eft principalement compofée de vaiffeaux limphatiques, qui font toujours plus abon-
dans dans les enfans que dans les adultes : la
feconde raifon vient de ce que les fœtus ne ref-
pirans point, cette glande n'eft point preffée
pour exprimer fa férofité , ainfi elle groffit
peu à peu ; mais quand le fœtus refpire , les
membranes du médiaftin fe refferrant confidérablement , & fe raprochant , expriment la férofité , & font diminuer le thymus , lequel à
caufe de fa continuelle preffion , doit s'obliterer dans la fuite.

Le foye eft auffi beaucoup plus gros à proportion dans le fœtus que dans l'adulte , il occupe tous les deux hypocondres , & fe trouve
couché fur tout le ventricule , & cela parce
que le canal veineux de la veine umbilicale, traverfant le foye , arrête quelque peu le mouvement du fang de la veine-porte , lequel ne
pouvant pas circuler fi librement , doit féjourner dans ce vifcere pour le groffir. D'ailleurs
le fœtus ne refpirant pas , & fon ventricule
ne faifant aucune fonction , le foye fe trouve
plus libre & en repos , il n'eft ni relevé par
le ventricule dilaté , ni abbaiffé par le diaphragme ; ainfi il doit groffir peu à peu jufqu'à ce qu'il foit agité , lorfque l'enfant refpire , & qu'il prend des alimens par la bouche,
par la même raifon que le canal artériel & le
trou ovale du fœtus fe bouchent dans l'adulte,
parce que le fang ceffe d'y couler , de même
le canal veineux de la veine umbilicale , l'ouraque & les deux arteres umbilicales , s'o-

X I I I.
Du foye, du
fœtus & des
vaiffeaux du
cordon.

C c iiij

bliterent & fervent de ligamens dans l'adulte, lorfqu'en liant & coupant le cordon après l'exclufion du fœtus, l'on empêche le fang & l'urine d'être portés par ces conduits.

Neuf mois ou environ après la conception, le fœtus humain fort ordinairement de la matrice avec fon cordon, & toutes fes enveloppes. Dans l'accouchement naturel, le corion & l'amnios qui font des membranes très-délicates, commencent à fe rompre; les eaux dans lefquelles le fœtus nâge, fe vuident par la déchirure de fes membranes, & le fœtus fort bientôt après la tête la premiere. Avant, pendant & après l'écoulement des eaux, la femme fe plaint de vives douleurs, elle frifonne de tout le corps, & ne peut fe délivrer de fon fardeau, que par les violens efforts de la matrice, du diaphragme & des mufcles de l'abdomen, qui fe contractent à reprifes, pour obliger l'enfant de forcer l'orifice de la matrice, & de déchirer les parties externes. On attribue ordinairement tous ces nouveaux accidens, à l'inquiétude du fœtus. Les uns prétendent que le défaut de nourriture l'oblige de fortir, pour en chercher une nouvelle; d'autres affurent que la néceffité de refpirer, le rend inquiet; & quelques-uns s'imaginent que le fang devenu plus âcre, fournit un ferment uterin, que la femence du mâle avoit fufpendu pendant neuf mois, & que ce ferment falé, âcre & incapable de nourrir le fœtus, irrite fes membrannes & les oblige de fe contracter. Les premiers fe fondent fur ce que l'enfant qui fe nourriffoit par l'umbilic, doit à préfent

se nourrir par la bouche ; les seconds prétendent prouver la nécessité de la respiration ,
en assurant que le canal arteriel & le trou ovale du fœtus se ferment peu à peu vers la fin
de la grossesse : enfin les derniers entêtés de
pouvoir tout expliquer par les sels , sont pré-
venus d'un ferment uterin dont nous ne sçaurions convenir , & que nous avons rejetté
dans le Chapitre précédent.

Pour prouver que le fœtus n'a pas tant de part
à son exclusion , comme on se l'imagine , il suffira de faire remarquer qu'une masse informe de
chair qu'on nomme vulgairement môle , & qui
est incapable de se mouvoir d'elle-même , comme le fœtus , ne laisse pas de sortir naturellement au bout de neuf mois comme lui. Ces môles ne sont autre chose que les enveloppes du
fœtus qui ont crû irréguliérement , tandis que
le fœtus même n'a presque point crû , soit parce
qu'il s'est trouvé naturellement mal conformé
par rapport à son cordon très-petit , ou par quelqu'autre cause que ce soit. N'est-il pas plus simple & plus naturel d'expliquer l'exclusion des
fœtus & des môles , à peu près comme on
explique la sortie d'un poulet hors de sa co-
que , ou d'un fruit mûr qui se sépare de son
arbre ? Pour rendre raison de ce fait par la même structure du placenta & de la matrice , examinons comme ils sont attachés ensemble , pour
bien découvrir comment & pourquoi ils se séparent.

Nous avons fait remarquer ci-devant , que
la membrane interne de la matrice (que nous
avons nommée vasculeuse pour la distinguer des

XV.
De l'union
du placenta
avec la ma-
trice.

autres) étoit parfemée d'un nombre infini de
vaiffeaux fanguins & lactés, dont les bouts
s'ouvrent naturellement dans la cavité de la
matrice, non-feulement pour y produire l'é-
vacuation uterine qu'on nomme menftruës,
mais principalement pour la nourriture du fœtus lors de la groffeffe, d'où vient que les
femmes ne font propres à la conception dans
le cours de leur vie, que pendant qu'elles
ont leurs menftruës. Comme toute la matrice fe dilate & groffit peu à peu depuis la
conception, auffi bien que la vefficule du fœtus contenu dans fa cavité, il faut de toute
neceffité que le bout des vaiffeaux qui s'ouvrent dans la matrice, & ceux du placenta
qui couvrent l'œuf, fe dilatent peu à peu &
s'étendent les uns fur les autres, jufqu'à fe
joindre; de maniere que le placenta puiffe recevoir de la mere le fang & le lait uterin. Ces
deux liqueurs s'imbibent dans le tiffu du placenta, à peu près comme le fuc des plantes
s'imbibe par les ouvertures de leurs racines ;
c'eft par ces trous ou ouvertures des racines
du placenta, que ces deux liqueurs font re-
çuës dans la diftribution de la veine umbicale pour êrre portées au fœtus. Il a fallu que
le fang & le lait uterin tombaffent ainfi de la
mere dans les ouvertures du placenta, pour
amortir leur mouvement de trufion, & s'accommoder à la délicateffe des vaiffeaux du
fœtus qu'il faut dilater peu à peu; cette difpofition des ouvertures du placenta fe trouve confirmée par les umbilics des cotyledonniferes dont il a été parlé en fon lieu. D'ail-

leurs la facilité qu'on trouve de feparer avec
les doigts le placenta de la matrice , fans produire aucune déchirure , prouve manifeftement
que ces deux parties doivent être unies fans
aucune anaftomofe , & fans autre abouche-
ment de vaiffeaux que celui que nous venons
d'établir. Par-là on explique aifément comment le fœtus reçoit toujours de la mere par
les vaiffeaux de la matrice ouverts , fans lui
rien envoyer par fes arteres umbilicales , dont
les bouts font contenus ici comme partout ailleurs avec les racines de la veine umbilicale.

L'union naturelle du placenta à la matrice ,
étant telle que je la viens de décrire , il me paroît fort aifé d'expliquer comment le fœtus
fort au bout de neuf mois avec tous les accidens ci-deffus marqués. C'eft que pour lors les
extrémités du placenta s'étant dilatées au point
où elles peuvent aller , font à peu près comme une rofe épanouie , dont les feüilles s'é-
cartent les unes des autres ; les extrémités du
placenta ne fçauroient ainfi s'épanouir , qu'elles n'abandonnent le bout des vaiffeaux de la
matrice qui leur fourniffoient le fang & le
lait uterin. Lorfque le placenta commence
ainfi à fe détacher de la matrice , la femme
fouffre des douleurs violentes , elle friffonne
de tout le corps à raifon du nouveau poids
dont fa matrice eft accablée par l'inégale preffion de toute cette lourde maffe inégalement
fufpenduë. Ces premieres douleurs de l'enfante-
ment obligent la matrice & les mufcles de l'abdomen à fe contracter avec violence , & preffer tout ce qui eft contenu dans la cavité de

XVI.
De l'accou-
chement na-
turel.

la matrice, pour l'obliger à fortir par fon orifice. Le fœtus dont le tronc replié en devant
oblige la tête de fe tenir naturellement vers les
deux genoux, culbute ; de maniere que la tête
inclinée & plus pefante fe préfente la premiere à
l'orifice de la matrice; & cela d'autant plus aifément, qu'il eft encore environné d'eau de toute
part. Les mêmes efforts de la femme qu'on nomme vulgairement les tranchées, venans à reprifes,
la folidité de la tête de l'enfant preffe contre le
col de la matrice encore refferré , déchire la
membrane du corion & de l'amnios, les eaux
fe vuident & l'enfant fort, en excitant à fa
mere une douleur très - vive, occafionnée
par l'ouverture du col de la matrice ; douleur
que quelques-uns peu verfés en Anatomie at-
tribuent très-mal-à-propos à la féparation des
os pubis. Le col de la matrice ne s'ouvre que
peu à peu par la contraction des fibres charnuës
de ce vifcere , de même que le col de la veffie ; cette ouverture eft forcée de s'aggrandir
par le preffement continuel du corps qui fe
préfente, c'eft principalement lorfque la tête
& les épaules du fœtus fortent par ce paffage, que la mere & l'enfant fouffrent des vives douleurs. On fouffre beaucoup moins au
paffage du vagin qui fe dilate aifément, à raifon de fes replis & des caroncules mirthyformes ; mais les douleurs reviennent au paffage de la vulve , dont la grande fente doit
fe déchirer. L'enfant fort du ventre de fa mere , attaché par fon cordon de l'umbilic à toutes fes enveloppes , qui doivent fortir bientôt
après lui , & qu'on nomme pour cela arriere-

faix ; la femme fe délivre aifément de ce dernier fardeau , fuppofé que le placenta fe foit
entierement détaché avant la fortie de l'enfant , & que l'orifice de la matrice foit encore
ouvert , lorfqu'il fe préfente pour fortir. On
a coutume d'examiner avec attention l'arriere-
faix pour voir s'il n'a fouffert aucune déchirure,
& s'il eft forti tout entier : en examinant cette
partie, j'ai prefque toujours obfervé fur la furface du placenta quelques grumeaux d'une matiere blanche , douce , & en tout femblable au lait
caillé , qui ne fçauroit venir que du lait uterin.

Sur la fin de l'accouchement naturel , & pendant quelques jours après les couches , les femmes perdent beaucoup par la vulve d'abord en
rouge , enfuite en blanc ; & c'eft cette perte
qu'on nomme vulgairement les vuidanges dont
l'accouchement ne fçauroit être exempt , pour
que la matrice qui a été extraordinairement di-
ftenduë pendant la groffeffe , puiffe fe mettre
en fon premier état , en défempliffant fes vaiffeaux & vuidant leurs humeurs par la vulve. La
couleur de ces vuidanges ne permet pas de douter que ce ne foit le fang & le lait uterin. Le fort
de ces vuidanges étant paffé , les mammelles de
la nouvelle mere fe gonflent , durciffent , & fe
rempliffent de lait jufqu'à produire par ce nouveau changement une efpèce de fiévre éphe-
mere,qu'on nomme vulgairement fiévre de lait,
parce qu'elle vient en effet du torrent de lait ,
qui roule dans toute la maffe du fang , & qui
ne pouvant fe porter à la matrice refferrée , fe
porte tout-à-coup & en abondance aux mammelles , (où il avoit accoutumé de fe ramaffer peu

XVII.
Des vui-
danges ou lo-
chiés & du
lait.

à peu vers le troiſiéme ou quatriéme mois de la groſſeſſe) lorſque la matrice ceſſe de pouvoir recevoir autant de lait qu'auparavant ; ce qui arrive ou plutôt ou plûtard , ſuivant le différent tiſſu de la matrice & des mammelles ; celles-ci ſont quelquefois ſi propres à recevoir & à retenir le lait , ſurtout dans les femmes qui ont coutume d'alaiter leurs enfans, qu'elles ne ſçauroient dans la ſuite ſe diſpenſer de ce devoir naturel ; ſans s'expoſer à mille incommodités qu'on attribuë vulgairement au lait répandu. Tandis qu'une femme alaite , elle n'eſt plus ſi ſujette à l'évacuation menſtruelle , & reſte plus long-tems à redevenir enceinte , parce que le lait trouve plus de facilité à ſortir par les mammelles dilatées , que par la matrice reſſerrée. Lorſqu'une Nourrice vient à avoir ſes mois , le lait diminuë aux mammelles , où il ne revient qu'après que l'évacuation menſtruelle a ceſſé.

XVIII.
L'enfant
nouveau né
eſt toujours
malade.

Tous les enfans ſont malades dès qu'ils ſortent du ventre de leur mere , parce qu'ils paſſent tout-à-coup dans un nouveau régime de vie, qui ne ſçauroit convenir d'abord à la délicateſſe de leurs corps. Ils étoient environné d'eau , dans laquelle ils pouvoient aiſément mouvoir leurs foibles membres ; ils ſont à préſent environés d'un air groſſier qu'ils peuvent à peine ſoulever. Ils ſe nourriſſoient d'un lait uterin , qui paſſant dans leur ſang par la veine de l'umbilic , les diſpenſoit du boire & du manger ; aujourd'hui les vaiſſeaux de l'umbilic ne reçoivent plus rien , leur cavité ſe doit obliterer , & l'enfant eſt obligé de prendre ſa nourriture par la bouche, il doit téter un lait des mammelles d'une Nourrice, qui se trouve bien souvent différent du lait uterin de sa mere. Tandis qu'il étoit dans la matrice, il restoit en repos ne changeant jamais de lieu ; tous ses mouvemens extérieurs consistoient dans une douce agitation de ses membres, & son petit corps n'étoit transporté que par le mouvement commun de sa mere dont il faisoit partie : mais pour sortir de sa prison, il est fortement secoué par les violens efforts de sa mere, il est forcé de venir au monde par un chemin très-étroit, où le pressement inégal de tout son corps lui fait souffrir des vives douleurs. Sa bouche, ses poumons & sa poitrine, qui jusques-là avoient restés dans le repos, commencent à se mouvoir, lorsqu'il est sorti. Il exprime ses douleurs par ses cris, & il pleure d'abord sans verser des larmes. Dans la matrice ses yeux étoient fermés, & ses oreilles n'étoient frappées d'aucun son, il dormoit d'un sommeil naturel ; aujourd'hui la lumiere l'oblige d'ouvrir les yeux ; le moindre bruit se fait entendre, & les douleurs le tiennent éveillé malgré lui. Il étoit dans un endroit fort chaud où il transpiroit beaucoup, & où il ne rendoit aucun excrément par le fondement, parce qu'il ne prenoit rien par la bouche ; à présent l'air froid l'empêche de transpirer si librement, & les nouveaux alimens qu'il prend le mettent dans la nécessité d'aller du ventre. Quant aux passions de l'ame, elles étoient chez lui fort tranquilles, tandis que les sens extérieurs étoient en repos, celles de sa mere

l'incommodoient plus que les fiennes propres ;
à préfent tous fes fens éveillés doivent exciter
des nouvelles paffions , dont nous diftingue-
rions le caractere s'il pouvoit nous être énoncé
par un langage connu. L'enfant n'a pas plutôt teté , qu'il fe tourne avec ardeur du côté
du mammellon de fa Nourrice qu'il connoît ;
la faim & la foif font auffi des nouveaux fentimens , qui lui étoient inconnus dans le ventre
de fa mere.

XIX.
Maniere de
traiter l'en-
fant nouveau
né.

Les différentes fenfations dont l'enfant nouveau né fe trouve faifi , font pour la plûpart
des fentimens de douleur qu'il exprime par fes
cris. Son cordon lui devenant inutile , on a
foin de le lui couper deux travers de doigts
au-deffus de fon umbilic , après l'avoir lié avec
un fil double environ un pouce au-deffus. On
replie le bout pendant de ce cordon fur la
premiere ligature ; on en fait une feconde &
une troifiéme par-deffus avec le nœud du Chirurgien , affez fortement pour qu'il n'en puiffe
rien couler. On couvre avec du coton fans filet
le bout du cordon lié, & ce bout tombe de foi-
même quatre ou cinq jours après fans aucun fâ-
cheux accident. On lave le corps de l'enfant avec
du vin chaud, on preffe doucement fa tête pour
lui rétablir la forme naturelle , qui s'eft un peu
changée en fortant de la matrice ; on exprime
enfuite doucement le peu de lait qui fe trouve
ramaffé dans les deux mammelles du nouveau
né , foit mâle ou femelle ; on l'enveloppe dans
des draps chauds , en lui allongeant doucement
les bras & les jambes. On a foin de le bien couvrir ; quand il eft émailloté , on lui fait prendre

dre environ une once de miel de Narbonne ou
de miel rofat, pour le purger & lui faire rendre par en-bas une craffe noire & vifqueufe,
qui fe trouve dans fes boyaux par le réfidu des
limphes digeftives, & qu'on appelle vulgairement le mœconium. On le laiffe avec ce remé-
de environ fept à huit heures fans lui préfenter
le mammellon, à moins qu'il ne doive d'abord
téter le premier lait de fa mere, qui lui tient
fouvent lieu de purgation naturelle, parce qu'il
n'a pas encore affez de confiftance.

Fin de l'Anatomie raifonnée.

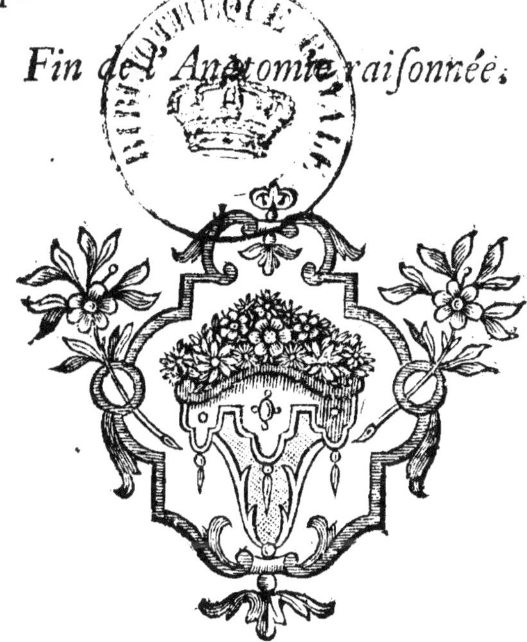

TABLE
DES CHAPITRES.
ET DES ARTICLES,
OU NOTES MARGINALES

Qui contiennent les Matieres de cet Ouvrage.

COURS D'OSTEOLOGIE.
CHAPITRE PREMIER.

De la nature des os, & de leur nourriture.

CHAPITRE II.

De l'union des os.

CHAPITRE III.

Des os du crâne.

D d ij

CHAPITRE IV.

Des os de la Face.

CHAPITRE V.

Des os du Tronc.

CHAPITRE VI.

Des os des extrémités.

COURS DE MYOLOGIE.

CHAPITRE PREMIER.

Des Muscles en général & du Mouvement Musculaire.

CHAPITRE II.

Des Muscles de la face.

CHAPITRE III.

Des muscles de l'omoplatte & du bras.

CHAPITRE IV.

Des muscles de l'avant-bras & de la main.

Art. XI. *Préparation des extenseurs de l'avant-bras, du poignet & des doigts,* pag. 96

Art. XII. *Préparation des fléchisseurs des doigts, & du poignet,* 98

CHAPITRE V.

Des Muscles de la tête & de l'os hyoïde.

CHAPITRE VI.

Des Muscles de la langue, du larinx, & du pharinx.

CHAPITRE VII.

Des Muscles de la respiration, des Muscles des lombes, & des muscles du col.

CHAPITRE VIII.

Des muscles de la cuisse & de la jambe.

Des muscles du bras.

Des muscles de la tête, & de l'os hyoïde.

Des muscles de la langue, du larinx & du pharinx.

Des muſcles de la reſpiration, des lombes
& du col.

Des muſcles de la cuiſſe & de la jambe.

Des muſcles du pied, & de ſes doigts.

COURS D'ANGEIOLOGIE,
ou des vaiſſeaux du Corps humain.

CHAPITRE PREMIER.

Des vaiſſeaux en général, & de leur nourriture.

CHAPITRE II.

Des Vaisseaux sanguins & de la circulation du sang.

CHAPITRE III.

Des vaiffeaux limphatiques, & de la limphe.

CHAPITRE IV.

Des Nerfs.

CHAPITRE V.

Des veines lactées & du chile.

E e

CHAPITRE II.

De l'organe du Tact.

CHAPITRE III.

De l'organe de la vûë.

Chapitre IV.

De l'organe de l'odorat.

Chapitre V.

De l'organe du gout.

Chapitre VI.

De l'organe de l'oüie.

E e ij

C H A P I T R E   VII.

Du cœur & de ſon mouvement.

CHAPITRE VIII.

Des poumons , du diaphragme , & de la respiration.

CHAPITRE IX.

De l'œsophage, du ventricule, des intestins, du mezentere, & de l'épiploon.

CHAPITRE X.

Du foye, du pancreas & de la ratte.

CHAPITRE XI.

Des reins, des capsules atrabilaires, & de la vessie.

Chapitre XII.

Des Parties de l'homme deſtinées à la génération.

Chapitre XIII.

Des Parties de la femme deſtinées à la génération, & comment elle ſe fait.

CHAPITRE DERNIER.

Du fœtus humain , de la maniere dont le
sang y circule , & de son exclusion hors la
matrice.

Fin de la Table.

APPROBATION.

J'AY lû & examiné par ordre de Monfeigneur le Chancelier, un Manufcrit intitulé, ANATOMIE RAISONNE'E DU CORPS HUMAIN, &c. par M DEIDIER, Confeiller, Médecin du Roy, &c. Il eft parfemé de Remarques ingénieufes & d'Obfervations falutaires; & je n'y ai rien trouvé qui empêche la permiffion de l'imprimer. Fait à Paris le 1 Septembre 1741. Signé WINSLOW.

PRIVILEGE DU ROY.

LOUIS par la Grace de Dieu Roy de France & de Navarre, à nos amés & feaux Confeillers, les Gens tenans nos Cours de Parlement, Maîtres des Requêtes ordinaires de notre Hôtel, Grand Confeil, Prevôt de Paris, Baillifs, Sénéchaux, leurs Lieutenans Civils, & autres nos Jufticiers qu'il appartiendra; Salut, notre bien amé CHARLES-MAURICE D'HOURY, feul Imprimeur-Libraire de notre très-cher & très-amé Oncle LOUIS DUC D'ORLEANS, premier Prince de notre Sang, Nous a fait remontrer qu'il fouhaiteroit faire imprimer & donner au Public un Ouvrage, qui a pour titre ANATOMIE RAISONNE'E DU CORPS HUMAIN, s'il Nous plaifoit lui accorder nos Lettres de Privilege pour ce néceffaires. A ces Caufes, voulant favorablement traiter l'Expofant, Nous lui avons permis & permettons par ces Préfentes d'imprimer ou faire imprimer l'Ouvrage ci-deffus fpécifié en un ou plufieurs Volumes, & autant de fois que bon lui femblera, à condition qu'il le fera fur bon papier & beaux caracteres, conformément à la feüille imprimée, attachée pour modéle fous le contre-fcel des Préfentes, & le vendre, faire vendre & debiter par tout notre Royaume pendant le tems de neuf années confécutives, à compter du jour de la date defdites Préfentes. Faifons

défenses à toutes sortes de perſonnes, de quelque qualité & condition qu'elles ſoient, d'en introduire d'impreſſion étrangere dans aucun lieu de notre obéiſſan-
ce, comme auſſi à tous Libraires-Imprimeurs & autres d'imprimer, faire imprimer, vendre, faire vendre ni contrefaire ledit Ouvrage, ni d'en faire aucun
Extrait, ſous quelque prétexte que ce ſoit d'augmentation, correction, changement de Titre ou autres,
ſans la permiſſion expreſſe & par écrit dudit Expoſant ou de ceux qui auront droit de lui, à peine de
confiſcation des Exemplaires contrefaits, de trois
mille livres d'amende contre chacun des Contreve-
nans, dont un tiers à Nous, un tiers à l'Hôtel-
Dieu de Paris, & l'autre tiers audit Expoſant, &
de tous dépens, dommages & intérêts; à la charge
que ces Préſentes ſeront enregiſtrées tout au long
ſur le Regiſtre de la Communauté des Libraires &
Imprimeurs de Paris dans trois mois de la date d'i-
celles; que l'impreſſion dudit Ouvrage ſera faite dans
notre Royaume, & non ailleurs; que l'Impétrant ſe
conformera en tout aux Réglemens de la Librairie,
& notamment à celui du 10 Avril 1725; & qu'a-
vant de l'expoſer en vente, le Manuſcrit ou Imprimé
qui aura ſervi de copie à l'impreſſion dudit Ouvrage, ſera remis dans le même état où l'Approbation
y aura été donnée ès mains de notre très-cher &
féal Chevalier le *Sieur d'Agueſſeau*, Chancelier de
France, Commandeur de nos Ordres, & qu'il en
ſera enſuite remis deux Exemplaires dans notre Bi-
bliotéque publique, un dans celle de notre Château
du Louvre, & un dans celle de notredit très-cher
& féal Chevalier le *Sieur d'Agueſſeau*, Chancelier
de France, le tout à peine de nullité des Préſentes;
du contenu deſquelles vous mandons & enjoignons
faire jouir ledit Expoſant ou ſes Ayans cauſes pleinement & paiſiblement, ſans ſouffrir qu'il leur ſoit
fait aucun trouble ou empêchement; Voulons que
la copie deſdites Préſentes, qui ſera imprimée tout
au long au commencement ou à la fin dudit Ouvrage, ſoit tenuë pour dûment ſignifiée, qu'aux Co-
pies collationnées par l'un de nos amés & féaux Con-
ſeillers Secretaires foi ſoit ajoutée comme à l'Origi-
nal; Commandons au premier notre Huiſſier ou Ser-

gent de faire pour l'exécution d'icelles tous Actes
requis & nécessaires, sans demander autre permission,
& nonobstant clameur de haro , Charte Norman-
de , & Lettres à ce contraires ; Car tel est notre
plaisir. Donne' à Paris le premier jour du mois de
Décembre , l'an de Grace mil sept cens quarante-
un , & de notre Regne le vingt-septiéme.

Par le Roy en son Conseil. Signé, SAINSON.

*Regiſtré ſur le Regiſtre 10. de la Chambre Royale des
Libraires & Imprimeurs de Paris , N. 568. Fol. 560. conformément aux anciens Réglemens confirmés par celui du
28 Février 1723. A Paris le 5 Janvier 1742.*

Signé , S A U G R A I N , Syndic.